THETAHEALING®

INTRODUÇÃO A UMA EXTRAORDINÁRIA TÉCNICA DE TRANSFORMAÇÃO ENERGÉTICA

Edição Revisada e Ampliada

VIANNA STIBAL
Criadora do ThetaHealing®

THETAHEALING®

INTRODUÇÃO A UMA EXTRAORDINÁRIA TÉCNICA DE TRANSFORMAÇÃO ENERGÉTICA

Tradução:
Giti Bond e Gustavo Barros

MADRAS®

Publicado originalmente em inglês sob o título *ThetaHealing*®, por Hay House, em 2010.
Direitos de edição e tradução para todos os países de língua portuguesa.
Tradução autorizada do inglês.

Editor:
Wagner Veneziani Costa (*in memoriam*)

Produção e Capa:
Equipe Técnica Madras

Tradução:
Giti Bond
Gustavo Barros

Revisão da Tradução:
Larissa Ono

Revisão:
Jerônimo Feitosa
Silvia Massimini Felix
Neuza Rosa

Dados Internacionais de Catalogação na Publicação (CIP)
(Câmara Brasileira do Livro, SP, Brasil)

Stibal, Vianna
Thetahealing : introdução a uma extraordinária técnica de transformação energética / Vianna Stibal ;
tradução Giti Bond e Gustavo Barros. -- 6. ed. --
São Paulo : Madras Editora, 2024.
Título original: ThetaHealing

ISBN 978-65-5620-007-1

1. Autorrealização (Psicologia) 2. Cura espiritual
3. Medicina energética 4. Meditação I. Título.

Índices para catálogo sistemático:
1. Cura energética : Terapia holística 615.8
Maria Alice Ferreira - Bibliotecária - CRB-8/7964

MADRAS EDITORA LTDA.
Rua Paulo Gonçalves, 88 – Santana
CEP: 02403-020 — São Paulo/SP
Tel.: (11) 2281-5555 – (11) 98128-7754
www.madras.com.br

Este livro é dedicado:

A meu Deus, o Criador de Tudo o Que É. Foi sob a direção divina que as informações contidas neste livro foram recebidas.

À minha mãe, que me ensinou a orar e a acreditar que Deus sempre ouve e atende nossas orações.

Ao meu marido, quem compilou a escrita deste livro e me deu assistência durante minhas viagens enquanto eu ensinava essas técnicas para o mundo. Ele é muito mais querido do que eu jamais poderia expressar.

Aos meus filhos, que me inspiram, que são meus amigos e que são todos intuitivos talentosos.

Aos meus netos preciosos, que trouxeram bênçãos e alegria à minha vida.

A todos os instrutores e praticantes de ThetaHealing e às pessoas magníficas que deram vida a ele por todo o mundo. Essas pessoas maravilhosas têm sido uma fonte de alegria para mim. Elas me inspiram em minhas viagens enquanto eu apresento essas técnicas e conceitos importantes para o mundo.

E àqueles que eu ainda encontrarei, que seus caminhos possam levá-los a um lugar de maior paz e bondade abundante.

ADVERTÊNCIA

A autora deste livro não dispensa o conselho médico ou prescreve o uso de qualquer técnica como uma forma de tratamento para problemas físicos, emocionais ou problemas médicos sem o aconselhamento de um especialista, direta ou indiretamente. A intenção da autora é apenas oferecer informações de carácter geral para ajudá-lo em sua busca de bem-estar emocional e espiritual. Qualquer uso da informação contida neste livro é a critério e risco do leitor. Nem a autora nem o editor podem ser responsabilizados por qualquer perda, reclamação ou danos decorrentes do uso, ou abuso, as sugestões feitas ou a incapacidade de seguir o conselho médico. No caso de você usar qualquer uma das informações contidas neste livro por si mesmo, que é o seu direito constitucional, a autora e a editora não assumem responsabilidade por suas ações.

Nota dos tradutores:

Para nossos leitores de Portugal, Cabo Verde, Angola, Moçambique, Açores, Madeira e Macau, por favor, notem que mantivemos o estilo brasileiro de ortografia, gramática, pontuação e sintaxe da impressão mais recente deste livro, que foi publicado no Brasil.

Não acredite em nada,
Não importa onde você leu,
Ou quem disse,
Nem mesmo se eu o disser,
A menos que concorde com sua própria razão,
E seu bom senso.

BUDA

AGRADECIMENTOS

Um agradecimento especial a Sky A'Hearn, por sua dedicação em toda a digitação feita nos cursos do ThetaHealing ao longo dos anos.

ÍNDICE

PREFÁCIO

Neste livro eu revelarei uma das mais poderosas técnicas de cura energética já descrita: ThetaHealing®. Trata-se de um processo de meditação que promove cura física, psicológica e espiritual com oração focada através do Criador. O Criador nos enviou gratuitamente esse conhecimento fascinante que você está prestes a receber. Ele mudou minha vida e a de muitas pessoas.

Há um prerrequisito absoluto para o uso dessa técnica: você precisa ter uma crença central no Criador de Tudo o Que É. Eu compreendo que o Criador tenha muitos nomes diferentes: Deus, Buda, Shiva, Deusa, Jesus, Javé e Alá – são todos correntes de energia fluindo em direção ao Sétimo Plano da Existência e a Energia Criadora de Tudo o Que É. O ThetaHealing não tem afiliação religiosa, tampouco seus processos são específicos para alguma idade, sexo, raça, cor, credo ou religião. Qualquer pessoa com uma crença pura em Deus ou na Força Criadora pode acessar e usar os galhos da árvore do ThetaHealing.

Este livro é uma fusão das obras passadas *Go up and Seek God* (*Suba e Busque Deus*), *Go Up and Work with God* (*Suba e Trabalhe com Deus*) e o *Manual Avançado do Curso DNA 2*, além de informações adicionais desenvolvidas desde que essas obras foram escritas.

Mesmo que eu esteja compartilhando essa informação com você, não aceito qualquer responsabilidade pelas mudanças que possam ocorrer a partir de seu uso. A responsabilidade é sua, a responsabilidade você assume quando percebe que tem o poder de mudar sua vida, assim como as vidas dos outros quando lhe dão permissão para isso.

Por favor, note que os remédios, as abordagens e as técnicas descritas aqui não são destinados a complementar ou a substituir um cuidado ou um tratamento médico profissional. Você não deve tratar uma doença médica séria sem uma prévia consulta de um profissional de saúde qualificado.

Capítulo 1

A FORMAÇÃO DO THETAHEALING®

Tem sido uma enorme jornada desde a concepção da Técnica Orian, em 1994, até o que o ThetaHealing® se tornou nos dias de hoje. Essa jornada é compartilhada com os maravilhosos praticantes e instrutores de ThetaHealing que apoiam esse trabalho. O ThetaHealing continua a crescer como uma bela árvore na primavera regada pelo interesse de pessoas do mundo inteiro.

Meu nome é Vianna. Eu sou a fundadora do que se tornou o ThetaHealing. Nasci com uma habilidade intuitiva inata, embora usá-la para a cura não fosse meu plano original. Comecei um estudo inicial em Taoísmo, nutrição e ervas por causa de problemas de saúde pessoais. Esses interesses me levaram ao longo da trajetória para o Nature's Path (Caminho da Natureza), que é o nome de minha empresa.

Esse caminho começou originalmente em 1990, quando me divorciei de meu marido após dez anos e tinha três filhos pequenos para criar. Eu ouvi dizer que o governo tinha sido obrigado a contratar um determinado número de mulheres para o Departamento de Energia. Havia uma usina do Departamento de Energia instalada relativamente perto de onde eu morava, em Idaho Falls, no Estado de Idaho, Estados Unidos. Meu plano era trabalhar em segurança nuclear, em um lugar chamado de "*site*", e ainda assim prosseguir com meu verdadeiro interesse pelas artes. Eu sabia que a viagem de ônibus para o trabalho seria longa, mas pensei que o salário e os benefícios valeriam o esforço.

Foi em 1991 que comecei um longo treinamento para o cargo de guarda de segurança em usina nuclear. A concorrência era enorme, e eu tive de aprender habilidades que me levaram até meu limite. Depois de completar minha formação, consegui emprego em uma fábrica próxima, enquanto esperava meu certificado de segurança para trabalhar para o governo.

Durante esse tempo, eu nunca esqueci meus outros interesses. Nas pausas do trabalho, desenhava esboços dos outros empregados e fazia breves leituras intuitivas neles. Esse era um trabalho por turnos e, muitas vezes, eu trabalhava de meia-noite até a manhã seguinte.

Como mãe solteira, logo percebi que trabalhar como guarda de segurança em uma fábrica não ofereceria o futuro que queria para minha família. Eu sabia que algo teria de mudar.

Alguns problemas de saúde me deram o incentivo que eu precisava para me concentrar no estudo da medicina naturopata. Quando terminei o curso de medicina naturopata, em março de 1994, abri uma empresa que oferecia massagem, orientação nutricional e a prática de naturopatia em tempo integral.

Cheguei à conclusão de que eu estava seguindo meu caminho de vida quando as portas começaram a se abrir. Conheci um sensitivo que me sugeriu que eu fizesse leituras intuitivas como forma de ter rendimentos. Como um passe de mágica, consegui um escritório para trabalhar, e desde o primeiro dia sempre tive clientes para as leituras intuitivas. Na primeira semana, conheci a pessoa que se tornaria minha melhor amiga e consegui clientes que viriam com regularidade para as leituras. Foi durante essas leituras intuitivas que descobri que, se eu quisesse ouvir, a voz do Criador me daria instruções. Eu me tornei muito boa nas leituras intuitivas e me pediram para dar aulas da técnica que eu estava empregando. Esse foi meu início como médica intuitiva. A partir desse momento, minhas experiências metafísicas aumentaram exponencialmente e determinaram quem eu estava prestes a me tornar.

Enquanto isso, desenvolvi um problema grave em minha perna direita. Ela inchava sem parar até chegar ao dobro de seu tamanho normal. Em virtude da inflamação e da dor intensa que tinha, decidi que era prudente procurar ajuda médica convencional. Em agosto de 1995, fui diagnosticada com câncer nos ossos. Disseram-me que eu tinha um tumor em meu fêmur direito. A cada teste realizado isso era confirmado. O especialista em ossos me disse que tinha visto apenas dois outros casos como o meu. Ele também me informou que a amputação poderia ser a melhor opção, para que eu pudesse ter mais algum tempo de vida.

Senti como se a escuridão estivesse sobre mim e minha provação ainda não tivesse terminado. Meu médico me enviou para a Universidade de Utah, a fim de realizar uma biópsia. Ele disse que o procedimento necessário seria abrir minha perna, para possibilitar que o cirurgião raspasse o fêmur e obtivesse uma amostra do tecido do interior do osso. Eu não tive escolha a não ser viajar por quatro horas para fazer esse exame, sentindo uma dor insuportável. Blake, meu ex-marido, me levou para Utah, e fui internada no hospital. Foi necessário que eu estivesse acordada durante o procedimento, sendo obrigada a ouvir os sons do martelo e da broca em meu corpo. Aconselharam-me a permanecer no hospital durante a noite, mas Blake disse à equipe do hospital que estávamos indo embora porque não tínhamos plano de saúde. Eu estava fraca demais para discutir com ele. Então Blake me colocou no carro e me levou para passar a noite na residência de seu irmão, antes da longa viagem até minha casa, sentindo uma dor incrível

Quando saía do hospital, os médicos disseram que, se eu caminhasse forçando minha perna, ela quebraria. Caso isso acontecesse, não haveria alternativa senão amputá-la, para evitar a propagação do câncer. Também me informaram que provavelmente só teria cerca de dois meses de vida.

Essa provação me deixou de muletas por seis semanas. Eu ainda estava com uma dor insuportável causada pelo tumor. Minha vida parecia estar desabando. Eu cambaleava com as muletas, vivia constantemente com dor e tinha dúvidas a respeito de quanto tempo mais eu poderia realmente sobreviver. Ainda assim, segui em frente, continuei atendendo os clientes, não por causa de uma grande coragem ou resistência, mas por ter obrigações financeiras e minhas crianças precisarem de mim. Mesmo sendo recém-casada com meu ex-marido, Blake, a relação estava longe de ser uma verdadeira união, mas sim uma carga adicional sobre minha saúde em declínio. Eu não podia apenas desistir e morrer, deixando meus filhos sozinhos. O simples pensamento de eles sendo enviados aos parentes, até mesmo para seu pai (que era paraplégico e doente), era insuportável para mim. Esses pensamentos me motivaram a continuar a viver.

Mesmo estando muito doente, minhas habilidades intuitivas se tornaram ainda mais precisas, bem como minha conexão com o Criador. Durante toda a minha vida acreditei ter um propósito mais elevado vindo de uma promessa que fiz aos 17 anos. Nesse momento, duvidava se eu poderia cumpri-la.

Confusa e triste, supliquei ao Criador: "Por que eu? Por que estou perdendo minha perna? Deus, eu vou morrer? Tenho tanto a fazer!".

No meio desse apelo, ouvi uma voz, tão alta e clara como se a pessoa estivesse em pé ao meu lado: "Vianna, você está aqui, com ou sem uma perna, então lide com isso".

Fiquei espantada com a resposta. Embora eu não soubesse disso na época, era apenas o que eu precisava. Naquele instante me tornei ainda mais determinada a encontrar uma maneira de curar meu corpo.

Curadores da região onde eu morava ouviram falar de meu sofrimento e pessoas vinham de todas as partes, aparentemente com o intuito de me ajudar. Alguns eram curadores maravilhosos, e tenho certeza de que foram eles que me ajudaram a prosseguir nesse período de dificuldade. As orações que foram feitas em meu nome me mantiveram viva. Eu ainda agradeço a Deus por Alice e Bárbara terem ajudado a tirar minha dor.

Dava pena me ver: mancava em meu escritório, inclinava-me sobre a maca para fazer massagens e lutava dolorosamente durante as leituras. Além de meus problemas, desenvolvi uma infecção de estafilococos na perna. Decidi que já era o suficiente! Eu mesma me trataria.

Em primeiro lugar, deixe-me dizer que eu nunca fui contra a medicina convencional. Acredito que devemos respeitar as opiniões dos profissionais de saúde qualificados e, na maioria das vezes, eles estão corretos. Mas eu sentia que, no meu caso em particular, os médicos estavam errados ao diagnosticar um câncer ósseo.

Eu confiei em minha intuição e nas informações que estava recebendo do Criador e comecei a colocar em prática meu conhecimento de naturopatia. Percebi que era vital focar na desintoxicação rigorosa de meu corpo. Comecei uma série de limpezas usando limão, além de sauna. Passei muitas horas na sauna, isto é, quatro horas por dia por mais de duas semanas e meia.

Tomei vitaminas e minerais, e orei constantemente. Em meio a tudo isso, eu ainda acreditava que o diagnóstico fornecido pelos médicos estava errado, mas apesar de tudo o que eu estava fazendo para melhorar, continuava muito doente.

O resultado de minha biópsia finalmente chegou e ele foi negativo para câncer nos ossos, o que confundiu os médicos, pois todos os testes realizados anteriormente mostravam um tumor. A biópsia, no entanto, revelou células mortas juntamente com células ósseas normais. Os médicos decidiram enviar os resultados dos testes para a Clínica Mayo. Algumas semanas depois, fui chamada na Universidade de Utah para me contarem os resultados dos testes da Clínica Mayo. De acordo com o resultado do teste, eles determinaram que o câncer linfático ou o sarcoma não diagnosticável havia matado as células do meu fêmur. Eu sabia que isso era verdade e acreditava que tinha sido causado por envenenamento de mercúrio. Como? Eu sabia, porque subi e perguntei a Deus (ao Criador) e recebi a mensagem de que eu tinha sido envenenada por esse metal.

Comecei a procurar respostas a respeito de como tirar o mercúrio de meu sistema. Continuei com as limpezas, sempre confiando na informação que recebia do Criador. A essa altura, minha perna tinha desinchado e os médicos me disseram que, caso eu sobrevivesse, precisaria de fisioterapia para poder voltar a andar corretamente.

Eu acreditei até o âmago de meu ser que Deus poderia me curar instantaneamente, e apesar de tudo o que estava acontecendo comigo, ainda confiava em minha intuição. De alguma forma, senti que já sabia como me curar. Havia apenas uma coisa que me faltava. Eu tinha usado a medicina convencional, limpezas, nutrição, óleos, vitaminas, afirmações e visualizações, mas ainda estava doente. Todas as vezes que perguntava ao Criador, ele me dizia que já sabia a resposta e que eu só tinha de me lembrar de como chamá-lo.

A resposta às minhas orações veio quando eu estava nas montanhas. Encontrei-me com alguns amigos em um acampamento e compartilhamos a comida que cada um tinha preparado e trazido para o encontro. Minha tia de Oregon apareceu inesperadamente, mas estava com uma forte dor de estômago. Ela se deitou em uma barraca e entrei para ajudá-la. Ela sabia que eu era naturopata, mas não tinha ervas comigo. A dor intensa que ela sentia me fez acreditar que poderia ser apendicite. Comecei a realizar um escaneamento no corpo dela, como já tinha feito outras centenas de vezes. Saí pelo topo de minha cabeça, através de meu chacra da coroa, como eu fazia nas leituras intuitivas, e quando estava no espaço de minha tia, perguntei ao Criador o que estava acontecendo com ela e Ele me mostrou que era giárdia. Eu disse à giárdia para ir embora e testemunhei o Criador liberando a dor em seu estômago. Em segundos, a dor tinha desaparecido. Minha tia pôde se levantar e se sentiu muito melhor. Esse incidente me fez refletir e me incentivou a usar tal processo novamente.

No dia seguinte, um homem entrou em meu consultório com uma forte dor nas costas. Refletindo sobre o que tinha acontecido com minha tia, eu repeti o procedimento com ele. Instantaneamente, a dor em suas costas desapareceu.

Naquela noite, refleti sobre os acontecimentos dos últimos dias. Decidi que era hora de fazer a mesma coisa por mim.

No dia seguinte, entrei mancando em meu escritório, animada com a perspectiva de realizar o mesmo procedimento em minha perna. Pensei comigo mesma: “Não pode ser tão fácil!”.

Parei por alguns instantes diante da porta de meu escritório, saí de meu espaço através de meu chacra da coroa e orei ao Criador. Eu então comandei uma cura em mim mesma, e funcionou! Minha perna direita, que estava cerca de sete centímetros menor que a esquerda, retornou instantaneamente ao seu tamanho normal. A dor passou e minha perna estava curada.

Eu estava tão incrivelmente animada com minha cura que ao longo do dia testei compulsivamente a resistência em minha perna recém-curada, intrigada para ver se a dor poderia retornar.

Hoje, meu fêmur continua saudável, todos os resultados dos exames são normais e eu estou livre do câncer linfático. Por gratidão, fiz um voto ao Criador para ensinar essa técnica para todos aqueles que quisessem aprender. Esse foi o princípio do ThetaHealing que nós conhecemos e amamos atualmente.

De forma curiosa, ainda tenho os exames de raios x de minha perna. Alguns anos atrás, eles foram levados a um especialista em ossos para uma segunda opinião, e ele declarou que o dono daquela perna certamente deveria estar morto!

A próxima pessoa em que eu usei a técnica foi uma garotinha. Uma mulher chamada Audrey Miller tinha uma bisneta com dificuldades de saúde e trouxe a menina para que eu curasse. Ela não sabia nada sobre a cura instantânea de minha perna.

Perguntei-lhe: “Por que você a trouxe para mim?”.

Audrey me olhou com os olhos emotivos e disse: “Deus me disse para trazê-la a você”.

Lembro-me de como ela se aproximou de mim e colocou a menina em meu colo. Os braços da criança eram pequenos, ela não tinha ganhado nenhum peso nos últimos dois anos. Ela havia nascido com as pernas para fora das articulações e possuía um sopro no coração. Ela também tinha o que eu só poderia definir como “um mal”.

Eu sabia que tinha sido curada, então disse a Audrey que levaria seis dias para curar a criança, achando que esse seria o tempo suficiente. Eu estava animada com essa nova técnica, mas também muito ansiosa. Lembro-me de clamar ao Criador, "Oh, querido Senhor, por favor, ajude-me a curar esta criança. Por favor, Deus, por favor, cure esta criança". Então subi para utilizar o procedimento que me tinha sido revelado.

Durante seis dias, a filha de Audrey dirigiu por duas horas para trazer a criança até mim para ser trabalhada por meia hora. Coloquei-a sob cromoterapia e usei a nova técnica de cura.

A menina estava usando muletas para andar, daquelas que ficam presas aos braços. No terceiro dia, ela se levantou e me disse que podia andar e que andaria até sua avó sem muletas. Eu disse a ela: "Oh não, querida! Você não pode fazer isso ainda. Você não está forte o suficiente". Mas, teimosamente, ela me disse que o faria. Ela se levantou e caminhou pouco mais de um metro em direção a sua avó. Essa foi a primeira vez que ela andou sozinha. Fiquei totalmente surpresa!

Depois daquilo, observei que suas costas tinham se alinhado, e ela expeliu diversos vermes. Seu sopro cardíaco já tinha desaparecido, e ela, com a fisioterapia, começou aprender a andar corretamente. No momento em que ela teve força necessária, pôde ensinar a seu corpo como caminhar sem ajuda. A parte mais surpreendente dessa cura foi que ela ganhou quase um quilo em apenas três dias, e quase dois quilos em seis dias.

Algo estava funcionando! Animada, começei a usar a técnica em pessoas com todos os tipos diferentes de doenças e enfermidades, e passei a trabalhar com pacientes doentes em estado terminal. Pessoas de todos os tipos chegavam até mim por meio do boca a boca. Descobri que as curas fizeram um extremo sucesso com os clientes que eu já tinha, e logo novos clientes vieram de todas as partes do mundo. Muitos deles foram curados instantaneamente, enquanto outros precisavam de algumas sessões, e outros simplesmente não se curavam.

Depois de usar o procedimento com diferentes graus de sucesso, cheguei à conclusão do motivo pelo qual essa técnica estava funcionando tão bem. Eu vim a acreditar que estávamos fazendo essas curas a partir de um "estado mental Theta". Eu tinha alguns conhecimentos sobre as ondas cerebrais Theta de livros que falavam da mente subconsciente. Minha teoria era que estávamos indo ao estado Theta para trazer essas curas. Se minha teoria estivesse correta, teria então feito uma descoberta importante em termos de cura, e a explicação sobre a cura pela fé poderia ser comprovada cientificamente.

Capítulo 2

A FORMAÇÃO DOS CURSOS

Eu sabia que Theta não era uma nova teoria da cura. Muitos hipnotizadores têm trabalhado com pessoas no estado de Theta. Eles levam o cliente e também o profissional de saúde em um estado de Theta e alcançam resultados surpreendentes. Eu também estava convencida de que quando você chama a Deus nesse estado, você se conecta a Ele, como se estivesse ligado em uma tomada elétrica, e realmente pode curar uma pessoa instantaneamente. Eu já estava obtendo resultados extremamente bons, mas sabia que poderiam ser aperfeiçoados se eu tivesse uma melhor compreensão do que estava fazendo, então eu comecei a investigar.

A mente humana tem cinco ondas cerebrais diferentes: Alfa, Beta, Gama, Delta e Theta. O cérebro produz constantemente ondas em todas essas frequências, que estão em frequente movimento. Tudo o que você faz e diz é regulado pela frequência de suas ondas cerebrais.

Um estado Theta é um estado muito profundo de relaxamento; ele é usado em hipnose profunda e também quando sonhamos. Em Theta, as ondas cerebrais são reduzidas a um frequência de quatro a sete ciclos por segundo. Sábios meditam por horas para alcançar esse estado, pois nele conseguem acessar a calma absoluta. Podemos pensar as ondas cerebrais Theta como o subconsciente; elas governam a parte de nossa mente que está entre o consciente e o inconsciente e guardam memórias e sensações. Elas também governam nossas atitudes, crenças e comportamento. São sempre criativas e inspiradoras, caracterizadas por muitas sensações espirituais. Acreditamos que esse estado nos permite agir abaixo do nível da mente consciente.

Theta é um estado muito poderoso. Pode ser comparado ao estado de transe que as crianças atingem quando estão jogando videogame e ficam completamente alheias ao que está acontecendo ao seu redor. Outro exemplo do uso do estado Theta é a dos monges tibetanos. No inverno, esses monges colocam toalhas molhadas sobre os ombros. Em poucos minutos as toalhas estão completamente secas. Nos tempos antigos, o Kahunas do Havaí acessavam o estado de Theta para caminhar sobre lava quente.

A validação para o estado Theta aconteceu quando um amigo e aluno ficou interessado no trabalho. Ele era um físico que trabalhava na usina nuclear situada fora da cidade onde eu morava. Ele nos testou com um eletroencefalograma, e foi aí que as coisas se tornaram interessantes. Nas minhas aulas, testamos a máquina em pessoas de todas as modalidades de cura. Descobrimos que aquelas que eram praticantes de Reiki utilizavam as altas ondas cerebrais Alfa. Essa é uma onda de cura maravilhosa. De fato, alguns cientistas japoneses acreditam fortemente nelas porque as ondas Alfa "removem" a dor e relaxam o corpo.

Confirmamos que a técnica que estávamos usando para fazer as curas estava nos levando a um estado Theta. Cada pessoa estava entrando em Theta, mesmo aqueles que estavam aprendendo a técnica. Descobrimos que não eram apenas os praticantes que estavam entrando em Theta, mas as pessoas que estavam sendo atendidas também entravam em Theta. Acreditávamos que as curas aconteciam em um estado do que eu chamo de "consciência de Deus".

Depois que descobri que o caminho com ThetaHealing poderia curar, não demorou muito tempo para eu perceber que algumas pessoas melhoravam e outras não. Quando subi e perguntei a Deus o motivo disso acontecer, foi-me dito que elas não se curavam por causa de suas crenças.

Logo depois disso, o Criador me deu o trabalho de crença nos quatro níveis, em 16 lições, o que se tornou a prática mais conhecida do ThetaHealing. Foi-me mostrado como carregamos crenças em diferentes níveis: central, histórico, genético e de alma. Passei os anos desde então aperfeiçoando a técnica. Com a ajuda do Criador, descobrimos uma maneira de trabalhar com a mente para entender a nós mesmos e nos tornar o que realmente queremos ser. Nos últimos 25 anos de ensino, aprendi que tudo o que acreditamos tem um propósito e que as doenças não são mantidas apenas por crenças negativas, mas por aquelas que são positivas.

Uma das melhores coisas que descobri ao trabalhar com clientes é que possuímos as chaves da nossa própria saúde, nosso corpo e nossa vitalidade. As informações que me foram dadas nos permitem mudar em um instante nossas crenças e os sistemas que orientam nossas decisões. Aprendemos essas crenças e os programas na nossa infância e em outros aspectos do nosso ser. Alguns foram transmitidos de geração a geração.

Nas páginas seguintes deste livro, você aprenderá como trabalhar nos quatro níveis de tudo o que você é: o nível central de crenças, o nível genético, o nível histórico e o nível da alma. É por meio da remoção e substituição de programas nesses quatro níveis que o corpo se torna capaz de superar doenças físicas e remover bloqueios emocionais. Isso permitirá que você crie a vida que quer para si, pois é verdade que criamos nossa própria realidade e que estamos todos conectados a Deus. Eu vou compartilhar ferramentas para você mudar o que acreditava anteriormente, reverter o efeito negativo dessas crenças em você e criar a vida que você deseja.

Muitos outros cursos surgiram após o trabalho de crença e ensinamos alunos do mundo inteiro. Vinte e cinco anos depois, o ThetaHealing é usado em 152 países, foi traduzido em 23 idiomas diferentes, possui mais de 600 mil profissionais, milhares de instrutores e ainda está crescendo em todo o mundo.

Os que iniciaram como estudantes começaram a mudar suas vidas, transformaram-se em Thetahealers® e foram pelo mundo afora querendo ajudar outras pessoas a mudar o planeta. O ThetaHealing evoluiu de uma técnica para uma filosofia e seus praticantes e instrutores também evoluíram junto.

As pessoas vêm ao ThetaHealing para recordar o que sabem em um nível de alma. Acredito que não estamos apenas dando aulas, mas despertando as pessoas para encontrarem suas famílias da alma. As pessoas compreendem os conceitos do ThetaHealing porque se lembram de suas famílias de almas e percebem que fazem parte da energia do Criador. Nossa existência faria sentido se pudéssemos isolar o que estamos aprendendo de todas as experiências da vida. Por meio de um processo de autoexame, podemos ver que somos todos cetelhas de Deus. Tudo que criamos em nossa vidas, todo desafio que temos, nos ensina algo para o crescimento de nossa alma.

Este livro é o ABC do ThetaHealing e a introdução ao trabalho de crenças. Sugiro que, depois de ler este livro, você faça um curso com um de nossos instrutores certificados para que possa praticar com outros mestres despertos.

Nossa metodologia é conectar as pessoas ao Criador e deixá-las seguir seu verdadeiro propósito na vida. O ThetaHealing me ensinou que somos, todos, centelhas divinas de Deus, seres incríveis em tudo o que fazemos. Venha comigo na jornada ThetaHealing. Reconhecer o eu divino dentro de você ajudará outras pessoas a encontrar seu próprio caminho de vida.

Capítulo 3

OS FUNDAMENTOS DAS CURAS E DAS LEITURAS

Foi-me dito pelo Criador que há muito tempo, antes da história escrita, nossas habilidades intuitivas eram muito mais avançadas do que são agora. Ao longo das eras, muitos dons foram perdidos. O que nós conhecemos hoje como ThetaHealing realmente começou há milhares de anos. Eu acredito que essas técnicas são tão antigas quanto o próprio tempo. Elas têm sido usadas por milênios, enquanto a humanidade desperta de tempos em tempos, para em seguida adormecer novamente.

Agora, o longo sono chegou ao fim e estamos despertos mais uma vez. Eu também acredito que há uma consciência inata na alma humana que nos ajudará a ligar essa técnica aos conhecimentos antigos e futuros. No passado, as questões genéticas, as influências energéticas e as questões da consciência coletiva nos impediram de desenvolver nosso potencial pleno como Cocriadores de Tudo o Que É. Estamos agora entrando em uma nova transição de desenvolvimento. É hora de começar a aceitar nosso poder como centelhas divinas do Criador de Tudo o Que É.

AS FACETAS DA JOIA

Cada aspecto do ThetaHealing é como uma faceta de uma joia. Cada faceta trabalha com todas as outras para obter o brilho da joia. Cada pessoa é como uma joia. Algumas são como diamantes brutos que precisam ser polidos. Outras brilham mesmo na escuridão. Neste capítulo, vamos discutir os aspectos do ThetaHealing e como aproveitá-los para nos fazer brilhar.

Os procedimentos para a cura básica e as técnicas de leitura do ThetaHealing são realmente muito fáceis de seguir. No entanto, para aqueles que não se abriram para seu verdadeiro potencial intuitivo, o *modus operandi* dessas técnicas, a visualização, é algo que pode não vir naturalmente. Então, algumas pessoas devem, primeiramente, praticar essa técnica. No entanto, o que temos percebido é que todos podem aprendê-la. Se você seguir as instruções em seu próprio ritmo, irá se tornar hábil nela.

Curas e leituras são baseadas no poder do pensamento controlado e focado. A fim de controlar e focar o pensamento, temos de aprender tudo o que pudermos de nosso potencial inerente. Com o objetivo de compreender o processo, você deve primeiro reconhecer suas próprias habilidades intuitivas.

Talvez alguns de vocês já tenham ouvido falar desses termos, mas outros talvez não. Estes são os primeiros "ramos" da "árvore" do ThetaHealing que usamos para "subir e buscar a Deus".

1. O poder das palavras e dos pensamentos.
2. As ondas cerebrais.
3. Os sentidos psíquicos e os chacras.
4. O livre-arbítrio, a cocriação.
5. O poder da observação e de ser testemunha.
6. O comando.
7. O Criador de Tudo o Que É.

Depois de entender esses tópicos, você será guiado por meio da primeira técnica.

Nota: Ao longo do texto, você verá o símbolo Theta, Θ, usado para marcar uma nota importante.

O PODER DAS PALAVRAS E DOS PENSAMENTOS

No ThetaHealing, trabalhamos com o Criador de Tudo o Que É. Exploramos a mente consciente e subconsciente. Esses elementos de nossa mente são incrivelmente poderosos, cada um à sua própria maneira.

Uma das coisas a se lembrar quando você estiver trabalhando com a mente subconsciente é que tem de usar as palavras por ela compreendidas. Um dos conceitos que a mente subconsciente não entende é a palavra “tentar”. Não se pode tentar fazer algo. Não se pode tentar pegar um lápis – isso simplesmente não pode ser feito. Ou você faz ou você não faz. De fato, se você diz ao seu amigo, “eu vou tentar estar lá”, poderia muito bem dizer que você não estará lá. Eu posso dizer aos meus filhos, “Arrumem seus quartos”. Se eles me disserem: “Vamos tentar!”, sei que isso nunca vai acontecer. Uma vez que o subconsciente não entende a palavra “tentar”, ele simplesmente assume que qualquer coisa que tenha de ser feita não o será. Então, você não tentará usar essas técnicas, irá experimentá-las. Elimine a palavra “tentar”. Em vez disso, diga: “Eu usarei essa técnica. Irei praticá-la”. Tome a atitude do “fazer”.

Como praticante de ThetaHealing, você irá desenvolver a habilidade de criar manifestações com o poder da palavra falada e do pensamento formado.

A crença de que a expressão falada e as formas-pensamento têm poder de criar mudanças físicas é tão antiga quanto a sensibilidade dos seres humanos. As coisas que dizemos e, especialmente, nossas formas-pensamento são ampliadas pelo uso do ThetaHealing. Isso porque, quando estamos em Theta, nos conectamos não só com nossa própria divindade, mas também diretamente com o Divino, o Criador de Tudo o Que É. Portanto, é importante estar sempre consciente de quaisquer pensamentos aleatórios ou expressados. Alguns exemplos de formas-pensamento negativas e palavras faladas são:

- "Preciso perder peso". (Se você perdê-lo, você estará sempre procurando por ele.)
- "Não consigo". (Você nunca conseguirá nada nem terá abundância, já que você não consegue nada.)
- "Dinheiro é a raiz de todo o mal". (Se o dinheiro é mal, então você sempre evitará o dinheiro e as oportunidades do dinheiro.)

Palavras, tanto faladas em voz alta ou expressas em forma de pensamento, têm um efeito incrível em nossa vida diária. Se uma declaração é feita diversas vezes, torna-se uma realidade. Se os pensamentos estão em profundidade suficiente que atinja as ondas Theta, manifestações instantâneas serão possíveis. Isso é um fato se estivermos em um estado puro e meditativo de onda Theta que nos conecte com o Criador de Tudo o Que É. Curiosamente, a ciência agora está saindo do imperialismo de sua própria idade das trevas e explorando as possibilidades do poder do pensamento.

Pense em todas as formas-pensamento e palavras que estão em seu paradigma. O que elas significam para você em todos os níveis de seu ser? Talvez elas o estejam impedindo de progredir sem que você saiba. À medida que você desenvolve suas habilidades intuitivas com o ThetaHealing, palavras, formas-pensamento e sistemas de crenças, todos eles terão o poder de criar mudanças em sua vida diária, tanto para o bem quanto para o mal.

COMUNICAÇÃO CELULAR

Um bom exemplo do poder do pensamento foi-me revelado em pesquisas feitas com plantas. Há algum tempo, um pesquisador brilhante chamado Cleve Backster decidiu testar a capacidade de resposta de uma planta chamada dracaena, ligando-a aos receptores de resposta de um aparelho detector de mentira. Ele ficou surpreso quando recebeu uma resposta vinda da planta, semelhante a uma resposta humana. Mais tarde, no período de observação, ele descobriu que os gráficos mostravam a *dracaena* reagindo descontroladamente à ameaça ao seu bem-estar quando o pesquisador teve a intenção de queimá-la. Isso ocorreu no exato momento em que ele teve essa intenção.

Depois de também descobrir a capacidade de resposta das bactérias do iogurte, algas, leveduras e alimentos, Backster separou glóbulos brancos humanos (leucócitos) da saliva e colocou milhões deles em um tubo de ensaio ligados a um eletroencefalograma por meio de eletrodos. O doador ficava a uma distância de 30 quilômetros ou mais, porém as células reagiram ao seu estresse ou à sua excitação, exatamente ao mesmo tempo.

Se é possível enviar uma micro-onda pelo ar que nos permite a comunicação por meio de telefones celulares, é óbvio que nosso cérebro pode agir de uma maneira similar. É por isso que devemos ter o cuidado com todas as formas-pensamento em nossa mente. Nossa experiência de vida será tão positiva ou negativa quanto nossos pensamentos, porque os pensamentos têm substância real.

Quando estamos em um estado Theta profundo, nossos pensamentos e palavras se tornam muito mais poderosos. Quando alguém fala diretamente a você algo como: "Você está se sentindo bem? Você não parece bem". Cabe a você, com seu livre-arbítrio, aceitar ou recusar esse pensamento sugestivo. Se você o aceita, pode ficar doente – ou cansado, triste, feliz, cheio de energia, etc., dependendo da declaração sugerida.

Da mesma forma, seja muito cuidadoso com as formas-pensamento que são direcionadas a você e como as aceita. À medida que sua intuição aumentar, você se tornará ciente delas.

Palavras e formas-pensamento se tornam ampliadas no estado Theta. Mantendo um estado Theta consciente, você pode criar qualquer coisa e mudar instantaneamente a realidade.

ONDAS CEREBRAIS

Para entender o estado Theta, você deve, em primeiro lugar, compreender as ondas cerebrais.

Há cinco diferentes frequências de ondas cerebrais: Beta, Alpha, Theta, Delta e Gamma. Estas estão constantemente em movimento, já que o cérebro está constantemente produzindo ondas de todas as frequências. Tudo o que você faz e diz é regulado pela frequência de suas ondas cerebrais, e uma frequência predominará em determinada situação.

BETA

Sempre que você está pensando, falando e se comunicando, sua mente está em Beta. Nesse momento, ela está em Beta. Ondas Beta têm uma frequência de 14-28 ciclos por segundo. Beta é o estado em que se está ativo e alerta.

ALPHA

Alpha é a ponte entre Beta e Theta. Em um estado Alpha, suas ondas cerebrais estão se movendo em uma frequência entre sete e 14 ciclos por segundo. A frequência Alpha é comparada a um estado de mente muito relaxado e meditativo. Ondas Alpha governam os devaneios e as fantasias, e denotam um estado de consciência de relaxamento e desapego.

Pessoas que não funcionam bem nessa frequência terão dificuldades de memória. Por exemplo, se você está consciente de um sonho específico ou se uma meditação foi muito poderosa, mas não pode se lembrar dos detalhes, não foram geradas frequências Alpha suficientes. Você não teve a ponte entre o subconsciente e a mente consciente.

Para compreender plenamente um estado Alpha, feche os olhos e imagine um pôr do sol. Veja com os olhos da mente o pôr do sol junto ao mar e gaivotas voando baixo, perto da costa. Esse é o começo da indução de um estado Alpha.

Ao testarmos terapeutas de Reiki em um eletroencefalograma, descobrimos que eles estavam usando as ondas cerebrais Alpha. No Reiki, o praticante traz a energia da "Fonte" até seu corpo. A energia é então manipulada através das mãos para curar uma pessoa. O eletroencefalograma mostrou que, quando a energia da "Fonte" vinha para o corpo e para as mãos do terapeuta, a fim de curar, seu cérebro estava em um estado Alpha. Alpha tem sido conhecida por eliminar dor e ser útil na cura.

THETA

Um estado Theta é um estado muito profundo de relaxamento. Esse é o estado utilizado na hipnose e no sonho. Nele, as ondas cerebrais ficam mais lentas, com uma frequência de quatro a sete ciclos por segundo. Na verdade, os sábios meditam por horas e horas para chegar a esse estado. Nele, são capazes de acessar a calma absoluta.

As ondas cerebrais Theta podem ser pensadas como sendo o subconsciente, pois elas governam a parte de nossa mente, que é uma camada entre o consciente e o inconsciente. Elas guardam memórias e sensações, além de governarem nossas atitudes, crenças e comportamentos. Elas são sempre criativas, inspiradoras e caracterizadas por sensações altamente *espirituais*.

Acredita-se que o estado Theta nos permite agir em uma camada abaixo da mente consciente. É a primeira fase do estado de sonho. É o estado que chegamos quando estamos no topo de uma montanha, completamente absortos com o que nos rodeia. Nesse momento de realização, experimentamos a absoluta "certeza" de que Deus é real, simplesmente sabemos que Deus É. Quando acessamos o estado Theta e chamamos pelo Criador, nos conectamos ao Criador de Tudo o Que É e podemos curar uma pessoa instantaneamente.

No ThetaHealing, quando você se imagina subindo acima de sua cabeça através do chacra da coroa, seu cérebro ainda estará em um estado Alpha no eletroencefalograma. Mas tem sido demonstrado que, quando a consciência é projetada através do chacra da coroa, com o pensamento focado de que *vai subir e encontrar Deus*, o cérebro muda automaticamente para um puro *estado Theta* no eletroencefalograma. O que os antigos pretendiam quando disseram: "Suba e peça a Deus"? Quando você imagina e projeta sua consciência para cima de sua cabeça através de seu chacra da coroa, você sobe e pede a Deus, e suas ondas cerebrais mudam instantaneamente para Theta.

Quando me perguntaram o que eu fazia em minhas leituras intuitivas, foi isso que percebi. Eu sentava em frente a uma pessoa, segurava suas mãos e me imaginava indo acima de meu espaço, rezando para que Deus me concedesse a leitura de que essa pessoa precisava – e a leitura me era concedida. Eu estava mantendo um estado Theta.

DELTA

Um estado da mente Delta acontece quando você está em um sono profundo. Em um estado Delta, as ondas cerebrais são ralentadas a uma frequência de zero a quatro ciclos por segundo. Esse é o estado que também acessamos quando o telefone toca e nós intuitivamente "sabemos" quem está ligando.

GAMMA

A onda cerebral Gamma é o estado acessado quando aprendemos e processamos informações. As ondas Gamma estimulam a liberação das endorfinas Beta. Elas parecem estar ligadas a uma alta atividade mental, incluindo percepção e consciência. Nesse estado, o ciclo de ondas cerebrais está entre 40 e 5 mil ciclos por segundo.

Eu acredito que, quando se chega a um estado Theta-Gamma, você está na condição mais favorável para a cura instantânea. No milagre da cura instantânea, o cérebro pode ir de 4 a 5 mil ciclos de ondas por segundo.

Num estado de emergência, foi observado que o cérebro se alterna entre Gamma e Theta sem nenhuma outra frequência de onda presente – o que parece ser uma resposta natural.

Ondas Gamma desaparecem quando uma pessoa está sob anestesia. Essas ondas estão relacionadas à conexão de uma série de estímulos sensoriais durante a percepção de um único objeto. As gravações dos neurônios no córtex visual mostram que as sincronizações na frequência Gamma ligam parte do córtex estimuladas por diferentes objetos, gerando ritmos Gamma na conexão. Por exemplo, cor, forma, movimento e localização de um objeto são processados de formas diferentes no córtex visual, e essas características precisam ser reunidas em uma única entidade. Isso é conhecido como o problema de vinculação (que pode ser a razão pela qual as pessoas acumulam memórias flutuantes em um estado inconsciente), e o pensamento utiliza os ritmos Gama para fornecer uma solução. Na verdade, esse processo é tão eficiente que nós estamos altamente conscientes de que ele acontece de qualquer maneira.

ONDAS CEREBRAIS E CURA

Os cientistas descobriram que determinadas frequências de ondas cerebrais (particularmente nos estados Alpha, Theta e Theta-Gamma) foram descobertas pelas seguintes características:

- Aliviar o estresse e promover uma longa, duradoura e substancial redução na ansiedade.
- Facilitar relaxamento físico profundo e clareza mental.
- Aumentar a capacidade verbal e o desempenho do QI.
- Sincronizar os dois hemisférios do cérebro.
- Invocar vivências espontâneas do imaginário mental e do pensamento criativo imaginativo.
- Reduzir a dor, promover a alegria e estimular a liberação de endorfina.

Resultados de um recente estudo publicado no *American Journal of Psychiatry* sugerem que o aumento da atividade de ondas Theta nas regiões pré-frontais do cérebro está relacionado à recuperação de sintomas de depressão profunda, sem o uso de medicação. Leuchter e seus colaboradores (2002) descobriram que o aumento quantitativo de medidas Cordance de eletrencefalograma (QEEG) das atividades das ondas cerebrais Theta (4-8 Hz) foi positivamente associado a uma resposta clínica a um placebo.[1]

Nesse estudo, não foram encontradas diferenças estatisticamente significativas entre as taxas de resposta da medicação antidepressiva e do placebo. No entanto, os pacientes que responderam à medicação apresentaram diminuição Theta Cordance pré-frontal (PTC), enquanto que a resposta ao placebo demonstrou aumento de PTC. Pacientes que não respondiam a nenhum dos dois tratamentos não mostraram nenhuma alteração significativa no PTC. Assim, o aumento no PTC parece estar exclusivamente associado à melhoria de sintomas em pacientes que receberam o placebo – uma condição "sem o uso de droga".

A eficácia do tratamento com placebo parece depender, em parte, da expectativa que o paciente tem de melhorar. Em estudos clíni-

1 Leuchter, A. F., Cook, I. A., Witt, E. A., Morgan, M., and Abrams, M., Changes in brain function of depressed subjects during treatment with placebo, American Journal Of Phychiatry 159 (2002), 122-9 (submitted by Aimee M. Hunter, PhD, NIMII Research Fellow).

cos chamados "duplo-cegos", como esse, nem os pacientes nem seus médicos sabem quem recebe a medicação e quem recebe o placebo até o fim do estudo.

Pacientes que tomam placebos acreditam, muitas vezes, que estão tomando a medicação ativa e que o tratamento irá funcionar. Assim, como resposta ao placebo, o aumento da atividade Theta no lobo frontal pode resultar em um mecanismo fisiológico relacionado à cura natural (sem medicação) da depressão.

OS SENTIDOS PSÍQUICOS

A energia elétrica das ondas cerebrais tem uma conexão direta com o que são chamados tradicionalmente de "sentidos psíquicos". Para que a mente mantenha o profundo estado meditativo Theta, todos os sentidos psíquicos e os chacras (centros de energia) devem estar em união, no que os antigos chamavam de *kundalini.*

Há diferentes sentidos intuitivos ou psíquicos que são inerentemente ativos em muitas pessoas e ainda estão adormecidos em outras, esperando por despertar. Muitas pessoas têm esses sentidos intuitivos enterrados sob camadas de sistemas de crença. No estado Theta, eles são despertados e reunidos para fundir-se em uma consciência que é enviada na busca de Deus. A seguir, os diferentes sentidos:

EMPATIA

O sentido empático está localizado no plexo solar, aproximadamente entre as costelas e o estômago.

Esse é o sentido no qual experimentamos os sentimentos das pessoas projetando nelas instintivamente nosso campo eletromagnético ou nos conectando com o que estão sentindo. Acreditamos que isso significa que cada um de nós tem sua própria maneira de sentir, como uma outra pessoa experimenta formas de pensamento emocional em um nível espiritual, mental, físico ou metafísico.

Um exemplo da habilidade empática é quando alguém tem uma dor de barriga e você sente a mesma dor, em menor grau, em seu próprio estômago. Você simplesmente "sabe" que a pessoa está tendo dificuldades na região. O sentido empático também permite saber instantaneamente como as pessoas se sentem em relação a você ao entrar em uma sala, percebendo se gostam ou não de você.

CLARIVIDÊNCIA

Ao acionar nosso sentido de clarividência, usamos a energia do terceiro olho, entre as sobrancelhas, em correspondência com os outros centros do corpo.

Clarividência é a capacidade de ver objetos ou eventos que não são percebidos pelos sentidos do dia a dia. É a "segunda visão", usando a visualização do olho da mente para ver a energia áurica e ter visões de eventos. Alguns clarividentes também têm a capacidade de ler os pensamentos de outras pessoas usando a telepatia.

Ser clarividente permite que você veja o interior do corpo. Quando você se torna um clarividente desenvolvido, passa a obter leituras muito precisas do corpo. O terceiro olho é preciso quando você está fazendo uma leitura do corpo de uma pessoa, porque ele lida com o aqui e agora, mas não é tão preciso para predizer o futuro, porque quando você o usa sempre diz às pessoas o que elas querem ouvir, e não o que devem ouvir. Isso acontece porque, com essa habilidade, nós vemos o futuro através dos maiores medos e desejos da pessoa, e isso pode não ser necessariamente a maior *verdade* para aquela pessoa. Por exemplo, alguém pode ter medo de estar com câncer pelo corpo todo. Quando um intuitivo usa apenas o terceiro olho, ele pode "ler" aquele medo, em vez da verdade. Para ler a maior verdade, você deve, primeiramente, conectar-se com o Criador de Tudo o Que É.

CLARIAUDIÊNCIA

O sentido da clariaudiência é nosso sistema auditivo. Ele está localizado acima de nossos ouvidos.

É a capacidade de ouvir sons ou falas não percebidas pelos sentidos normais da audição. É o último dos sentidos psíquicos a se desenvolver. Ele é o único que nos permite ouvir nossos anjos da guarda, bem como outras mensagens auditivas.

Um exemplo disso seria ouvir seus anjos da guarda falando com você em um tom de advertência, dizendo: "Pare! Não atravesse a rua!". Essas vozes nem sempre são ouvidas com nossos ouvidos, mas podem ser ouvidas como uma forma-pensamento, ou mesmo como uma vibração à nossa volta.

PROFECIA

Essa é a habilidade de revelar ou prever com precisão, usando a inspiração divina. Criando uma conexão com o Divino, nos tornamos proféticos.

Com o poder profético, aprendemos a combinar todos os sentidos psíquicos para acessar puramente a onda cerebral Theta. Para acionar nossos sentidos proféticos, projetamos nossa consciência além do chacra da coroa e subimos através de todos os planos para nos conectar ao Criador de Tudo o Que É e fazer um comando. Assim, somos capazes de nos tornar tudo o que podemos ser enquanto uma pessoa intuitiva. O chacra da coroa é chamado de chacra profético, porque é por meio dele que as habilidades do Divino começam a se abrir.

Os sentidos psíquicos se relacionam diretamente ao conceito atemporal dos chacras, os potenciais de energia em que os sentidos psíquicos residem.

OS CHACRAS

Muitos livros sobre os chacras têm sido escritos. Chacras são centros de energia que se encontram ao longo do eixo da coluna vertebral como potenciais de consciência. Curiosamente, cada um deles se correlaciona com terminações nervosas principais, ramificando-se para fora da coluna vertebral. Os sentidos psíquicos residem dentro desses vórtices giratórios de energia.

O conceito de chacras, ou "centros de energia" no corpo, permeia, de alguma forma, muitas culturas ao redor do mundo. No entanto, nenhuma cultura desenvolveu a ideia tanto quanto a filosofia tântrica e a Yoga, do Hindu.

Não pensem que os chacras estejam localizados no corpo físico, mas sim no corpo áurico. Eles são depósitos de energias intuitivas. Na religião hindu, eles são geralmente representados como flores de lótus florescendo. No ThetaHealing há exercícios para abrir e utilizar esses centros de energia intuitiva.

KUNDALINI

A pessoa espiritualizada está em busca da energia da *kundalini*. Quando esta energia passa a fluir, o lado intuitivo desperta para uma nova iluminação.

A *Shakti*, ou energia feminina, reside na base da coluna vertebral. Ela começa a fluir através do corpo, abrindo cada chacra enquanto sobe, até que se funde com o *Shiva*, ou essência masculina, no chacra *sahasrara*. O aspectos Shiva e Shakti, como essência espiritual de uma pessoa, se fundem, gerando equilíbrio.

À medida que a energia da *kundalini* alcança cada chacra, cada "lótus" se abre e floresce. Assim que a energia se move a um chacra superior, o lótus fecha suas pétalas e se pendura para baixo, simbolizando a ativação das energias do chacra e sua integração na *kundalini*.

Na técnica Theta, a pessoa absorve a energia da *kundalini* do centro da Terra e acende cada chacra, enquanto a energia flui subindo pelo corpo em direção ao chacra da coroa. À medida que a consciência é projetada pelo chacra da coroa, a pessoa é equilibrada com a energia da *kundalini* e a consciência pode, então, ir até o Criador com uma essência espiritual equilibrada. (Isso é explicado no Capítulo 6.)

O estado mental Theta é acessado quando você projeta sua consciência e se conecta com o Criador através do chacra da coroa. Apesar de todos os chacras serem utilizados em leituras intuitivas, o chacra da coroa é o mais predominante no ThetaHealing, pois ele é a "porta de entrada" para a verdade do Criador.

Quando consideramos a verdade, o conceito de livre-arbítrio abre nosso potencial não apenas para nossas habilidades inatas, mas também para cocriar junto ao Criador de Tudo o Que É.

LIVRE-ARBÍTRIO, COCRIAÇÃO

É importante considerar o conceito de liberdade no que se refere à meditação e oração para o indivíduo. Vontade própria e livre-arbítrio são crenças de que temos o poder de fazer nossas próprias escolhas. As conotações espirituais do livre-arbítrio nos dão a autoridade sobre nós mesmos para nos conectar com o que entendemos ser Deus ou o Criador. No ThetaHealing, temos livre-arbítrio para nos conectar com os aspectos internos e externos do Divino dentro de nós com aquilo que está fora.

À medida que avançamos por essa existência, nos são dadas as oportunidades de criar alguns de nossos próprios atalhos para encontrar nosso caminho. São dadas as ferramentas de *moral* e *respeito* pelos outros, e o Criador nos ama o suficiente para nos dar também a oportunidade de experimentar a alegria da vida, sem interferência ou julgamento. Nossa existência aqui pode ser percebida como uma bela experiência de aprendizagem, de exploração física, mental e espiritual.

É através do dom da *cocriação* ou *sinergia com Deus* que se torna possível trazer o Criador para nossa realidade a fim de curar a outros e a nós mesmos. Unidos com o Criador nos tornamos a *testemunha*.

O PODER DE OBSERVAÇÃO E SER A TESTEMUNHA

Em profunda onda Theta, abrimos portas para curas, leituras e manifestações. Portanto, é necessário *testemunhar* a energia de cura do Criador até que todo o processo tenha terminado. Nada acontece na natureza sem que seja "visto" ou "testemunhado". Nossa mente não aceita algo como real até que seja formada uma visão marcante sobre isso. Quando se torna uma visão, é aceito como real tanto para nós quanto para o Criador. É por isso que o desenvolvimento das habilidades de visualização é tão importante.

Todo mundo visualiza. No entanto, algumas pessoas pensam que a visualização acontece atrás de suas pálpebras. Não é assim que acontece. A visualização se dá no lugar onde vemos nossas memórias. Algumas pessoas chamam isso de "sentir". As pessoas, muitas vezes, confundem o que é "sentir" e o que é ver; se você sentir que uma cor é verde, então você a está visualizando. Da mesma forma, uma pessoa pode dizer: "Eu sinto que você tem uma mancha em seu fígado". Essa também é uma forma de visualização e seria bom se a pessoa se desenvolvesse nesse processo.

Visualização é, na verdade, uma ação que realizamos a todo instante todos os dias. Noventa por cento dos estímulos sensoriais do cérebro é visual, assim como pelo menos metade da memória armazenada. Então, nós visualizamos constantemente, quer estejamos atentos a isso ou não.

Usamos o imaginário em nossa tela mental para planejar e conduzir nossa vida. Quando você se prepara para seguir um destino, por exemplo, sendo familiar ou não, sua mente desenha o lugar e a rota para chegar lá. Antes de ir para um lugar para o qual você nunca foi, você planeja seu caminho. Como? Você usa sua imaginação. Você usa sua habilidade de visualizar. Você visualiza a estrada, as ruas pelas quais tem de passar e até mesmo os sinais de trânsito. Se alguém lhe perguntasse como chegar a um destino, você poderia descrever o caminho, enquanto, ao mesmo tempo, o veria em sua imaginação.

Sempre que você decide cortar a grama, cozinhar o jantar, comprar um vestido novo, limpar sua casa, contar uma piada ou descrever um livro ou um filme, imaginação e visualização estão trabalhando. A tela mental está constantemente em movimento.

Vamos tomar o sonho como exemplo. Nele, nós imaginamos cenários e ações no filme da mente. E no momento em que nós sonhamos, o sonho se torna real para nós. Se repetirmos o mesmo sonho durante um período de tempo, ele se torna um hábito. Podemos até começar a acreditar nele e aceitá-lo como realidade, especialmente quando emoções fortes estão envolvidas.

Esperar a visão se tornar realidade é mais do que apenas um ato de visualização, é um ato de *criação*. Decidir sobre algo que nós realmente queremos que aconteça e visualizá-lo com concentração, fé e desejo põe grandes poderes em movimento. A criação da realidade através da visualização é um processo natural que todos nós empregamos inconscientemente. Pensamentos que passam por nossa mente criam nossa vida. É apenas a *percepção* da imaginação e da realidade que causa confusão em algumas pessoas.

Ver imagens em sua tela mental é a ferramenta empregada no ThetaHealing. Feche seus olhos agora e "veja" a imagem da Natureza – um pôr do sol, por exemplo. É dessa maneira que nós iremos ver o interior do corpo, para visualizar qualquer questão.

Uma vez familiarizado com o desenvolvimento da visualização, ele se torna fácil. E com a prática da técnica, *todas* as habilidades intuitivas se desenvolverão. Suas habilidades sensitiva, auditiva e de visualização irão se desenvolver em sincronicidade umas com as outras. Isso fará com que você seja um maravilhoso instrumento do Criador.

O cérebro é como um músculo. Quanto mais o desenvolvemos, melhor ele se torna em realizar algo. Quanto mais nos conectamos com o Criador, mais nos aperfeiçoamos em ver o interior do corpo, em realizar curas e em ser testemunhas. Uma vez conectados ao Criador, a imaginação se torna real.

Lembre-se de que não existe essa coisa de não conseguir visualizar. Se você está usando a "visão a distância", no corpo de alguém, e está encontrando dificuldades de visualização, pode estar se imaginando muito perto ou muito longe da área afetada a ser vista. Mova sua mente, como o foco de uma câmera, para mais perto ou mais longe para ver a área afetada com mais clareza. Ao se tornar mais familiarizado com a anatomia, você pode reduzir a confusão quanto ao que está vendo dentro do corpo, fornecendo um ponto de referência focado para a visão, para que você saiba onde está. Estar familiarizado com a anatomia também previne sua mente de usar a desculpa de que ela não pode compreender o reino interior do corpo humano.

Quando abordarmos o trabalho de crença em capítulos posteriores, teste em você mesmo os programas negativos a respeito da visualização, seus níveis de crença e libere quaisquer desses programas que você possa ter.

Θ Como praticante de ThetaHealing, é importante aprender habilidades de visualização para trazer a cura à realidade. Você testemunha a cura acontecendo.

IMAGINAÇÃO

Quando você se visualiza em um estado Theta, está usando sua imaginação. A maioria das pessoas não sabe a definição de imaginação apresentada no dicionário:

1. A capacidade de visualizar, a capacidade de formar imagens e ideias na mente, em especial, de coisas nunca vistas ou nunca experimentadas diretamente.
2. Parte criativa da mente; a parte da mente em que ideias, pensamentos e imagens são formados.
3. Desenvoltura; a capacidade de pensar em maneiras de lidar com dificuldades ou problemas.
4. Ato criativo, um ato de criar uma aparência de realidade, em especial na literatura.

Eu percebo que, em princípio, visualizar irá parecer como se tudo estivesse apenas "em sua imaginação", mas, na verdade, a imaginação está usando sua mente subconsciente e a onda Theta. A mente subconsciente é responsável pela memória e pelos sentimentos; a mente consciente é responsável pelas decisões.

O COMANDO

No ThetaHealing, quando subimos para além do nosso espaço e nos conectamos ao Criador, para iniciar o processo de cocriação, usamos a palavra "comando" ou "pedido" na oração que é dita ao Criador. Por exemplo:

"É comandado ou pedido que o amor incondicional seja enviado através de cada célula do corpo dessa pessoa. Grato! Está feito. Está feito. Está feito".

A palavra "comando" é direcionada diretamente à mente subconsciente enquanto a palavra "pedido" é direcionada ao Criador. É importante que você entenda o uso e o significado da palavra "comando", ou de uma declaração de comando, como: "Criador, mostre-me". As definições de "comando" são as seguintes:

- Supervisionar.
- Ter à sua disposição – por exemplo, o comando de uma linguagem.
- Merecer e receber a devida observação.
- Um sinal para ativar.

Subpalavras na palavra "comando":

Co: Em latim, o significado é um intensivo "com", como em "cooperar".

Com: Convidar para unir-se ou juntar-se a, como em *come* ("vir").

Man: Criador. Encontrados em outras palavras, tais como:

Manifesto: Declaração pública de intenção ou princípios.

Múltiplo: De muitos tipos, um todo composto de elementos diversos.

Mandala: Um desenho que simboliza o Universo.

Mandíbula: Maxilar inferior, que é necessário para falar no momento em que criamos as palavras.

Mandare: (latim) mandar, ordenar.

Como se pode ver, a palavra "comando" fortalece em você a compreensão do Criador.

É interessante compará-la com a palavra "demanda", *de,* em latim, significa "opor-se, reverter, remover, reduzir".

Quando você usa a palavra "comando", na declaração a Deus, Criador, Fonte ou como você se sentir confortável nomeando a Divindade, várias coisas acontecem que transcendem uma simples oração. Ao fazer o comando, não há dúvida em sua mente de que a declaração será executada, uma vez que esse processo remove todas as dúvidas e descrenças quanto à sua própria dignidade, poder ou qualquer outra questão. Se o "comando" soa muito egoísta para você, então diga: "É comandado" ou simplesmente "é pedido".

Uma vez que você estiver acostumado a fazer o comando de uma cura, o uso de uma forma-pensamento espontânea de "energia de comando" será suficiente, e o processo será tão rápido como o pensamento e só precisará ser testemunhado.

Ao fazer o comando, você permite que o Criador de Tudo o Que É atue no resultado, sem a interferência do fator humano. Quando o comando for feito e aceito, você estará livre para desempenhar o papel de testemunha no processo de cura, e o Criador estará livre para realizar a cura.

Quando você realizar o comando, é importante que isso seja feito em silêncio, pelo menos no início. A razão disso é que, para a maioria das pessoas, é difícil manter um estado Theta, enquanto fala em voz alta. Conforme for praticando, contudo, você será capaz de se manter em um estado Theta, mesmo quando estiver falando em voz alta.

Θ Lembre-se: há mais de uma maneira de visualizar ou se direcionar ao Criador de Tudo o Que É. Use a palavra que o faz se sentir o mais confortável possível. O nome com o qual você faz o comando ou pedido deve pertencer ao seu sistema de crença, não a percepções de outra pessoa de quem Deus é ou não é. Deus, Força de Vida, Alá, Criador de Tudo o Que É , Deusa, Jesus , Espírito Santo, Fonte, Javé são todos correntes guiando um fluxo em direção ao Sétimo Plano da Existência e da Energia Criadora de Tudo o Que É.

Capítulo 4

O CAMINHO PARA TUDO O QUE É

Fazendo um retrospecto, posso ver que, quando comecei seriamente a realizar leituras e curas, de alguma maneira um portal se abriu para mim. De certa forma, eu era um pouco como Alice no País das Maravilhas, quando caiu no buraco do coelho. Comecei a ter experiências metafísicas cuja intensidade foi aumentando. Como já expliquei, eu sempre fui intuitiva e tenho o que alguns chamam de "a visão". Porém, ainda tinha de me preparar um pouco para o que estava por vir.

Desconfiei que meus sentidos intuitivos estavam começando a se abrir totalmente assim que a informação do que eu vim a conhecer como os planos de existência começou a fluir em minha mente. Nessas primeiras experiências, conheci a Lei da Verdade, que me ensinou o conceito dos sete planos da existência. (Os sete planos da existência serão totalmente explicados no Capítulo 16.) Esses planos me proporcionaram um meio conceitual para a compreensão de como e por que o mundo funciona nos níveis físico e espiritual e como isso se relaciona a nós como seres humanos. Isso me deu uma melhor compreensão do conceito do Criador de Tudo o Que É. Eu aprendi que, através do Criador de Tudo o Que É, é possível criar a cura física, progredir espiritualmente e encontrar a iluminação. Quanto mais fazia a conexão direta com o Criador de Tudo o Que É a partir do Sétimo Plano, mais claro meu ponto de vista se tornava sobre os outros planos da criação que compõem o todo.

Transmitir um processo que ocorre dentro do reino da metafísica pode ser um desafio. Nossa linguagem verbal não dispõe de palavras precisas para transmitir as formas-pensamento e as informações espirituais. É ainda mais desafiador transmitir tais experiências por meio da palavra escrita. Desde a invenção da escrita, pessoas santas, profetas e videntes têm tentado colocar conceitos espirituais em palavras e no papel, mas a expressão de conceitos que são *pura vibração* tende a ficar aquém da pureza original do Divino.

Quando comecei a ensinar aos outros o que eu estava fazendo com Theta, percebi que o processo foi tão espontâneo que a palavra falada e escrita não poderia facilmente ser fiel à técnica. Mas, de alguma forma, eu tinha de trazer um conceito espiritual em palavras, pois estas eram tudo o que eu tinha!

A primeira tentativa de ensinar as pessoas sobre o que eu estava fazendo nas leituras era "libertá-las de seus paradigmas". Empreguei um processo de meditação para enviar a consciência um, dois ou 20 metros acima dessas pessoas, para que se conectassem a Deus. Em meus primeiros livros, *Go Up and Seek God* (*Suba e Busque Deus*) e *Go Up and Work With God* (*Suba e Trabalhe Com Deus*), usei essa técnica de um, dois ou 20 metros como o primeiro roteiro para atingir a mais alta energia. Esse processo de meditação foi projetado para liberar a consciência da atração magnética da Terra e do ego da pessoa.

Na época, pensei que essa era uma maneira tão boa quanto qualquer outra que havia recebido para conectar as pessoas ao Criador de Tudo o Que É. Mas, como havia pensado, as pessoas tinham muitos sistemas de crenças limitantes. Assim, o processo foi bem-sucedido com algumas delas, porém não com todas. Algumas pessoas ficavam confusas, outras precisavam ser aconselhadas enquanto eu as levava através do processo e outras ainda foram para lugares conduzidas por suas crenças enganosas.

Alguns de meus alunos começaram a me perguntar o que eu fazia de diferente quando subia para me conectar ao Criador. Parecia que eles instintivamente sabiam que eu estava indo para algum lugar diferente do deles. Eu estava realizando o processo por tanto tempo que ele se tornou instantâneo para mim. Depois de uma análise séria, sentei-me em meditação para descobrir se eu estava indo para algum lugar diferente dos um, dois ou 20 metros além de meu espaço, como eu tinha ensinado. Tomei um tempo para refletir sobre o que estava fazendo e como poderia colocar em palavras para que outros se beneficiassem. Esse é o processo que veio a mim e foi com ele que aprendi a romper o véu da ilusão.

VÁ ATÉ O CRIADOR DE TUDO O QUE É DO SÉTIMO PLANO!

O processo a seguir foi dado a mim pelo Criador para que eu praticasse, conectasse e compreendesse Tudo o Que É. Uma vez que você o aprende, irá para o Sétimo Plano de forma consistente e não precisará passar por todo o processo, pois você simplesmente estará lá.

Centre-se em seu coração.

Começe a enviar sua consciência descendo em direção à Mãe Terra, adentrando a energia de Tudo o Que É.

Traga a energia de Tudo o Que É desde o centro da Terra, subindo, através dos seus pés, adentrando seu corpo.

Agora suba com a energia, passando por todos os seus sete chacras.

Imagine a energia alcançando o topo de sua cabeça, formando uma linda bola de luz. Você está dentro dessa bola de luz. Dedique algum tempo a perceber qual é sua cor.

Agora, imagine-se subindo e vá além do Universo.

Agora, imagine-se indo para dentro da luz, além do Universo. É uma luz grande e bela.

Imagine-se subindo através dessa luz, e você verá outra luz brilhante, e outra, e outra. Na verdade, existem muitas luzes brilhantes. Continue a subir. Entre as luzes há um pouco de luz escura, mas esta é apenas uma camada antes da próxima luz, então continue.

Finalmente, há uma luz grande dourada brilhante. Passe por ela. Quando você atravessá-la, verá uma energia que é mais escura a princípio, uma substância gelatinosa que contém todas as cores do arco-íris. Quando você entrar nela, verá que muda de cor: essas são as Leis. Você verá todos os tipos de formas e cores.

A distância, há uma luz branca iridescente: é uma cor branco azulada, como uma pérola. Dirija-se para essa luz. Evite a luz de um azul profundo, porque ela é a Lei do Magnetismo.

Quando você se aproximar, avistará uma névoa de coloração rosa. Prossiga até vê-la. Essa é a Lei da Compaixão, que o levará a um lugar especial.

Você verá que a luz perolada tem a forma de um retângulo, como uma janela. Essa janela é realmente a abertura para o Sétimo Plano. Agora passe por ela. Vá fundo dentro dela. Veja um brilho profundo e esbranquiçado passar por seu corpo. Sinta-o. É uma sensação leve, mas essencial. Você pode senti-lo passando por você; é como se você já não pudesse sentir a separação entre seu próprio corpo e essa energia. Você se torna Tudo o Que É. Não se preocupe. Seu corpo não desaparecerá. Ele irá se tornar perfeito e saudável. Lembre-se de que há apenas energia aqui, não há pessoas ou coisas. Então, se você vir pessoas, vá mais alto.

É deste lugar que o Criador de Tudo o Que É pode executar a cura instantânea a qual você pode gerar em todos os aspectos de sua vida.

Meditação da Expansão

Uma vez que tenha praticado o caminho para o sétimo plano, existe outra meditação que é chamada meditação da expansão.

Sente-se em uma cadeira ou um sofá confortável e respire profundamente. Imagine que você e a cadeira se tornaram um só, em um nível molecular. Suas moléculas e as da cadeira estão se conectando. Você não está se esticando, mas sim conectando suas moléculas, fundindo-se com a cadeira.

Agora imagine que, em um nível molecular, você é uma parte de tudo que há na sala. Expanda-se e torne-se um com o mundo exterior.

Imagine que você é uma parte da região, e então do país onde você está.

Imagine que você é uma parte de toda a Terra, conecte-se com ela, com o solo e com o mar, com todas as criaturas, com todas as nações neste planeta, até que você e a Terra sejam um só.

Imagine que você e o Universo sejam um só.

Imagine que você é uma parte de todas as luzes claras e brilhantes.

Imagine que você é uma parte da substância gelatinosa.

Finalmente, imagine que você é uma parte de uma luz branca iridescente que é o Sétimo Plano da Existência. Torne-se um só com essa luz iridescente.

Respire fundo e abra os olhos. Bem-vindo ao Sétimo Plano da Existência. Pois eis que vocês não estão separados, você é uma parte de Deus – de Tudo o Que É.

Θ As pessoas naturalmente resistem em sair de sua zona de conforto. Você pode levar algum tempo para treinar seu cérebro a ir ao Sétimo Plano da Existência. Se achar que tem alguma restrição a esse processo, peça ao Criador para levá-lo ao Sétimo Plano da Existência, para a Energia Criadora de Tudo o Que É. É seu direito de nascença utilizar essa energia.

Talvez você também queira experimentar a meditação para acessar o Sétimo Plano (ver página 57).

O processo de ir ao Sétimo Plano desbloqueará portas em sua mente e o conectará com Tudo o Que É. É como conectar os neurônios de seu cérebro de volta à sua origem. Na verdade, depois de ter realmente ido ao Sétimo Plano, ao abrir os olhos, você irá perceber que está conectado a *tudo* e que o véu foi retirado.

Quando a verdadeira conexão com o Criador é feita, você pode sentir um formigamento no topo da cabeça. Você saberá quando se conecta com o Criador. A conexão simplesmente é.

Θ Lembre-se de que não é seu espírito que vai ao Sétimo Plano, mas apenas a consciência criada pelo processo.

Siga esse processo repetidas vezes, passo a passo, antes de usar um atalho de comando ou pedido para que o leve ao Sétimo Plano.

Quando você vai ao Sétimo Plano usando esse processo, a percepção é a de estar indo para fora de si, para o Universo, para os confins do Cosmos e através de um portal que adentra a criação. De certa forma, isso é verdade, mas não da maneira que você possa imaginar. Dentro de cada pessoa existe um pequeno Universo que é idêntico à vastidão de Tudo o Que É.

Então, o que encontramos dentro de nós mesmos? Encontramos dentro de cada um de nós a Força Criadora, a Fonte e Deus. O *infinito* está dentro de nós, assim como fora. Então, onde você vai quando sobe e busca Deus? Onde você vai quando ultrapassa a substância gelatinosa? Você está entrando no núcleo de um átomo. Cada vez que se conecta com o Criador, você viaja na vastidão interior. Essa jornada o conecta a seus próprios átomos e também traz a você a consciência do Universo *externo* de energia infinita e a compreensão de que Deus está em cada átomo.

Então você faz uma viagem para dentro de si mesmo, a fim de encontrar o próprio Criador que está em você e fora de você, na consciência cósmica.

CONSCIÊNCIA CÓSMICA

A consciência cósmica é muito diferente de nossa consciência terrena. Há muitas percepções que são aspectos específicos deste mundo. Muitas delas se originam puramente de um projeto humano, enquanto outras foram criadas seguindo a inspiração divina. Pode ser difícil perceber quais conceitos são desta Terra, quais são ilusões, quais são aqueles que criamos e quais são divinos. Por exemplo, a consciência coletiva humana ainda não se desenvolveu o suficiente para ser puramente divina. Ela apresenta uma linha corrente de competição que não faz parte apenas de nossa percepção, mas que está em nosso DNA. A reencarnação é outro exemplo dos muitos conceitos que existem como uma consciência no planeta Terra, mas não necessariamente uma percepção puramente *divina*.

Por essa razão, é muito importante que nossas percepções sejam as mais puras possíveis, assim como saber por que deixamos essa ilusão terrestre para estar com o Criador e criar cura. Ao tomar a rota passando as estrelas até a criação, rompemos os limites terrenos que nos detêm para nos tornar um poder cósmico que não está vinculado às leis da Terra.

Estes são alguns dos aspectos e percepções liberados quando percorremos o caminho até o Sétimo Plano da Existência:

- O ego do ser humano
- Morte
- Emoções física e mental (por exemplo, medo, dúvida e descrença)
- Consciência coletiva
- Dualismo
- Desejos instintivos
- Paixões
- Ser humano em um mundo físico
- A ilusão do físico
- Ter de sofrer (o sofrimento é uma escolha)
- Ter de se sacrificar (o sacrifício é uma escolha)
- Estar separado
- A necessidade de "elucubrações mentais" (*brain candy*)

MEDITAÇÃO DIÁRIA DO THETAHEALING

Utilize essa meditação diariamente para praticar a conexão com Tudo o Que É. Quanto mais você mantiver essa energia, mais fácil será criar coisas boas em sua vida.

> Imagine a energia que vem do centro da Terra entrando pela planta de seus pés, chegando ao topo de sua cabeça e indo além de seu espaço em uma linda bola de luz. Passados todos os planos de existência, você vai diretamente ao Sétimo Plano, e puf, você está lá.
>
> Quando chegar ao Sétimo Plano, a bola de luz que o rodeia desaparece, e a energia de Tudo o Que É envolve cada uma e todas as moléculas e átomos que fazem você ser quem é, até que finalmente você se dissolve no amor do Criador de Tudo o Que É. Não há medo. Você apenas sente suavemente essa

> energia se movendo através de tudo. Você percebe que você é uma parte de tudo e de todos.
>
> É fácil se manifestar nessa energia, porque você percebe que é uma parte de todos e de Tudo o Que É. Você pode sentir a energia ao seu redor, e, à medida que percebe isso, seu corpo entra em equilíbrio perfeito.
>
> Agora é a hora de pensar sobre o que é e o que você quer em sua vida. Imagine que isso já está em sua vida e que você é parte disso. Respire fundo e abra seus olhos, sentindo-se totalmente conectado a Tudo o Que É. É deste lugar que você está, conectado a Tudo o Que É, que você pode mudar os resultados e a energia de sua vida.

Essa é a ascensão ao Tudo o Que É. Ao longo do livro, esse será o processo de direcionamento ao Criador de Tudo o Que É.

Capítulo 5

A LEITURA

Agora que você tem a informação básica sobre essa técnica, vamos juntar as peças para uma leitura intuitiva. A parte mais importante a ser entendida é que *você* tem a capacidade de fazer tudo o que eu ensinar. Com a prática, *todo mundo* adquire essa capacidade, *qualquer um* pode fazê-lo. Por favor, saiba que os conceitos abordados neste livro são *reais*. Eles funcionam, e funcionam porque você tem acesso às ondas cerebrais que o colocam em um estado meditativo que o permite fazer contato com o Criador de Tudo o Que É.

Talvez eu deva dizer que você está simplesmente recordando esse conhecimento, porque, em algum nível, ele já lhe é familiar. Lembre-se, somos todos *divinos* por natureza e nossa percepção de Deus é nossa Fonte de Divindade.

Acreditar em Deus é a coisa mais importante quando você estiver fazendo leituras intuitivas ou qualquer uma dessas técnicas. Não importa qual sistema de crenças você tenha, o relevante é que suas crenças trabalhem *a seu favor*, e não *contra* você.

Devemos saber a *verdade*: estamos todos conectados ao todo. É esse todo, essa plenitude, esse Deus que invocamos ao realizar esse trabalho.

Enquanto você estiver lendo o corpo de uma pessoa, olhando ao redor dela de forma silenciosa e gentil, está no que chamamos de estado profético ou de cura. Quando você está nesse estado, tem a capacidade de ver a verdade. À medida que você fala e diz para a pessoa o que vê, suas ondas cerebrais retornam a Beta. Toda vez que você falar em voz alta, suas ondas cerebrais retornarão a Beta, mas, quando você se tornar silencioso novamente, voltará a Theta. Esse processo ensina a mente a mudar automaticamente de Beta para Alpha, de Alpha para Theta, retornar a Alpha e, depois, a Beta no comando.

O próprio ato de comandar uma leitura intuitiva geralmente colocará quem a está recebendo, assim como o praticante, em um estado Theta. Quando os clientes estão recebendo a cura, eles precisam permanecer em silêncio e calmos. Então, diga à pessoa para relaxar e fechar os olhos. Como já mencionado, é muito difícil para algumas pessoas manter a onda cerebral Theta ao falar em voz alta, então faça o processo de comando para si mesmo, mentalmente. Cada vez que você falar com o cliente e, em seguida, tornar-se silencioso novamente, você irá de Beta para Theta, de forma automática. Renovar o silêncio a cada vez em que responder a qualquer pergunta ou continuar qualquer processo o colocará firmemente na onda Theta.

Não permita que as pessoas com quem esteja trabalhando repita depois de você algo que você esteja fazendo. Isso leva suas ondas cerebrais para Beta, e você não quer que suas ondas cerebrais mudem, e sim que essas pessoas estejam deitadas ou sentadas, tranquilas e calmas. Quando você trabalha nelas, quando as toca, elas mudam suas ondas cerebrais para Theta. Theta é a chave.

Em um certo contexto de aula, eu passo pelo processo de comando em voz alta e, em seguida, em silêncio, retorno como forma-pensamento às minhas ondas cerebrais Theta. Então eu me imagino adentrando o espaço do cliente para observar seu trabalho. *O que está sendo feito acontece em uma fração de segundos, mas você deve ser capaz de preservar a onda Theta durante esse período.* Portanto, não fale, apenas observe e ouça, e você irá testemunhar as coisas mais surpreendentes.

A ESTRUTURA

A estrutura da leitura intuitiva é simples:

- Comece no chacra do coração.
- Envie sua energia para baixo, em direção à Mãe Terra.
- Traga sua energia de volta para seu corpo, abrindo os chacras e criando a *kundalini*.
- Envie sua energia para cima e para além de seu chacra da coroa.
- Passe por todos os planos de existência, usando o caminho de acesso para Tudo o Que É.
- Faça a conexão com o Sétimo Plano da Existência e com o Criador de Tudo o Que É.
- Faça o comando ou pedido para testemunhar a leitura.
- Direcione-se ao espaço da pessoa.
- Testemunhe a leitura.
- Ao final, traga sua energia de volta, enxágue-se, enraize-se na Terra e traga novamente sua energia de volta ao seu corpo.

O ENXÁGUE

Após completar uma leitura ou uma cura, é importante visualizar um banho em sua consciência, para evitar que carregue restos de dores ou bagagens emocionais que possa ter pego, como uma memória da outra pessoa.

Você pode fazer isso de duas maneiras: a primeira é enxaguar-se com uma luz branca clara ou água límpida enquanto você retorna a seu espaço com sua consciência; o segundo é voltar até o Sétimo Plano da Existência para se enxaguar. Depois de ter se conectado ao Sétimo Plano, sua consciência será purificada e você poderá abrir seus olhos em paz. Essa é a limpeza espiritual e a separação do processo.

O ENRAIZAMENTO

A definição de *enraizamento* é "trazer toda a nossa consciência para dentro de nosso próprio espaço do corpo usando a energia da Terra". Quando você traz sua consciência de volta para seu próprio espaço, é importante seguir estas etapas para se "aterrar" corretamente:

1. Visualize sua energia descendo para a Terra.
2. Visualize a energia voltando através de seus pés, através de seu corpo, até sua coroa.

Dessa forma, o enraizamento prevenirá o ganho de peso em excesso, mantendo seus centros de energia abertos e permitindo que a kundalini flua suavemente.

O enraizamento é para treinar ThetaHealers iniciantes. Quando você estiver confortável com o processo, não será mais necessário enraizar dessa maneira. Apenas fique na luz branca, conectada a Tudo o Que É. Isso o ajudará a se tornar mais consciente e saber que está seguro.

QUEBRA ENERGÉTICA

Para criar a *limpeza física*, usamos a quebra energética. Essa é uma forma de proteção para garantir que todas as influências energéticas, tais como sentimentos negativos, emoções ou outras vibrações vindas das leituras sejam separadas do praticante.

QUEBRA DE ENERGIA

1. Coloque suas mãos direita e esquerda palma com palma, dedos se tocando, pulsos e cotovelos para os lados. A parte traseira de sua mão direita estará em frente ao seu peito, e o dorso de sua mão esquerda, virado para fora. Esfregue as palmas das mãos. Puxe a mão direita de volta ao seu peito e estenda a mão esquerda, distanciando de seu corpo, em direção a seu cliente. Isso cuidará da energia que sobra.

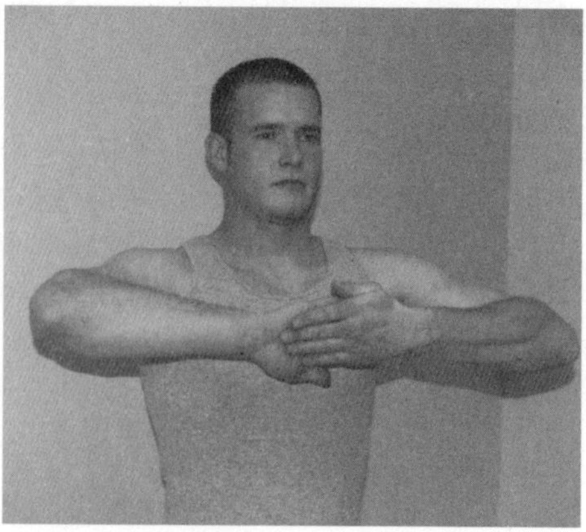

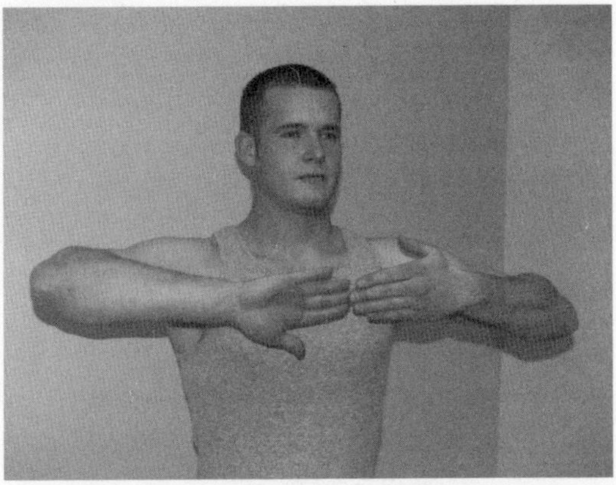

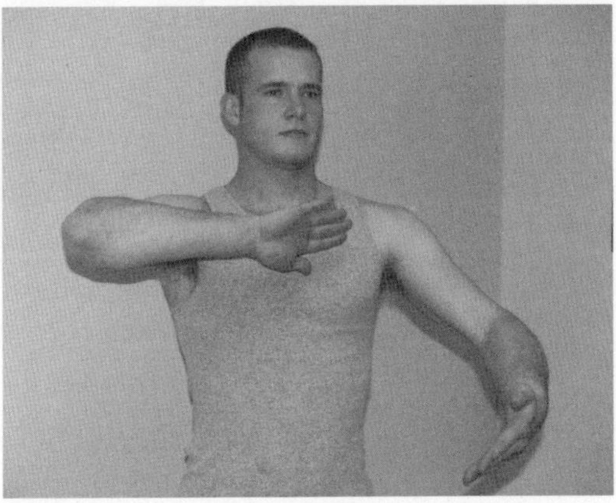

2. Quando você terminar de fazer a quebra energética com a pessoa, traga a mão direita para cima, em uma posição de faca, e mova a mão para cima e para baixo, na frente de seu peito, fazendo um movimento de corte em direção plexo solar.
   Este último ato alinha sua polaridade e, em essência, "zipa-o" novamente e fecha seu campo áurico. Esse campo ou bolha em torno de você é sua proteção contra influências externas. É como uma "pele" espiritual. É um campo de energia eletromagnética que, na maioria das pessoas, projeta-se em um metro para cima e dois metros para fora. Afirma-se que a aura do Buda se expandia por quilômetros à sua volta.

Depois de ter utilizado o trabalho de crenças, você não precisará mais se preocupar com rasgos ou aberturas em sua aura, pois esta irradiará expansivamente. Como um pequeno Sol, você brilhará em sua conexão com o Criador.

À medida que sua compreensão do ThetaHealing se desenvolver, mais coisas serão reveladas a você, a fim de tornar esse processo ainda mais eficaz.

A LEITURA COM UM CLIENTE

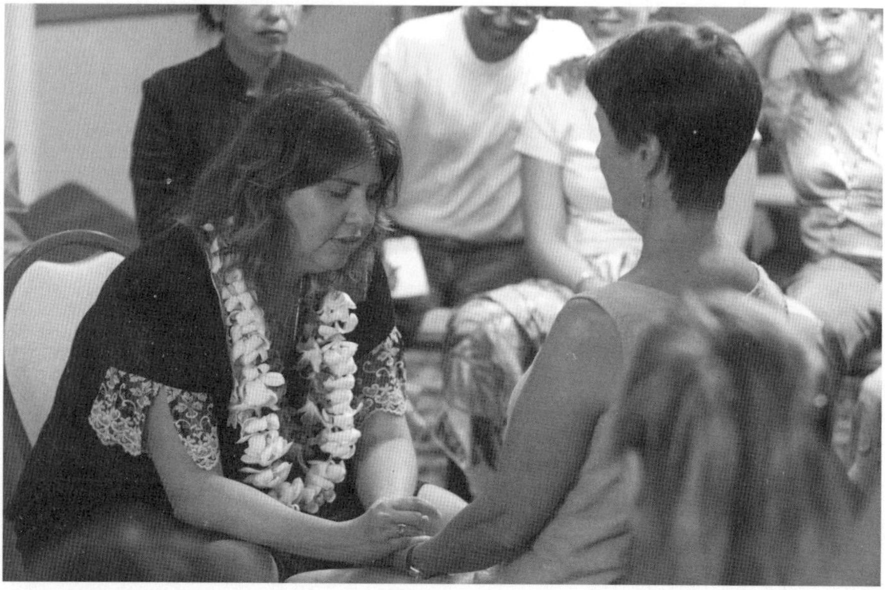

Veja como realizar uma leitura com um cliente. É importante que você siga os passos na ordem correta.

A LEITURA

1. Sente-se em uma cadeira, em frente à pessoa que receberá a leitura.
2. Coloque as mãos, palmas para cima, abaixo das mãos da pessoa, cujas mãos estão com as palmas para baixo, e segure as mãos dela (de fato, não importa como você segura suas mãos).
3. Centre-se em seu coração e visualize a si descendo em direção à Mãe Terra, que é parte de Tudo o Que É.
4. Visualize a energia subindo através de seus pés, abrindo todos os seus chacras à medida que passar por eles. Vá além de seu chacra da coroa, em uma linda bola de luz em direção ao Universo.
5. Vá além do Universo, além das luzes claras, das luzes escuras, das luzes claras, passe pela luz dourada, vá além da substância gelatinosa que são as Leis, adentre uma luz branca perolada iridescente rumo ao Sétimo Plano da Existência.
6. Faça o comando ou pedido e diga, em silêncio: "Criador de Tudo o Que É, é comandado ou pedido uma leitura para (nome da pessoa)".

7. Você então diz: "Grato". Isso é muito importante, pois, quando você diz "Grato", seu subconsciente entende que já está feito. Mais importante, você está se conectando e expressando gratidão ao ser mais importante do Universo: o Criador.
8. Agora afirme: "Está feito. Está feito. Está feito". Isso diz ao seu subconsciente, ao consciente e ao Eu Superior que essa ação foi concluída.
9. Neste momento (lembre-se de que você ainda está se imaginando acima de seu espaço), imagine-se adentrando o corpo da outra pessoa, através do topo de sua cabeça (no chacra da coroa), para que uma luz seja acesa.
10. A razão de acender essa luz quando você começa a realizar leituras é para que sua mente seja treinada. É como andar de bicicleta. A primeira coisa que acontece quando você acende essa luz, se está tudo bem nessa parte do corpo, é que a região do cérebro se acende. Se qualquer parte do corpo não acender enquanto você estiver escaneando, então há um problema nessa área.
11. Você então segue para o pescoço. Se o pescoço não acender, então pergunte à pessoa se ele dói. Na maioria das vezes, ela dirá que tem uma lesão ou que sente dor de garganta; ou você descobrirá que existe um problema com sua tireoide. Em seguida, continue descendo pelo peito. Se essa área se acender, desça até o estômago. Enquanto você se imagina descendo através do corpo, informe-a de qualquer área que não acender. Lembre-se, cada vez que você falar com ela, suas ondas cerebrais retornam a Beta. No entanto, você pode facilmente voltar a Theta, porque está ensinando a mente a ir de Beta para Alpha e de Alpha para Theta quando der o comando. Continue o caminho pelo corpo.
12. Quando terminar o escaneamento do corpo, imagine que você está se retirando do espaço do cliente e enxágue-se com uma corrente de água (pode ser água de um riacho, de montanha ou de uma cachoeira, o que você quiser imaginar). Imagine sua energia retornando ao seu espaço e indo para a Terra. Puxe a energia da Terra, passando por todos os seus chacras até o chacra da coroa. Faça a quebra energética.

No começo, o praticante que faz a leitura deve usar o processo de aterramento que acabei de descrever. Mas quando o leitor estiver mais à vontade com a meditação para o Sétimo Plano da Existência, o enraizamento não será necessário e o praticante que fez a leitura deverá se enxaguar com a energia do Sétimo Plano de Existência e permanecer conectado a ela. Essa prática serve para treinar o praticante a estar sempre conectado a essa energia.

Treinar sua mente para fazer uma leitura é emocionante. É preciso mais do que uma tentativa para que seu subconsciente "consiga", mas em cada leitura você chegará a um estado Theta mais profundo e obterá detalhes mais específicos. Normalmente, quando as pessoas têm dificuldades com as leituras, elas estão simplesmente forçando demais, tornando difícil o aprendizado. Tenha fé e faça uma leitura com alegria em seu coração, e ela se tornará fácil.

Você pode se perguntar: "E se eu não souber nada sobre o corpo?". Eu sugiro que você comece com um livro de anatomia bem ilustrado e estude-o para que possa reconhecer os órgãos que está visualizando. Você não está familiarizado com certas coisas que irão aparecer no corpo e, no começo, você não será um especialista. Porém, com o tempo e com a prática, você aprenderá.

OS PRINCÍPIOS DA LEITURA

Θ *No decorrer deste livro, cada sessão terá seu próprio conjunto de princípios ou diretrizes a seguir quando estiver trabalhando.*

FALE COM O CORPO

Essa é uma técnica extremamente poderosa. Ela pode ser usada para se comunicar com o corpo. O corpo dá um retorno enquanto você está fazendo uma leitura. Célula conversa com célula, e cada vez que você toca apropriadamente no corpo de outra pessoa, seu corpo automaticamente se comunicará com o corpo dela. Por exemplo, ao trabalhar com uma mulher, pare em seus órgãos reprodutivos e pergunte a seu corpo quantas crianças ele já "hospedou". O corpo imediatamente dirá quantas gravidezes experimentou, bem como quantas crianças são mantidas dentro do coração esperando para nascer. O estado Theta permite que você ouça o que o corpo está dizendo.

Uma das melhores experiências do escaneamento é ver um feto se mover no útero. Você ficará surpreso. Na verdade, quando você adentra o corpo de uma mulher grávida e visualiza o feto, pode ver os genitais do bebê e dizer se é um menino ou uma menina.

Se você tiver *qualquer* dúvida enquanto estiver no corpo dela, pergunte ao Criador. Se alguém estiver doente, peça ao Criador para que mostre a causa. Seja sempre preciso quando você perguntar ao Criador, porque a resposta será muito específica. O Criador é muito direto e nunca faz as coisas serem mais complicadas do que precisam ser.

O CHACRA DO CORAÇÃO

Cada vez que um praticante de ThetaHealing vai ao espaço de uma pessoa em uma leitura, essa pessoa é tocada em seu chacra do coração. Esse sentimento pode ser desconhecido para ela. As pessoas podem ficar atordoadas e confundir tais sentimentos com amor romântico em relação ao praticante. O praticante deve ter muito cuidado e esclarecer ao cliente que os sentimentos que estão experimentando são provocados pela leitura e apenas temporários. Você deve esclarecer esses fatos para as pessoas com quem trabalhar.

Além disso, o que é dito no processo de leitura deve ser mantido confidencial. É *fundamental manter suas próprias opiniões e sentimentos fora da leitura.* Certifique-se de que ela esteja sendo feita através do Criador de Tudo o Que É.

A TROCA DE ENERGIA

Deve haver uma troca de energia entre o praticante e o cliente, seja dinheiro, um cristal ou mesmo um abraço. A razão para isso é que uma troca de energia permite que o supraconsciente reconheça que algo sólido e físico ocorreu, permitindo, assim, que a cura se instale.

O CICLO DO SONO THETA

Quando você está em Theta e usa a onda Theta constantemente para curas ou leituras, seu corpo físico acredita que ele está em um ciclo de sono. Pode ser necessário se esforçar a fazer mais exercício físico para equilibrar os processos do corpo.

OS PENSAMENTOS TÊM SUBSTÂNCIA

À medida que começar a usar Theta, como já mencionado, você deve ser muito mais cuidadoso com seus pensamentos. Isso é importante porque Theta abre novas portas na mente. Seus pensamentos terão substância real como nunca antes.

VISÃO A DISTÂNCIA

Através da técnica Theta somos capazes de enviar nossa consciência além do tempo e do espaço e "ler" intuitivamente uma pessoa em qualquer lugar do planeta. Esse procedimento também nos mostra que não temos de tocar fisicamente uma pessoa para realizar a leitura.

Pergunte à pessoa onde ela está no mundo para que você saiba para onde enviar sua consciência em seu processo de comando. Você pode visualizar sua consciência viajando até a pessoa e entrar no espaço dela. Isso pode levar até quatro segundos.

ÉTICA NA LEITURA

É muito importante que o leitor não tente cuidar da vida da outra pessoa. A liberdade de escolha de alguém nunca deve ser alterada ou modificada. Se eu disser a uma pessoa que ela encontrará dinheiro caído na calçada, ela então pode começar a procurar dinheiro caído na calçada e até encontrá-lo. Por isso, é muito importante que a mente subconsciente de um cliente não seja levada a algo que você criou para ela em seu trabalho.

Quando você adentra e faz uma leitura em uma pessoa, está vendo como a vida dela é, e não algo em que você acredita. Você deve evitar se intrometer com sua moral, sua ética ou suas opiniões em uma leitura. Para algumas pessoas, é um pecado mortal ter mais do que uma pessoa para amar, por exemplo, enquanto para outras é uma parte absoluta da vida ter mais de uma pessoa para amar. Cada pessoa é um ser individual vivendo sua própria vida. Todo mundo tem sentimentos diferentes e cada um foi criado com um conceito diferente do que é certo e errado. Então você deve evitar dizer o que é certo ou errado em suas atitudes à pessoa que escaneia. Você pode dar sua opinião a ela sobre o que você faria se estivesse em seu lugar, mas não deve tomar uma decisão por ela. Apenas diga o que você vê e dê sua opinião imparcial.

Além disso, evite incutir qualquer coisa sobre sua própria vida em uma leitura. O que está acontecendo em sua vida nunca deve ter nada a ver com o indivíduo que está sendo trabalhado. Um falso conceito que tem sido amplamente difundido é de que as pessoas com quem você entra em contato espelham você. É verdade que as pessoas podem refletir certas coisas de sua vida e você pode aprender com isso, mas nenhuma pessoa é um espelho absoluto de qualquer outra.

Resumindo, a leitura é sagrada e focada no cliente. Portanto, se você fizer perguntas que dizem respeito a elas, obterá respostas a respeito delas.

Capítulo 6

ABERTURA DOS CENTROS PSÍQUICOS ATRAVÉS DOS CHACRAS

À medida que suas habilidades psíquicas se desenvolverem, coisas estranhas podem ocorrer. Dispositivos elétricos podem dar curto-circuito, rádios podem ligar e desligar, luzes podem piscar e você pode entrar em contato com informações "externas". Se isso acontecer, você pode estar psiquicamente desequilibrado. Para aliviar esse problema, mantenha-se centrado, de modo que a energia "liberada" não escape. Comande que seus centros psíquicos sejam equilibrados. Manter o equilíbrio psíquico é tão importante quanto manter o corpo físico equilibrado. A abertura dos chacras cria esse equilíbrio em todos os níveis de nosso ser.

ABRINDO OS CHACRAS

Os sentidos psíquicos estão esperando para florescer nos chacras. Na abertura da flor de um chacra, eles poderiam ser comparados à sua fragrância. Como praticante de ThetaHealing, você pode encontrar algumas pessoas (ou você mesmo) tendo um ou mais de um chacra fechado. Se esse for o caso, a pessoa (ou você) terá dificuldades com as leituras, as curas, as visualizações, etc.

Em alguns casos, o chacra da coroa pode estar fechado. Por cima do chacra do terceiro olho do clarividente pode haver "uma teia ou uma malha" dificultando ou mesmo impossibilitando sua intuição. Não se preocupe com o lugar de onde essa teia ou malha vem. Basta subir e se conectar com Deus para comandar que sejam removidas e enviadas à luz de Deus, para nunca mais voltar.

O processo de abertura dos chacras foi criado como um meio de abrir os centros psíquicos. É melhor ir devagar. Sobrecarga sensorial e psíquica podem ocorrer, então tenha cuidado e *não vá com muita sede ao pote*. No processo de aceleração das habilidades psíquicas, peça especificamente que seja aberto apenas o suficiente para o "bem maior".

O PROCESSO DE ABERTURA DOS CHACRAS

Ao trabalhar em outra pessoa

Suba e dê o comando ou pedido: "Criador de Tudo o Que É, é comandado ou pedido que os chacras dessa pessoa sejam abertos para o Bem Maior. Grato! Está feito. Está feito. Está feito". Comece no chacra da coroa, mantenha sua mão a 15 centímetros do corpo. Com um giro da mão, em sentido horário, visualize a abertura de cada chacra florescendo com esse movimento. Você pode sentir a energia do chacra enquanto ele se abre. Continue até que todos os sete chacras estejam abertos.

Ao trabalhar em si mesmo

Suba e faça o comando ou pedido: "Criador de Tudo o Que É, é comandado ou pedido que meus chacras sejam abertos para o Bem Maior. Grato! Está feito. Está feito. Está feito".

Agora, seja trabalhando em você mesmo ou em outra pessoa, visualize cada chacra aberto, "para o Bem Maior", começando pelo chacra básico:

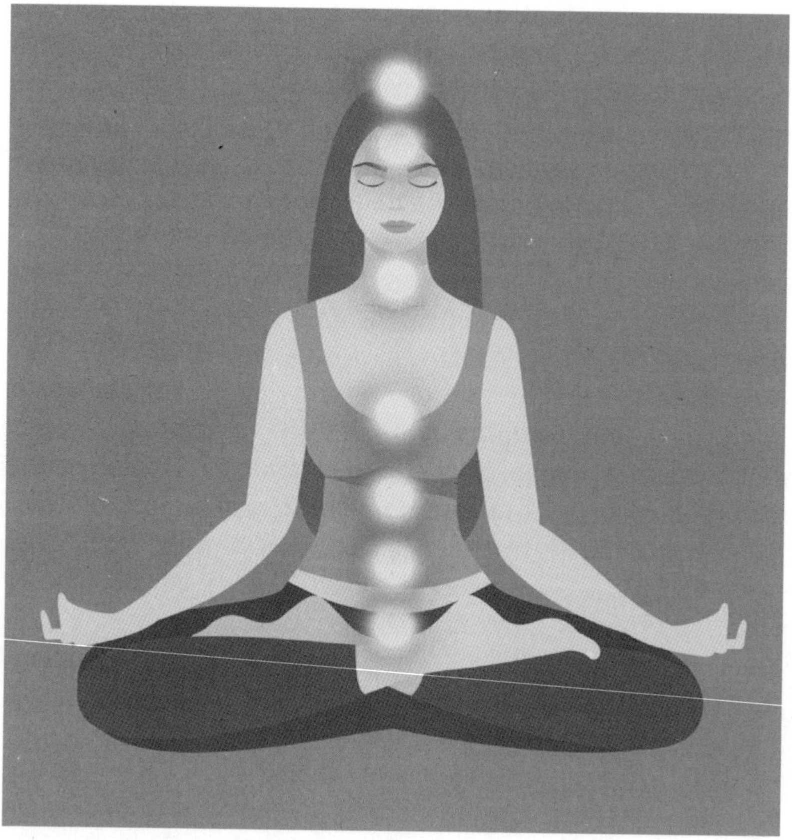

- **Chacra básico**

  Esse chacra serve de apoio a todos os outros chacras. Ele lida com a abundância. É o que nos conecta ao mundo à nossa volta. Em sânscrito, é chamado de *Muladhara*; é onde a *kundalini* se assenta.

- **Chacra sexual (sacral)**

  Esse chacra lida com a energia sexual e da abundância. É associado às qualidades de movimento e ao fluxo de energia. Em sânscrito, é chamado de *Svadistanna*.

- **Chacra plexo solar**

  Nesse chacra é que se encontram seus sentidos psíquicos empáticos – o seu "sentir". Em sânscrito, é chamado de *Manipura*.

- **Chacra do coração**

  Esse chacra lida com equilíbrios dos níveis emocionais. Em sânscrito, é chamado de *Anahatha*.

- **Chacra da garganta**

  Esse chacra está relacionado à comunicação, identidade interna e telepatia. Ele é usado para transmitir informações divinas. Em sânscrito, é chamado de *Visshuda*.

- **O terceiro olho**

  Esse é o chacra que permite que você veja de forma intuitiva. Lida com a clarividência, a inteligência, a crença, o entendimento e a análise da realidade. Em sânscrito, é chamado de *Ajna*.

- **O chacra da coroa**

  Esse é o chacra profético. Em sânscrito, é chamado de *Sahasrara*. Ele nos mantém em contato constante com o Universo exterior e as dimensões sutis da energia espiritual. Esse chacra está ligado a toda a criação. Do mesmo modo que o chacra básico nos conecta com firmeza e segurança à Terra, o chacra da coroa nos abre para a energia universal do Criador de Tudo o Que É.

ABERTURA DOS CENTROS PSÍQUICOS

A qualquer momento, os centros psíquicos se abrirão na medida certa. Empregue o seguinte processo para abrir os centros psíquicos de uma pessoa, ativando os chacras:

O PROCESSO DE ABERTURA DOS CENTROS PSÍQUICOS

1. Centre-se em seu coração e se visualize descendo à Mãe Terra, que é uma parte de Tudo o Que É.
2. Visualize-se trazendo a energia da Terra através de seus pés, abrindo todos os seus chacras enquanto sobe. Continue subindo, vá além de seu chacra da coroa, suba para o Universo em uma linda bola de luz.

3. Vá além do Universo, além das luzes claras, além das luzes escuras, além das luzes claras, além da luz dourada, além da substância gelatinosa que são as Leis, adentre uma luz perolada iridescente branca como a neve, adentre o Sétimo Plano da Existência.
4. Faça o comando ou pedido: "Criador de Tudo o Que É, é comandado ou pedido que os sentidos psíquicos de (o nome da pessoa) sejam abertos para o Bem Maior. Grato! Está feito. Está feito. Está feito".
5. Mova sua consciência, adentrando o espaço da pessoa.
6. Enquanto estiver conectado ao Criador, comece pelo chacra da coroa. Mantenha sua mão a 15 centímetros do corpo do cliente. Com um giro da mão, em sentido horário, visualize a abertura de cada chacra florescendo com esse movimento. Dessa forma, abra cada um dos sete chacras. Use a sensação em suas mãos para medir os sentidos sendo abertos corretamente.
7. Assim que você visualizar a conclusão do processo, enxágue-se. Retorne ao seu espaço, enraíze-se na Terra, traga a energia desta até o chacra da coroa e faça a quebra energética.

Capítulo 7

THETAHEALING

Embora as curas e as leituras sejam diferentes, ambos os aspectos acabarão por se misturar quando você estiver familiarizado com todos os ramos da árvore do ThetaHealing.

Em um dos primeiros casos de cura instantânea, testemunhei a cura da perna quebrada de um cavalo. Incidentes como esse me deram um incentivo para continuar experimentando em diferentes enfermidades. Descobri que ThetaHealing poderia ser usado para curar doenças como o câncer, a exemplo deste depoimento de Sally, que demonstra a graça do Criador de Tudo o Que É:

> Meu nome é Sally. Em junho de 2001, fui diagnosticada com melanoma maligno decorrente de uma verruga em minha nuca. Esse diagnóstico foi devastador, visto que não há tratamento eficaz para o melanoma e ele é, geralmente, terminal.

Depois de ter feito a cirurgia, várias consultas com médicos e revisões patológicas, foram descobertas lesões em meu cérebro, no dia 11 de setembro de 2001. Essa notícia foi devastadora, porque não há tratamento para o melanoma maligno que se espalhou pelo cérebro. Em geral, a expectativa de vida é de quatro a seis meses e pode ser tão curta como quatro semanas.

Foi depois dessa notícia que conheci Vianna. Um amigo da família tinha ouvido falar de seu sucesso em ajudar pessoas com sérios problemas médicos e nos deu as informações de que precisávamos para encontrá-la.

Vianna foi absolutamente maravilhosa desde o início. Mesmo com uma agenda lotada, ela foi capaz de marcar uma sessão de "emergência" para mim. Durante essa sessão, ela removeu as lesões cerebrais. A ressonância magnética seguinte mostrou que elas haviam ido embora. Logo depois, Vianna limpou meu sangue, e um teste especial do Instituto de Câncer John Wayne verificou que não havia mais células de melanoma em meu sangue. Isso significava, basicamente, que agora eu estava livre de qualquer câncer.

A cura, embora milagrosa, não foi a única coisa tão impressionante sobre Vianna. Ela me disse, em minha primeira visita, que eu tinha "pinos" em alguns antigos canais dentários que me dariam problemas. Dois meses depois, foi descoberta uma infecção generalizada que resultou na quebra dos pinos de prata inseridos anos antes, durante um canal dentário. Além disso, depois de ter sido submetida à radiação em todo o cérebro, perdi meu sentido do paladar, que é um efeito colateral comum desse tratamento. Comentei isso com Vianna durante sessão, e ela fez ajustes para os efeitos da radiação. Naquela noite, eu fui capaz de sentir gostos de novo.

Vianna sempre tratou meu marido e a mim com o maior respeito e simpatia. Ela conseguiu espaço para me ver, quando sua agenda estava completamente lotada. Ela é uma pessoa sincera e compassiva, que lida bem com seus poderes de cura. Ela dá o crédito a Deus e declara ser apenas a mensageira. Sua mensagem para mim tem sido de vida e esperança. Nenhum dos médicos foi capaz de explicar as mudanças que ocorreram em mim, e todos eles ficaram completamente espantados com o simples desaparecimento da doença terminal. Eu sei a razão, e agora o restante do mundo pode compartilhar esse conhecimento. Vianna é uma verdadeira fazedora de milagres.

Esse é um excelente exemplo de uma pessoa que não tinha programas subconscientes bloqueando o processo de cura. Em virtude de sua constituição psicológica, Sally estava pronta para aceitar a cura instantânea, assim como eu estava preparada para testemunhá-la.

Quando eu estava fazendo o escaneamento do corpo dela, foi-me dito que ela havia desenvolvido o melanoma por trabalhar em uma indústria química. Eu tive de estimular sua memória para confirmar que estava certa, mas depois Sally relembrou e me contou que alguns anos atrás havia trabalhado em uma fábrica de produtos químicos. Isso me confirmou que a causa foi ambiental, por conta da radiação ou dos produtos químicos, e eu tinha certeza de que ela poderia ser curada sem reprogramar seus sistemas de crenças.

Quando a cura aconteceu, testemunhei o Criador retirando as lesões de seu cérebro. Foi uma cura instantânea, e pude sentir seu corpo mudar e ser curado com o Amor do Criador. Essa energia iluminou meu espaço, saiu de mim e voltou para nós duas. Eu sabia que ela fora instantaneamente curada.

Agora vou mostrar a vocês, passo a passo, o processo de cura.

Θ O Criador de Tudo o Que É é o curador, e você é apenas o observador que assiste à cura acontecer.

OS PRINCÍPIOS DA CURA

Essa técnica de cura básica pode ser utilizada em crianças que se machucam e precisam de atenção imediata. É maravilhoso usar com sua família em qualquer situação. É maravilhoso para eliminar dores de cabeça e nas costas, e comandar que toda a dor desapareça. Essa técnica de cura mudará sua vida.

CONSENTIMENTO VERBAL

A questão que surge, muitas vezes, é: quais doenças você pode curar sem o consentimento verbal de uma pessoa?

Se a pessoa a ser trabalhada está inconsciente ou em um estado de emergência, você pode pedir ao seu Eu Superior permissão para trabalhar nelas.

Existem outras técnicas de cura neste livro que lidam com alterações cromossômicas, DNA ou programação subconsciente. Essas técnicas exigem o consentimento verbal da pessoa que está sendo trabalhada. Isso deve ser respeitado.

No entanto, você pode enviar amor incondicional a uma pessoa a qualquer momento. E isso nos leva ao...

AMOR INCONDICIONAL

É preciso ter energia para gerar uma mudança molecular no corpo. Isso é um fato que ocorre até na menor partícula, o átomo. Para que uma molécula se forme, é preciso que haja energia para unir os átomos que a tornam o que é. Sabendo que é a energia que gera alterações em nível molecular, deve haver energia disponível para criar esta ou qualquer alteração.

Então, para que uma célula mude e seja curada no corpo, deve-se ter energia para alterá-la. O corpo apresenta duas maneiras de formar essa energia: calor e enzimas. Qualquer alteração no corpo é criada por calor e enzimas, a menos que a alteração seja realizada através do Criador de Tudo o Que É.

Quando você vai até o Criador de Tudo o Que É para uma cura, traz a energia do amor incondicional e a envia para o corpo. Isso permite que o corpo tenha a energia necessária para fazer as alterações. Apenas comandar que o corpo se cure o obriga a utilizar seus próprios mecanismos de energia, e esses recursos, em geral, não são o suficiente. Por exemplo, se você comandar que um osso se cure sem energia extra, ele irá retirar o cálcio de outras fontes do corpo para cumprir a ordem.

Você pode perguntar: "Quanto desta energia eu uso?". Leva apenas um átomo de amor incondicional para fazer qualquer alteração no corpo. Por exemplo, quando você faz o comando ou pedido, "Criador de Tudo o Que É, uma mudança é comandada ou pedida neste corpo", verá automaticamente a energia entrar no corpo para realizar a mudança.

Nos cursos para iniciantes, ensinamos passo a passo o processo de visualização de "subir" e coletar o amor. No entanto, quando o cérebro se acostuma com o que se supõe ser a visualização, o processo acontecerá automaticamente. No final, é sua capacidade de testemunhar que traz a cura para o agora. O Criador faz a cura e você a testemunha. Há uma lei da física que diz que nada existe, a menos que seja testemunhado.

BLOQUEIO DE CRENÇAS

Muitas pessoas estão prontas para receber a cura instantânea em seus corpos. Se o corpo não recebe a cura instantânea quando o comando é dado, há um programa subconsciente bloqueando-o. Esse programa deve ser encontrado e alterado. Enquanto os curadores não se deixam desanimar, o Criador irá ajudá-los a encontrar esse sentimento, emoção ou crença, usando a própria sabedoria ou a sabedoria da pessoa. A mente, o corpo e o espírito de uma pessoa possuem uma memória como a de um computador, e se você souber as perguntas certas a ser feitas, esses aspectos da pessoa irão dizer o que precisa ser liberado e substituído, ou qual sentimento está em falta.

É possível, no entanto, que o curador interprete mal essas mensagens e desanime. Ou talvez o sentimento de desânimo não seja do curador, mas projetado pela pessoa que está sendo curada. Talvez essa pessoa não saiba como viver sem ser desencorajada e, portanto, tenha perdido a esperança.

Estou convicta de que há apenas poucos sentimentos, emoções e crenças para cada cura específica. Entendo que a doença é causada por certos programas de crença mantidos por um longo período. Uma vez que essas crenças são limpas, a doença vai embora. Limpá-las é simples, pois são designadas a chamar sua atenção e dizer que algo está fora de sincronia com o corpo, desfocado ou desequilibrado. Você simplesmente reequilibra isso.

COMUNICAÇÃO COM O CRIADOR

Também estou convicta de que ThetaHealing não se destina apenas a retirar doenças, é também uma forma de a humanidade se comunicar com o Criador de Tudo o Que É. O objetivo é limpar suficientemente o corpo, a mente e a alma de crenças que nos sobrecarregam, a fim de que possamos ter uma comunicação pura e inalterada com o Criador.

Se você se imaginar subindo e indo além de seu corpo, estará recolhendo o amor de Tudo o Que É e será guiado por ele ao fazer suas curas. Uma vez conectado à energia do Criador de Tudo o Que É, você irá além do que é chamado de campo eletromagnético da Terra. Quando você vai além desse campo, chega a um lugar além das Leis do Carma, além das áreas que o impedem de "ser", até um lugar de amor incondicional. Sempre traga na cura a essência desse amor. A cura é realizada a partir de um lugar de amor incondicional! Nunca esqueça esse fato inegável. A cura não é feita para provar algo ou para demonstrar sua capacidade de curar.

APEGO

Espere que a pessoa se cure, mas não se apegue ao resultado. O Criador de Tudo o Que É o curador. Então, dê o crédito do resultado à Força Criadora. Diga ao seu cliente: "O Criador de Tudo o Que É é o curador. Vejamos o que acontece".

Se você não conseguir os resultados que deseja, isso indica que existe um trabalho de crenças a ser feito.

O TESTEMUNHO E A INTENÇÃO

Testemunhar a cura sendo realizada é uma parte muito importante do processo. Subir e comandar que algo seja feito é uma coisa; ver acontecer é outra. Só depois do testemunho, o processo de cura está feito.

Muitas pessoas vêm me dizer que, se o curador intenciona fazer, está feito. Mas há uma grande diferença entre a intenção de fazer algo e fazê-lo. Eu posso intencionar pegar minhas chaves durante todo o dia e posso intencionar ajudar meu marido. Isso não significa que eu realmente tenha caminhado e pegado minhas chaves, nem que eu tenha necessariamente feito algo para ajudar meu marido. Quando você adentrar o corpo do cliente, deve ver o processo do que foi comandado ser realizado até que chegue ao fim. Você está ali para testemunhá-lo em ação. Sem ação, nada acontece. Há uma diferença entre pensar em fazer algo, adiar e realmente fazê-lo, tanto física quanto metafisicamente.

Diz-se que "o inferno está cheio de boas intenções", mas a má reputação das intenções não é totalmente merecida. A ciência mostra que, de certa forma, as intenções estão relacionadas a futuros comportamentos, mas não totalmente. Boas intenções representam apenas de 20% a 30% de variação no comportamento desejado. É óbvio que as intenções fortes têm mais influência do que as fracas, mas ambas, muitas vezes, falham. O testemunho adequado da energia cocriadora no corpo de seu cliente ou em seu próprio corpo, dependendo da situação, tem o efeito de tornar o processo uma realidade, o que a "Intenção", por si só, não tem. ThetaHealing está centrado em ir além das intenções do ego na mente consciente, para que esta testemunhe a cura.

Quando uma cura é testemunhada ou observada, é trazida para essa realidade por meio da gênese pela observação.

GÊNESE PELA OBSERVAÇÃO

Em 2002, John Wheeler, um colega de cientistas como Albert Einstein e Niels Bohr, e o homem que inventou o termo "buraco negro", fez uma pergunta: "Como surgiu a existência?". É possível que chegue um momento em que a física quântica seja capaz de provar que o ato de observação muda nossa realidade.

Para testar essa teoria, os cientistas criaram um experimento. A luz incide através de duas fendas paralelas e bate em uma tira de papel fotográfico. O experimento foi realizado de duas maneiras, e ambas alcançaram resultados diferentes. Primeiro, com detectores de fótons ao lado de cada fenda, físicos observaram cada fóton à medida que passavam por uma fenda ou outra. Os fótons, em outras palavras, agiam como partículas.

Na segunda maneira, os detectores de fótons foram removidos, mas, por outro lado, o experimento foi conduzido exatamente da mesma maneira. No entanto, dessa vez, o papel fotossensível mostrou que, em vez de agir como uma partícula, a luz agia como uma onda.

Sabemos que a luz tem uma natureza dual de partículas e de ondas, mas parece que o simples *ato da observação* influencia em que forma ela atua.

Essa "reação à observação" funciona também em uma escala universal. Esse experimento foi realizado com a luz que foi lançada à Terra através da galáxia, e os resultados foram os mesmos: a luz reagia de forma diferente dependendo se estava ou não sendo observada. Isso significa que nossas observações agora parecem afetar as ondas de luz/partículas que foram criadas milhões ou até bilhões de anos antes de nascermos. Parece que os mesmos pensamentos mudam até mesmo nosso passado ou, como John Wheeler diz: "A informação talvez não seja apenas o que aprendemos sobre o mundo, talvez seja o que *faz* o mundo".

No que diz respeito à técnica Theta, vemos o caminho etéreo criado entre o praticante, o cliente e a Força Criadora como um pequeno "buraco de minhoca". No espaço e no tempo, esse buraco de minhoca nos permite atravessar dimensões para realizar curas e leituras sem a interferência do tempo ou de outros fatores, além de manter uma abertura em relação à Força Criadora para que possamos utilizar essa energia.

Na mecânica quântica, o ato da observação afeta o resultado. ThetaHealing é o ato de observação. A técnica Theta é a mecânica quântica, e a arte da visualização deve ser aprendida para tornar possível a cocriação. É por isso que o *testemunho* da cura é tão importante. Quando o curador testemunha a cura sendo realizada, ela é trazida a essa realidade.

A melhor maneira de adentrar a energia criadora é fazer o *comando ou pedido* ao Criador de Tudo o Que É. Isso diz à mente subconsciente o que será *feito*. Empregar a palavra "comando" ou usar uma energia de comando colocará seu subconsciente em um patamar onde aquela não pode interferir.

ACEITAÇÃO

Aceite a cura como *real*. A energia de cura do Criador pode realizá-la tão rapidamente que pode acontecer antes mesmo que você possa visualizá-la. Se isso ocorrer, comande uma repetição em câmera lenta, para que você seja capaz de testemunhá-la e aceitá-la.

UMA FACA DE DOIS GUMES

A visualização é uma faca de dois gumes: por um lado, temos o testemunho da cura enquanto ela é *feita*, por outro, o curador pode realmente ver um corte, uma queimadura ou uma fratura com os olhos físicos. Quando nós, fisicamente, "vemos" algo a ser curado, o próprio ato de olhar para a ferida a torna realidade na mente do praticante. Ao se fazer uma cura em uma ferida aberta ou uma lesão, o melhor é mantê-las cobertas, sem olhá-las enquanto a cura é feita. É melhor vê-las apenas com os olhos de Deus, até você se acostumar com a cura instantânea.

CURA A DISTÂNCIA

Em uma leitura ou escaneamento do corpo, o processo cocriador do ThetaHealing nos permite trabalhar com um cliente em qualquer lugar na Terra. Uma vez feita a conexão, o leitor envia sua consciência através de grandes distâncias para adentrar o espaço do cliente, como se as duas pessoas estivessem na mesma sala.

MEDO, DÚVIDA E DESCRENÇA

Medo, dúvida e descrença são os bloqueios mais poderosos para qualquer cura intuitiva. Você pode influenciar uma leitura com suas crenças e medos, por isso, se começar a ter dúvidas durante a leitura ou a cura, ou caso sinta-se desconectado do processo cocriador, saia do espaço da pessoa, enxágue-se, descanse por um tempo, e então recomece o processo. Você também deve utilizar o trabalho de crenças ThetaHealing em si mesmo, a fim de que se torne transparente como um cristal e faça a melhor cura possível.

Você pode afirmar que suas crenças estão interferindo na leitura, caso venha a ter qualquer reação emocional excessiva antes, durante ou depois dela. Saiba também que o cliente pode ter crenças que mantêm a doença no corpo ou que bloqueiam a própria cura.

ALEGRIA, FELICIDADE E AMOR

A essência da felicidade, da alegria e do amor geram a energia utilizada na cocriação da cura ou da leitura. Para que você possa criar felicidade e alegria na cura, deve manter seus assuntos pessoais separados do trabalho energético.

Também é importante ter um grau de amor incondicional pelas pessoas. Você deve realmente cuidar das pessoas, porque, se você não fizer isso, pode encontrar dificuldade nessa linha de trabalho.

DOENÇAS AMBIENTAIS

Doenças ambientais podem ser curadas instantaneamente; porém, se a pessoa está continuamente exposta ao mesmo fator ambiental, a doença pode ser recriada. As toxinas simplesmente recriam a doença. Sugere-se que, para que a pessoa *permaneça* curada, ela mude seu estilo de vida, o ambiente e continue se curando com trabalho de crenças.

VOCÊ NUNCA ESTÁ SÓ

Você nunca está só ao fazer uma leitura. Você pode subir e pedir ajuda a qualquer hora, em qualquer lugar, sob quaisquer circunstâncias.

Você nunca está só quando faz uma cura, porque *você* não está fazendo a cura, o Criador é quem está. Esse é um fato muito importante a se lembrar.

SEJA ESPECÍFICO

Faça seu comando de forma muito específica para alcançar seus objetivos. Uma vez que saiba exatamente o que vai testemunhar na cura, as mudanças podem acontecer. A chave para uma boa cura é saber exatamente *o que* você está curando.

Além disso, sempre tenha um momento de quietude consigo mesmo e, toda vez que subir, certifique-se de comandar ou pedir ao

Criador que faça o que for necessário e permaneça no espaço da pessoa até que tenha certeza de que a cura tenha sido concluída.

TEMPO SUFICIENTE PARA CURAR

Em um processo de cocriação do ThetaHealing, o *tempo* não existe. Ele ralenta ou para completamente durante o período em que a cura está sendo feita. Isso ocorre porque a quantidade enorme de trabalho que está sendo realizado tem de ter tempo para terminar sem causar quaisquer dificuldades nos níveis físico, mental ou espiritual.

Você deve perceber que, uma vez realizado o comando e sua mente testemunha e aceita a cura, ela já foi realizada fora do tempo presente e da realidade. Testemunhar traz a cura para este tempo e realidade, permitindo que ela realmente se materialize e tome forma no mundo físico.

Esse aspecto do tempo é válido para todas as técnicas de ThetaHealing.

AUTOCURA

Não há nenhuma razão pela qual você não possa se curar se você pode curar outra pessoa.

Você usa a técnica de cura em si mesmo da mesma forma como em um cliente, trazendo a força Criadora para dentro de si e testemunhando a cura. Esse foi o processo que usei em minha perna muitos anos atrás e tenho usado inúmeras vezes desde que me curei.

NO THETAHEALING, EVITE...

- Comandar que todas as bactérias deixem seu corpo, isso simplesmente não acontecerá, uma vez que muitos dos processos do corpo contam com bactérias para seu funcionamento.
- Comandar que todas as *Cândidas* deixem o corpo, uma vez que muitos dos processos do corpo dependem de algumas *Cândidas* para funcionar.
- Comandar que todos os metais pesados deixem o corpo, uma vez que ele é composto de diferentes tipos de metais pesados, como cálcio e zinco.
- Comandar que os minerais e as vitaminas vitais sejam criados a partir do Criador. Sem a prática, o corpo não entende como assimilar os minerais e as vitaminas dessa forma. É importante saber

o que se pode e o que não se pode fazer. Você pode desenvolver suas habilidades a um nível para que possa fazer isso.

- Comandar que o corpo volte à sua matriz perfeita. Ao corpo é dado um programa genético a partir do momento da concepção, que diz a ele que é perfeito como é. Se há uma doença no corpo, ele a percebe como perfeita. O corpo tem a diabetes perfeita, a esclerose múltipla perfeita e assim por diante. Tudo é perfeito em seu Universo, portanto, o subconsciente não irá compreender esse comando.
- Evite a presunção de que, como praticante, você é quem faz as curas. Deus é o curador, não você. O melhor é sempre pedir a Deus para "curar isso" para o "Bem Maior" e para "me mostrar".

Θ Utilizar a expressão "Para o Bem Maior" em um comando é extremamente importante. Isso afirma que o Criador sabe o que é o melhor para a pessoa, e o curador se distancia de seu ego tempo suficiente para que o processo termine. E também distancia a cura das influências desse plano.

A expressão "mostre-me" sinaliza ao Criador que o curador será o testemunho.

CURA

A cura pode ser instantânea ou demorar alguns minutos. Mantenha-se focado e não permita que sua mente se disperse.

A TÉCNICA DE CURA

1. Peça permissão ao cliente.

Θ A permissão é importante, pois traz ao cliente a realidade da cura. O consentimento dele permitirá que seu corpo se cure.

2. Centre-se em seu coração e visualize a si descendo à Mãe Terra, que é uma parte de Tudo o Que É.

3. Visualize-se trazendo a energia da Terra através de seus pés, abrindo todos os seus chacras enquanto você sobe. Continue subindo, vá além de seu chacra da coroa e suba para o Universo em uma linda bola de luz.

4. Vá além do Universo, além das luzes claras, além das luzes escuras, além das luzes claras, além da luz dourada, além da substância gelatinosa que são as Leis, adentre uma luz perolada iridescente branca como a neve, adentre o Sétimo Plano da Existência.

5. Suba e se conecte com o Criador e faça o comando ou pedido: "Criador de Tudo o Que É, é comandado ou pedido que esta doença seja substituída por uma saúde perfeita em (nome da pessoa) para o Bem Maior. Mostre-me. Grato! Está feito. Está feito. Está feito". Por exemplo, esta é uma frase usada para curar uma pessoa com um osso quebrado: "Criador de Tudo o Que É, é comandado ou pedido que este osso se torne inteiro. Grato! Está feito. Está feito. Está feito".

6. Vá para o espaço da pessoa e permita que o Criador o leve ao lugar do corpo dela que precisa ser curado.

7. Permaneça na área em questão e testemunhe enquanto o Criador a cura.

8. Fique lá até que a energia de cura termine.

Θ É importante que você traga a energia necessária do Criador para a cura, e não sua própria energia. Isso é feito por meio do comando ou pedido ao Criador, que é quem faz a cura. Você também pode usar as mesmas forças para repor suas próprias energias depois de uma cura..

9. Uma vez que tenha terminado, enxágue-se com a energia do Sétimo Plano da Existência.

Quão eficaz é uma cura desse tipo? Temos realmente curado ossos quebrados em sala de aula.

LIMPEZA DE RADIAÇÃO

Essa técnica veio do testemunho do que o Criador fez ao liberar tumores cerebrais causados por excesso de radiação. Esse foi o processo que presenciei quando o Criador curou Sally e outros.

Em nossa sociedade industrial, estamos sujeitos a uma incrível quantidade de radiação das maravilhosas tecnologias do mundo moderno. Algum tempo atrás, comecei a notar que a causa de alguns tipos de câncer vinha de radiação. Então comecei a usar essa técnica no dia a dia para liberar a radiação de telefones celulares, computadores, lâmpadas fluorescentes e outros equipamentos elétricos.

RETIRANDO A RADIAÇÃO

1. Centre-se em seu coração e visualize a si descendo à Mãe Terra, que é uma parte de Tudo o Que É.

2. Visualize-se trazendo a energia da Terra através de seus pés, abrindo todos os seus chacras enquanto você sobe. Continue subindo, vá além de seu chacra da coroa e suba para o Universo em uma linda bola de luz.

3. Vá além do Universo, além das luzes claras, além das luzes escuras, além das luzes claras, além da luz dourada, além da substância gelatinosa que são as Leis, adentre uma luz branca perolada iridescente, adentre o Sétimo Plano da Existência.

4. Faça o comando ou pedido: "Criador de Tudo o Que É, é comandado ou pedido que toda a radiação que não sirva para (nome da pessoa) seja retirada, cancelada e enviada para a luz de Deus. Grato! Está feito. Está feito. Está feito".

5. Testemunhe a radiação sendo retirada e enviada para a luz de Deus.

6. Assim que o processo estiver terminado, enxágue-se com a energia do Sétimo Plano da Existência e se mantenha conectado a ela.

Nota: Não é necessário substituir o excesso de radiação removido por qualquer outra coisa.

Capítulo 8

CURA EM GRUPO

Muitos anos atrás, quando eu estava ministrando cursos em Idaho, fui guiada a ensinar minha primeira cura em grupo. Várias pessoas tiveram a ideia de que, quanto mais pessoas estivessem envolvidas em uma cura, melhor poderia ser o resultado. Assim, juntamo-nos em grupo para trabalhar em uma pessoa.

Um homem chamado Lyle foi o primeiro participante. Ele havia machucado as costas no trabalho e sentia constantes dores. Convenci-o a ir para uma maca de massagem para uma cura em grupo.

Ficamos todos em um círculo em torno dele e começamos a trabalhar separadamente, enquanto ele permanecia deitado sobre a maca, esperando em silêncio. Quando terminamos, ele tentou se levantar. Ele mal podia se mover; na verdade, a dor havia piorado. Foi quando percebemos que a técnica Theta era tão poderosa que, se a cura em grupo fosse realizada incorretamente, poderia mesmo trazer o caos em vez de paz e alívio.

Subi a Deus e verifiquei o que tinha acontecido. Foi-me mostrado que uma pessoa tinha puxado os músculos em um sentido, enquanto outra pessoa havia puxado os ossos em outro sentido. Eu podia ver que um praticante tinha puxado suas costas em uma direção e o outro praticante tinha puxado em outra direção. Então percebi que, se mais de uma pessoa faz uma cura, cada uma está testemunhando algo diferente, especialmente se estiverem forçando a cura.

Lyle lentamente se levantou da maca e tentou escapar das garras dos praticantes. Levamos algum tempo para convencê-lo antes que ele, de forma relutante, voltasse para a maca para outra cura.

Quando o estabilizamos na maca, reuni o grupo em torno de mim e, dessa vez, pedi ao Criador que me desse as instruções. Foi-me dito que restasse apenas uma pessoa como o praticante. Os outros ficariam em pé ao redor da maca e enviariam amor a um determinado lugar, para que o praticante pudesse recolhê-lo e direcioná-lo para dentro da pessoa.

Seguindo essas instruções, subi para a energia de Tudo o Que É, e todos aqueles que estavam em pé ao redor da maca enviaram seu amor para mim. A cura em grupo havia nascido. Subi, reuni o amor e trouxe-o para baixo e para dentro de Lyle, e testemunhei aquele sendo enviado para dentro de cada célula do corpo deste. O Criador corrigiu o problema nas costas e, nesse momento, Lyle se levantou já capaz de se mover confortavelmente, sem sentir dor alguma.

Quando a cura tinha terminado, perguntei-lhe como se sentia. Ele disse: "Vianna, toda dor foi embora, mas não a cure completamente porque eu estou coberto pelo Seguro de Proteção ao Trabalhador. Se eu estiver totalmente curado, não poderei mais receber minha indenização". Por fim, ele nunca teve de sofrer uma cirurgia.

Nós também usamos essa técnica em uma mulher que estivera em uma cadeira de rodas por 18 anos. Enviamos amor incondicional a todas as células de seu corpo. Quando terminamos, ela podia sentir os pés. Na segunda vez que trabalhamos, ela podia sentir as pernas. E ela voltou para mais curas? Não, ela não voltou. Ela estava recebendo benefícios pela deficiência e estava absolutamente aterrorizada, pois, se continuássemos a trabalhar com ela, ela poderia realmente chegar ao ponto onde poderia andar novamente e perderia seus benefícios.

Você não pode curar alguém que não queira ser curado. É uma escolha e um direito que ficam a critério deles. Você deve respeitar isso.

Agora, tendo testemunhado centenas de curas em grupo, posso dar o depoimento de que é uma maneira maravilhosa de um grupo de pessoas se unir pelo amor incondicional e executar uma cura fenomenal. Ao longo dos anos, tenho aprendido muito sobre curas em grupo e seus efeitos surpreendentes.

OS PRINCÍPIOS DA CURA EM GRUPO

A cura em grupo treina as pessoas a manter sua concentração em um estado Theta e contribui com as habilidades de visualização. Permite que pessoas coletem a energia universal para realizar curas cocriadoras e testemunhem a energia curativa no corpo.

Também permite que o cliente sinta como é receber amor incondicional – a vibração mais elevada do Universo – e dá aos membros do grupo a oportunidade de conceder amor incondicional a alguém.

Quando uma pessoa não sente o amor incondicional após sua cura em grupo, isso o informa que ela tem a crença de que não pode receber amor incondicional.

DECORAÇÃO

Na cura em grupo, você aprende a evitar ser a pessoa que dirige a cura, a evitar "decorar" o processo com seu ego. Você descobre como simplesmente testemunhar uma pessoa sendo curada pelo Criador de Tudo o Que É.

Aqui está o processo de cura em grupo:

O PROCESSO DE CURA EM GRUPO

Nomeie uma pessoa para ser o praticante. Os outros membros do grupo podem ficar em torno da pessoa a ser curada, de mãos dadas, ou simplesmente enviando sua energia até o Criador, sustentando-a para o praticante.

O praticante deve colocar adequadamente as duas mãos sobre a pessoa a ser curada.

1. **Pessoas ao redor do círculo:** Centre-se em seu coração e visualize-se descendo para dentro da Mãe Terra, que é uma parte de Tudo o Que É.
2. Visualize-se trazendo a energia para cima, através de seus pés, abrindo cada chacra até o chacra da coroa. Em uma linda bola de luz, suba em direção ao Universo.
3. Vá além do Universo, além das luzes claras, além das luzes escuras, além das luzes claras, além da luz dourada, além da substância gelatinosa que são as Leis, adentre uma luz branca perolada iridescente, adentre o Sétimo Plano da Existência.
4. Envie seu amor incondicional para cima, em conexão com o poder do Criador, e sustente-o para que seja recolhido pelo praticante.
5. **Praticante:** Vá até o Criador e faça o comando ou pedido: "Criador de Tudo o Que É, é comandado ou pedido que amor incondicional seja enviado através de cada célula de (nome da pessoa) e que a cura seja feita neste dia. Grato! Está feito. Está feito. Está feito".
6. Colete a energia do amor incondicional e traga-a para baixo. Em seguida, direcione essa energia através de cada célula do corpo do indivíduo, em uma cura cocriada.
7. Assim que o processo estiver terminado, enxágue-se e coloque-se de volta em seu espaço. Direcione-se à mãe Terra, traga sua energia através de todos os seus chacras até o chacra da coroa e faça a quebra energética.
8. **Pessoas ao redor do círculo:** Uma vez finalizado o processo, enxaguem-se com a energia do Sétimo Plano e coloquem-se de volta ao seu espaço.

Capítulo 9

POR QUE AS PESSOAS NÃO SE CURAM

Conforme minha prática de cura começou a crescer, passei a ver que ainda havia muito o que aprender. Havia certos indivíduos que vinham a mim e não se curavam, então perguntei ao Criador: "Por quê?".

Ele me deu muitas razões. Em muitos dos casos, o Criador me dizia que era por causa da genética. Acreditando que isso era algo que eu não poderia mudar ou resolver, dizia à pessoa: "Desculpe, é genético". Na época, eu não tinha ideia de que era possível curar intuitivamente defeitos genéticos.

Finalmente, depois que fui diagnosticada com o que foi considerado um defeito genético, perguntei ao Criador como reparar esse defeito. O Criador respondeu, mostrando-me como alterar defeitos genéticos, e disse-me que havia 16 aulas adicionais para que eu aprendesse. Fiquei espantada, já que a informação sobre a ativação do DNA em meu primeiro livro, *Go Up and Seek God*, levou apenas uma lição.

Ansiosamente, esperei para receber as 16 aulas. Depois de receber a primeira, imediatamente coloquei em prática as informações para ser trabalhadas. Os resultados continuaram a melhorar, mas eu ainda me deparava com pessoas que não podiam ser curadas. Eu ia ao Criador no meio de uma cura e perguntava: "Criador, o que está bloqueando essa cura?" – e ouvia uma voz que dizia: "Essa pessoa acredita que deveria estar doente" ou "Essa pessoa acredita que deve ser punida" ou "Essa pessoa acredita no que seu médico diz" ou "Essa pessoa realmente quer morrer". Considerando que eu não tinha o direito de mudar as crenças de uma pessoa, ou mesmo remotamente me permitir ter tal pensamento, eu mandava as pessoas para casa, dizendo-lhes que elas precisavam trabalhar em como se sentiam sobre si mesmas.

Antes de 1999, eu tinha usado a hipnose e as técnicas de liberação emocional para mudar padrões de pensamento subconscientes. Quando usei essas técnicas, só tinha sido capaz de mudar alguns padrões de forma lenta, um de cada vez. Além disso, os resultados não foram consistentes o suficiente para eu considerar a integração dessas técnicas às minhas curas diárias.

Então, em 1999, o Criador me mostrou que você pode mudar vários padrões em segundos. Descobri ser capaz de alterar padrões de crença como "Você não é inteligente o suficiente", "Você não é bom o suficiente", "Dinheiro é ruim", "Dinheiro é do mal", "Eu não posso ser sensitivo", "Eu não sou um curador" ou "Eu estou separado de Deus". Descobri que isso também funcionaria em outros sistemas de crença, como "Eu irei sofrer", "Eu tenho de ter essa doença" ou "Está em meus genes". Descobri que esses, além de outros padrões, poderiam ser mudados em segundos.

Conforme eu usava as técnicas que tinha recebido do Criador, percebia que um padrão começava a se formar, um padrão que eu acredito que irá transformar a cura energética para sempre.

DOENÇA COMO DECLARAÇÃO INDIVIDUAL

Uma dinâmica importante que eu descobri no trabalho de cura é que cada pessoa é diferente e que cada doença é uma declaração individual de quem essa pessoa é. Se elas foram contaminadas por metais pesados, venenos ou toxinas, ou expostas à radiação, ou se a doença foi causada por problemas emocionais como raiva, tristeza, ódio ou tragédias pessoais, sua doença é tão individual como elas o são. Doenças, sejam elas físicas, emocionais, ambientais ou uma combinação dos três, devem ser tratadas desta maneira: individualmente.

Por exemplo, no momento em que fui curada do câncer linfático, eu estava em um casamento desanimador e disfuncional. Eu me senti como se estivesse no limbo, impotente para mudar as situações em minha vida. Várias pessoas me disseram que eu tinha criado meu próprio câncer por causa de meus sentimentos. Minha intuição me dizia que isso era incorreto. Eu tinha certeza de que meu câncer havia sido criado por envenenamento por mercúrio. Acreditava nisso a tal ponto que realizei várias desintoxicações para limpar a grande quantidade de mercúrio que eu sabia que estava em meu sistema. Uma vez limpo o mercúrio, eu acreditava merecer uma cura instantânea. No dia em que me comandei a curar com a técnica Theta, meu corpo foi curado instantaneamente. A razão pela qual fui curada instantaneamente foi porque acreditava que eu não tinha de estar doente e que poderia ficar bem.

O que descobri foi que os metais pesados, tais como mercúrio, transportam consigo certas formas de pensamento projetadas e crenças que afetam a pessoa em que eles residem. Uma vez que o mercúrio se vai, essas influências terão ido também. Meu câncer foi causado pelo mercúrio e, enquanto o mercúrio estava em meu sistema, eu era incapaz de *acreditar* que o câncer poderia ser curado. Toxinas têm suas próprias influências energéticas sobre o corpo, tanto quanto as emoções e os sistemas de crenças.

Conforme a vida de uma pessoa se desenvolve, ela é submetida a uma vasta gama de sentimentos e emoções, muitas das quais se tornam sistemas de crenças. Sistemas de crenças em si também podem levar as pessoas a adoecer. Ódio realmente alimenta o câncer, e o câncer cresce a partir do ódio como um meio de encapsulá-lo.

Enquanto sentimentos e emoções tornam-se sistemas de crença, eles mudam e evoluem. Em sua forma negativa, as crenças podem ter efeitos adversos sobre coração, corpo, mente e alma. As emoções e as crenças de uma pessoa desempenham um papel significativo em você poder curá-la ou não. Para esclarecer, as emoções são determinantes na capacidade de as pessoas acreditarem que podem se curar, ou se devem ficar doentes ou morrer.

Houve um tempo em que eu trabalhava 14 horas por dia fazendo leituras de meia hora e curas consecutivas, seis vezes por semana. Eu estava no encantamento do Theta, no êxtase que só pode vir de uma conexão pura com o Criador. A energia de cura Theta me levava em suas asas, e eu testemunhava como os padrões começavam a surgir nas pessoas que vinham me ver. Depois de trabalhar com milhares de pessoas, percebi que aquelas que acreditavam que deveriam estar doentes ficaram doentes. Isso fez com que fosse quase impossível curá-las e fazê-las permanecer saudáveis. Na outra extremidade do espectro, descobri que aquelas pessoas que acreditavam que *poderiam* ser curadas, que acreditavam que *deveriam* ser curadas ou que acreditavam que *mereciam* ser curadas tiveram sua saúde restaurada. Eu tenho experimentado isso como verdade em nove a cada dez casos.

ÀS VEZES, A MORTE É A CURA

Outro grupo de pessoas que você irá encontrar são aquelas que querem apenas morrer. Ao trabalhar com esse grupo, você perceberá que não faz diferença se os indivíduos acreditam em praticantes ou não, ou se você acredita que pode curá-los. No final, você deve respeitar a decisão deles.

Uma cliente veio a mim para ser curada de um câncer na tireoide. Esse é um câncer muito fácil de tratar com a medicina convencional, se for detectado em seus estágios iniciais. No entanto, essa mulher tinha deixado seu câncer perder o controle, até que finalmente havia se espalhado por todo o seu sistema. Quando o tumor tinha destruído suas cordas vocais e crescido até o tamanho de uma laranja, ela tentou tirá-lo, mas ele havia crescido demais. Quando ela veio me ver pela primeira vez, estava muito doente, e eu podia sentir que ela estava morrendo. Seu marido, no entanto, determinado a salvá-la, estava tentando todos os tipos de técnicas alternativas de saúde.

Trabalhando com essa senhora, decidi usar a cromoterapia em conjunto com a cura. Quando comecei a trabalhar nela com Theta, pude ver que a cura não estava sendo tão eficaz quanto em outras pessoas que eu já tinha tratado com questões semelhantes. Durante esse momento, estava observando quais pessoas respondiam e quais não, sempre curiosa para saber o porquê. Perguntei a mim mesma: "O que essa mulher poderia estar ganhando estando tão doente?".

Quando conversei com ela, explicou-me que, durante sua batalha contra o câncer, descobriu que seu relacionamento com o marido havia se tornado próximo pela primeira vez em anos. Eles estavam passando mais tempo juntos, e ela expressou sua alegria naqueles momentos. De uma perspectiva de observação terapêutica, foi uma situação muito esclarecedora para mim. Foi por isso que ela teve câncer? Para ser amada? Criamos situações de natureza negativa para obter um resultado positivo?

Depois de ter trabalhado com essa mulher duas vezes, ela foi embora e não retornou por quatro meses. Quando ela veio novamente, era comovente vê-la, pois era possível perceber que estava em estado crítico. Parecia que ela tinha melhorado muito depois de suas primeiras duas visitas, então ela decidira que não precisava mais me ver, porém, cerca de um mês depois, tornou a ficar muito mal.

Eu a levei para dentro e comecei a fazer uma sessão com ela. Enquanto estava fazendo a leitura com ela, subi e perguntei ao Criador: "O que está acontecendo com essa pessoa?". O Criador disse: "Vianna, esta pessoa não quer estar aqui. Ela não quer viver". Perguntei a ela: "Você quer viver?". Ela disse que sim, mas que estava muito chateada pelo fato de seu marido ter sido chamado de volta ao trabalho e não tinha mais tempo para ficar com ela.

Mais uma vez, eu trabalhei com ela, apenas para vê-la ir embora e nunca mais voltar para sua sessão regular. Então, várias semanas depois, recebi um telefonema de seu marido. Ele me disse que a esposa estava no hospital e que provavelmente morreria. Ele perguntou se eu poderia ir vê-la. Eu disse: "Sim, claro que vou".

Quando cheguei, ele me pediu por favor para que eu lhe dissesse o que sua esposa estava pensando, pois ela não era mais capaz de falar. Quando falei com a mente daquela mulher, descobri que ela queria ir para casa. Ela me disse que sua vida tinha terminado e se despediu do marido. Falei ao seu marido o que ela havia dito e, em lágrimas, a vi deixar esta vida e ir para o além. Às vezes, não são as crenças negativas que mantêm as pessoas doentes, mas as positivas.

"DEIXE-ME IR"

Outra mulher veio até mim com o desafio de um câncer de mama. O câncer havia devastado seu corpo a tal ponto que seu peito inteiro tinha ido embora. Quando me sentei com ela e perguntei se ela queria viver, ela me disse: "Não". Ela afirmou que estava cansada de ouvir sua irmã e seu marido brigarem. Parecia que a irmã estava furiosa com o marido por ele não permitir que sua esposa tivesse o benefício do alívio da dor. Ele achava que ela precisava sofrer por seus pecados na Terra. Ela me disse que estava cansada da dor e do incômodo. Ela queria morrer!

Eu a ouvi com muito cuidado, enquanto ela me contava sua história. Eu, então, subi e comandei ao seu corpo a ser aliviado da dor. Eu também sabia que ela precisava de uma terapia que liberasse suas emoções. Então comandei e testemunhei o Criador cuidando dela e ajudando-a em sua situação. Três dias depois, ela morreu após liberar suas emoções com um amigo meu muito próximo.

Fui incapaz de evitar que ela fosse, porque eu sabia que ela queria morrer. Porém, após sua morte, seu marido me ligou. Ele me agradeceu por ajudar sua esposa e facilitar sua passagem. Foi uma experiência muito estranha para mim.

A SENTENÇA DE MORTE

Em outra situação, eu assisti uma cliente de longa data que se tornou uma amiga querida, sra. Crandall, sofrer de câncer de cólon. Os médicos informaram a ela que era provável que o câncer tomasse sua vida dentro de duas semanas.

Um dia, ela chegou para sua sessão de costume e eu pude ver intuitivamente que ela estava completamente livre do câncer de cólon. Seu médico também não encontrou nenhum vestígio de câncer de cólon, mas disse a ela que isso não significava que ela não pudesse ainda ter o câncer. Ele se agarrou rapidamente ao antecipado pronunciamento de morte.

Depois de sua cura, a sra. Crandall de repente se viu cuidando do bebê de 7 meses de idade de sua filha. Ainda se recuperando da devastação do câncer e mesmo pesando apenas 35 quilos, ela levantava sua neta. Eu a via com frequência, muitas vezes apenas para conversar e dar-lhe incentivo. Ela me escreveu o seguinte poema:

"Espero que você saiba o quanto você é especial para mim.
Minha vida era uma novela, mas você me deu esperança.
Você estava por perto quando os médicos me botaram para baixo.
Você me fez rir quando eu queria chorar.
Você me fez perceber que eu não queria morrer.
Você ficou ao meu lado desde o início.
Eu só quero te agradecer com todo o meu coração".

Um ano e meio depois, ela enfrentou uma obstrução em seu intestino. O médico ainda achava que não importava o que tivesse sido feito com ela, ela estava morrendo, mas seu oncologista aconselhou-a a remover o restante de seu cólon "apenas para garantir". Sugeri que ela procurasse uma segunda opinião de um oncologista mais respeitável. Infelizmente, ela permitiu que o restante de seu cólon fosse removido, em vez de apenas limpar a obstrução, o que, por fim, nem se tratava de um câncer.

Depois da sua cirurgia inútil e da remoção de seu cólon saudável, seu médico disse que ela morreria e que nunca mais voltaria do hospital para casa. Recordo-me de ouvi-la chorando para mim ao telefone, dizendo-me que seus filhos queriam que ela morresse e que já tinham dividido seu espólio.

Ela conseguiu voltar do hospital para casa, mas, uma vez em casa, seus filhos não permitiam que ninguém a visitasse ou que fizessem qualquer trabalho de cura com ela. Tentei vê-la, mas fui mandada embora. Sua família não a deixava fazer nada para se salvar.

Forçada a ceder à vontade dos outros, minha maravilhosa amiga simplesmente desistiu e morreu.

UM PADRÃO EMERGENTE

Esses são alguns exemplos gritantes de como os sistemas de crenças são reais e por que eles deveriam ser mudados. Por muito tempo, eu não acreditei que mudanças de crenças eram possíveis, a não ser que você fizesse um trabalho de longa reprogramação em si mesmo. Eu sabia que crenças poderiam ser mudadas com a hipnose, assim como elas poderiam ser alteradas com objetivos em mente, mas eu não percebia que poderiam ser mudadas em 30 segundos.

Nesse meio-tempo, descobri que as doenças físicas eram tão individuais quanto os próprios sofredores. Este foi o padrão que começou a surgir:

- Se a causa da doença é a exposição a toxinas, o corpo simplesmente necessitava ser limpo e curado.
- Se a causa da doença é algo no sistema de crenças da pessoa, aquela crença necessitava ser limpa e curada.
- Se a causa da doença é algo genético, aquilo também precisava ser limpo e curado.

Cheguei à conclusão de que há muitos fatores que causam doenças. Sentimentos causam doenças e doenças causam sentimentos. Eles andam de mãos dadas. Sentimentos, emoções, toxinas, lesões, genes, sistemas de crenças genéticos, sistemas de crenças históricos e sistemas de crenças da alma são todos os fatores possíveis.

A primeira chave para ajudar uma pessoa é tomar conhecimento do que está causando o problema. Para saber a causa, você precisa subir e perguntar ao Criador. Você nunca está sozinho quando faz uma cura ou leitura. O Criador está sempre com você.

Capítulo 10

SISTEMAS DE CRENÇAS

***Crença:** A aceitação por parte da mente de que algo é verdadeiro ou real muitas vezes é sustentada por um sentido emocional ou espiritual de certeza.*

A ciência moderna está chegando a uma era de iluminação. Novas vias de pensamento estão emergindo, e a visão antiga de que a mente e o corpo são separados está se desintegrando. A consciência de que as emoções, os sentimentos e o poder do pensamento têm uma relação de sustentação e influência direta em nossa saúde física está se tornando parte do pensamento dominante.

Isso tem sido demonstrado no desenvolvimento da psiconeuroimunologia, uma disciplina científica que é focada, principalmente, nos sistemas nervosos centrais, no sistema neuroendócrino, no sistema imunológico e em suas inter-relações. O sistema nervoso central é uma enorme coleção de conexões através de todo o corpo, incorporando os sistemas simpático e parassimpático. Ele permite que o cérebro envie informações por todo o corpo usando substâncias químicas geralmente chamadas de "substâncias informacionais". Antigamente, pensava-se que o cérebro enviava essas "substâncias informacionais" para reagir a problemas no corpo e que sua comunicação era unidirecional. O que agora se tornou claro é que o sistema nervoso central controla os mecanismos de defesa do organismo. Sabendo disso, podemos tranquilamente assumir que cada pensamento, emoção, ideia ou crença possui uma consequência neuroquímica.

Pensava-se que os mensageiros químicos do corpo, chamados de neuropeptídeos, somente poderiam ser encontrados no cérebro. Uma pesquisa pioneira feita pelo neurofarmacologista Candace Pert revelou agora que eles estão presentes tanto nas paredes das células do cérebro quanto no sistema imunológico. Conforme esses mensageiros complexos viajam através de todo o corpo, vão fornecendo informações vitais e, por vezes, retornos físicos quase instantâneos. Se você já sofreu um acidente de carro, deve ter se percebido tremendo por causa da liberação de adrenalina. Uma vez que o perigo tenha acabado, você envia uma mensagem aos receptores do corpo de que está tudo bem e começa a se acalmar. Este é um exemplo simples de como as informações podem ser transmitidas rapidamente do pensamento para a fisiologia.

Pesquisas também têm indicado que existe uma ligação química inextricável entre nossas emoções, incluindo todo o estresse em nossas vidas, ambos bons e maus, e os sistemas de regulação dos sistemas endócrino e imunológico, por meio do sistema nervoso central. Isso enfatiza a importância da expressão de nossas emoções tanto verbal quanto fisicamente, de forma adequada. Quando emoções fortes como medo, ira ou raiva não são expressas de uma forma saudável, em seguida, a resposta natural do corpo é a o do sistema nervoso simpático, como demonstrado nas pesquisas de Walter B. Cannon sobre homeostase e a síndrome de luta ou fuga. O armazenamento inadequado dessas emoções estressantes produz um excesso de epinefrina, e isso causa um colapso químico, resultando no enfraquecimento interno do sistema imunológico e em um maior potencial para doenças.

Podemos dizer com segurança que pensamentos, palavras, emoções e o corpo físico são todos interligados por sinergia. Um pensamento é expresso em uma onda cerebral eletromagnética que envia uma mensagem para os neuropeptídeos, que por sua vez são disparados para o sistema nervoso central para produzir o efeito adequado no corpo humano. Um sistema de crença é um pensamento forte o suficiente (ou talvez recorrente) que é retransmitido para os neuropeptídeos por meio do sistema de mensagens do corpo. Por sua vez, o corpo físico reage aos sistemas de crença emocional aos quais está condicionado. A chave é mudar as mensagens que são enviadas para o corpo e, para fazer isso, temos de mudar nossas *crenças*.

COMO MUDAR CRENÇAS

A MENTE CONSCIENTE

A mente consciente pode ser comparada a um processador de palavras. É o tomador de decisão para nossos afazeres do dia a dia. Ele envia programas à mente subconsciente para executar determinadas tarefas, observa como os programas subconscientes as executam e, depois, decide sobre o que mais precisa ser feito.

A mente consciente é estimada em ser apenas 12% de nossa mente. O que ela percebe como uma crença não é exatamente o que nosso subconsciente acredita. Você pode pensar que não há absolutamente nenhuma limitação subconsciente quanto à abundância ou ao dinheiro, por exemplo. Para a mente consciente, não faz nenhum sentido lógico haver restrições no subconsciente para uma questão, em qualquer nível. Mas elas podem estar lá mesmo assim.

Uma qualidade única da mente consciente é que ela pode rapidamente julgar o que é certo e o que é errado, algo que o subconsciente não faz. O consciente decide quais informações devem ser mantidas no cérebro e quais não devem, pelo menos em algum nível.

A MENTE SUBCONSCIENTE

A mente subconsciente é como um disco rígido de um computador. Ela contém todas as nossas memórias, hábitos, crenças, características e autoimagem, e controla as funções autônomas corporais. É tanto o depósito de informações quanto a executora de tarefas. Ela também contém "instruções predefinidas", sobre as quais não temos de pensar conscientemente, tal como manter nosso coração batendo.

O subconsciente é estimado em ser 88% da mente. Isso significa que, quando reconhecemos que uma de nossas crenças é negativa, 12% de nossa mente quer mudar os outros 88%. Qualquer decisão de mudar é formada primeiramente em nossa mente consciente. Essa decisão vai, de alguma maneira, entrar em conflito com as crenças existentes.

O CORPO

O corpo é como o *hardware* do computador, estruturado para responder à programação. Cada segundo de todos os dias, nosso corpo está respondendo *automaticamente* à programação que é enviada da mente subconsciente. No entanto, há algumas evidências de que o corpo tem uma inteligência própria. Em um experimento, células que foram submetidas a nutrientes gravitaram em direção à nutrição. Quando submetidas a toxinas, elas recuaram.

ABRINDO A MENTE PARA MUDANÇAS POSITIVAS

A mente consciente pode programar a mente subconsciente para novos comportamentos e hábitos. Essa capacidade é construída dentro de nós. Ninguém nos ensinou a andar ou como falar. Essas conquistas da "autoeducação" foram concluídas por meio de um processo intuitivo em uma idade muito precoce. Infelizmente, à medida que envelhecemos, muitos de nós ficamos presos a antigos padrões de comportamento que já não nos servem e nos esquecemos dessa capacidade intuitiva de autoeducação.

Por sua natureza, o trabalho de crenças é um meio de mudar comportamentos. O comportamento pode ser físico, mental ou metafísico por natureza. Uma das melhores maneiras de mudar crenças é a partir de um retorno à inocência. Quando somos crianças, nosso padrão de ondas cerebrais está aberto para receber e aceitar novas informações. É por isso que o estado Theta é tão importante, já que ele retorna o subconsciente à frequência de crescimento e mudança. Ele abre a mente a mudanças positivas e retorna nossa mentalidade para a pureza de uma criança.

A razão pela qual os praticantes consideram tão difícil mudar os sistemas de crenças de um cliente é porque eles não conseguem acessar diretamente a mente subconsciente. O trabalho de crenças é um meio de fazer exatamente isto: acessar a mente subconsciente. Mas o trabalho de crenças nos leva um passo adiante – ele nos dá a capacidade de mudar crenças que vão além do subconsciente e adentram o plano espiritual.

A história a seguir é um bom exemplo de como um programa é recriado e transmitido de geração em geração, e como a *progressão* desse programa pode ser quebrada pelo livre-arbítrio.

Quando eu era jovem, minha mãe tinha a atitude antiquada de que deveria disciplinar seus filhos com castigos corporais. De todos os seus filhos, eu era a única que corria e me escondia. Às vezes, eu me escondia embaixo de minha cama para fugir dela. Quando ela me dizia "vá buscar uma vara", eu escolhia um pedaço de pau e, quando ela o escondia para usar depois, eu o quebrava em pequenos pedaços, tornando-o inutilizável. Eu era um pouco diferente de meus irmãos porque não aceitava as surras calada.

Com o tempo, eu cresci e tive meus próprios filhos. Eventualmente, meu filho Joshua chegava a um ponto (como todas as crianças) em que começava a me desafiar. Um dia eu lhe disse para fazer algo e ele se virou para mim e insolentemente disse: "Não!". Então eu comecei a seguir o programa que minha mãe tinha me ensinado quando eu era criança. Como ela teria feito, eu estendi o braço e agarrei-o pelo pescoço. Mas, em cima da hora, segurei-me. Pela primeira vez, como uma jovem mãe, comecei a me questionar.

Quando meus filhos começaram a testar seus limites disciplinares, o antigo programa de "busque um pedaço de pau" começou a aparecer. Um dia, meus três filhos arrumaram problemas simultaneamente, e eu disse aos meus preciosos pequeninos para irem buscar um pedaço de pau para que eu pudesse bater neles do jeito que minha mãe havia me ensinado. Quando eles voltaram, cada um trazendo um monstruoso utensílio de bater, algo mudou dentro de mim. Pensei comigo mesma: "Como eu poderia fazer isso com meus pequeninos?". Conforme cada um deles me entregava sua vara, eu os repreendia. Se a vara era muito grande, eu dizia: "O que há de errado com você? Você não sabe que isso irá machucá-lo? Vá lá para fora e brinque!". Se o pau era fino e parecido com um chicote, eu dizia: "O que há de errado com você? Você não sabe que isso irá deixá-lo com cicatrizes? Vá lá para fora e brinque!". Quando eu mandei cada um dos meus filhos para fora sem bater neles, tive uma estranha sensação de libertação – eu sentia como se algo dentro de mim tivesse mudado. Fazendo uma retrospectiva, eu vejo que tinha quebrado um programa central e possivelmente genético que fora transmitido de minha mãe para mim.

Durante vários anos, o Criador estava montando o mosaico do trabalho de crenças em meu cérebro. Como minha mente estava pronta para aceitar o conceito, um novo galho da árvore sagrada do ThetaHealing tinha crescido. Acreditando que eu estava pronta para saber como mudar crenças e que era possível, fiz o que sempre tinha feito: Fui até o Criador e comandei, "Criador, como as crenças podem ser alteradas? Mostre-me". Foi-me foi mostrado que a técnica que eu estava usando para cura também poderia mudar crenças.

Foi-me mostrado também que, para que a cura aconteça, a pessoa que a recebe tem de *querer* ter sua saúde restaurada, e a pessoa que a oferece tem de *acreditar* que isso seja possível. No ThetaHealing, mesmo que seja o Criador quem realiza a cura, você é a testemunha. Se você acredita que a cura é impossível, testemunhar a cura também será impossível. No entanto, se a pessoa não quer ser curada ou não acha que pode ser curada, você não pode ajudá-la com o *trabalho de crenças*.

PROGRAMAS

O trabalho de crenças nos dá acesso direto ao mundo de nossa mente subconsciente e aos meios de mudar as crenças nela. Nosso cérebro funciona como um supercomputador biológico, acessando e respondendo a informações. A maneira na qual nós respondemos a uma experiência depende da informação que é dada para a mente e como é recebida e interpretada. Quando uma crença é aceita como real pelo corpo, mente ou alma, ela se torna um "programa".

Os programas podem trabalhar em nosso benefício ou prejuízo, dependendo de como o programa é e de como estamos reagindo a ele. Muitas pessoas vivem a maior parte de suas vidas com o programa oculto de que não podem ser bem-sucedidas. Mesmo que elas sejam muito bem-sucedidas por muitos anos, elas podem, de repente, perder tudo o que possuem ou fazer alguma coisa para derrotar a si mesmos. Sem perceber que podem estar se sabotando, elas continuam o processo. Eles não entendem que existem programas profundos dentro delas desde a infância, flutuando na mente subconsciente, à espera de uma oportunidade para ser inseridos na realidade.

O trabalho de crenças "empodera" as pessoas com a capacidade de remover esses programas negativos e substituí-los por programas positivos vindos do Criador de Tudo o Que É.

OS NÍVEIS DE CRENÇAS

Existem quatro níveis de crenças dentro de uma pessoa:

O NÍVEL CENTRAL OU FUNDAMENTAL

Crenças centrais ou fundamentais são aquelas ensinadas e aceitas desde a infância nesta vida. Elas são crenças que se tornaram uma parte de nós, são mantidas como energia no lobo frontal do cérebro.

O NÍVEL GENÉTICO

Nesse nível, os programas são herdados dos ancestrais ou estão sendo adicionados aos nossos genes nesta vida. Essas crenças são energias armazenadas no campo morfogenético em torno do DNA físico. Esse "campo" de conhecimento é o que informa à mecânica do DNA o que fazer.

O NÍVEL HISTÓRICO

Esse nível diz respeito a memórias de vidas passadas, à memória genética profunda ou então a experiências do consciente coletivo que trazemos para o presente. Essas memórias são mantidas em nosso campo áurico.

O NÍVEL DA ALMA

Esse nível é tudo o que uma pessoa é. Nesse caso, os programas são tirados do indivíduo como um todo, começando do chacra do coração para fora.

TESTE DE ENERGIA

A fim de descobrir se uma pessoa apresenta determinados programas de crença, um simples método foi desenvolvido para realizar testes nos quatro níveis de crença, chamado de "teste muscular" ou "teste energético". Sua origem é a forma convencional de diagnóstico médico da cinesiologia.

A cinesiologia convencional é o estudo científico do movimento humano. Abrange anatomia humana, fisiologia, neurociência, bioquímica, biomecânica, psicologia do exercício e a sociologia do esporte. A relação entre a qualidade do movimento e a saúde humana em geral também é estudada. As informações da cinesiologia são aplicadas em áreas como a fisioterapia, a terapia ocupacional, a quiropraxia, a osteopatia, a fisiologia do exercício, a cinesioterapia, a massagem terapêutica, a ergonomia e o treinamento atlético.

A cinesiologia aplicada (CA) é considerada uma pseudociência relacionada ao diagnóstico cinesiológico. É um método que supostamente dá um retorno sobre as propriedades físicas do corpo. Praticantes da CA dizem que, quando devidamente aplicado, o resultado de um teste de CA, tais como um teste de força muscular, irá determinar a melhor forma de terapia para os clientes. A cinesiologia aplicada é uma forma de medicina alternativa, e é, portanto, distinta da cinesiologia acadêmica.

TESTE ENERGÉTICO DO THETAHEALING

O ThetaHealing não utiliza o teste muscular para diagnosticar doenças ou para o estudo do movimento da mecânica do corpo, mas para testar programas de crenças dentro dos quatro níveis que discutimos. É um procedimento no qual o praticante testa diretamente o campo de energia ou a essência de Tudo o Que É de uma pessoa. É por isso que o chamamos de "teste energético".

No trabalho de crenças, o teste energético é útil como uma forma de descobrir os programas de crença do cliente e em quais níveis eles se encontram. Ele é preciso, independentemente de a pessoa estar consciente de que tem as crenças.

Testes energéticos permitem que ambos, o praticante e o cliente, experimentem uma reação a um estímulo – a validação física e visual de que o programa de crenças existe e de que foi alterado. Em resposta, *acredita-se* que o programa de crenças é liberado e que um novo entra em seu lugar.

O teste energético foi a última chave para abrir o trabalho de crenças. Houve um tempo em que eu era cética quanto ao teste energético. Isso se dava porque em todas as sessões em que eu era testada, o procedimento era impreciso para mim. Depois, conheci um praticante que me mostrou que o corpo deve estar devidamente hidratado para que o teste energético funcione. Uma vez que o corpo esteja devidamente hidratado, o teste energético é uma ferramenta útil. Posso assegurar que, por meio da facilitação adequada dos testes energéticos, seu subconsciente dirá o que você acredita, independentemente da mente consciente.

Vamos discutir dois métodos distintos de testes energéticos no trabalho de crenças. Deve-se saber que, uma vez que o praticante esteja bem desenvolvido no trabalho de crença, ele não vai mais precisar de testes energéticos para descobrir os programas em um cliente. No entanto, os testes energéticos ainda serão úteis para a validação do cliente.

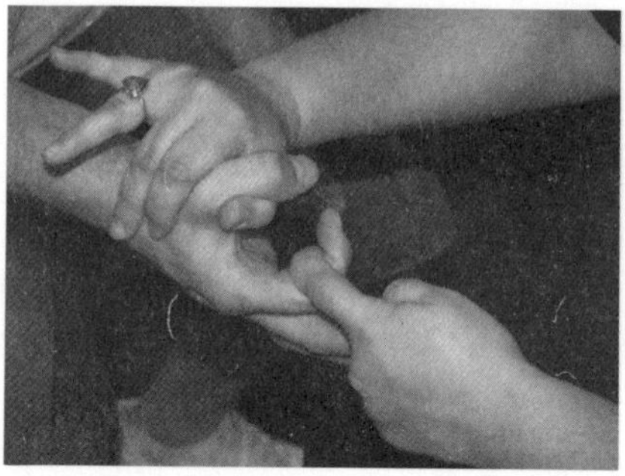

As fotos ilustram um não como resposta (resposta fraca)...

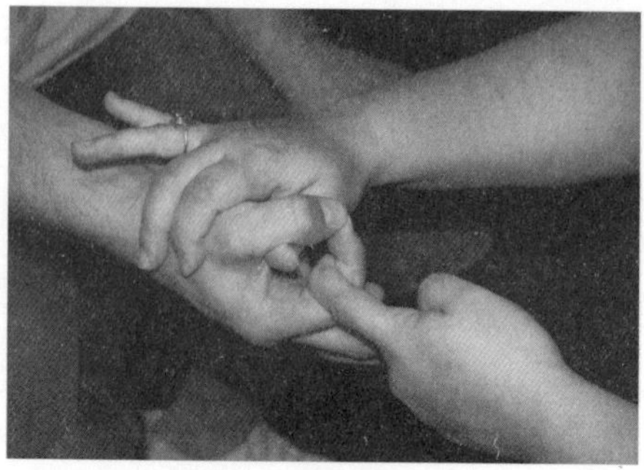

e um sim como resposta (resposta firme), respectivamente.

TESTE ENERGÉTICO: MÉTODO UM

Sente-se em frente ao cliente. Com um movimento para cima e para baixo, mova sua mão na frente do peito dele, fazendo um movimento de corte para baixo e de volta para cima. Isso irá "zipá-lo", fazendo com que seu campo eletromagnético se torne coeso, fazendo, assim, com que o teste energético funcione corretamente.

1. Peça ao cliente que coloque o polegar e o dedo indicador – ou o dedo anelar – juntos, formando um círculo. Diga para ele manter os dedos juntos, de modo firme.
2. Instrua-o a dizer "Eu sou um homem" ou "Eu sou uma mulher", dependendo do sexo. Por exemplo, se for uma mulher, indique que diga "Eu sou uma mulher".
3. Puxe seus dedos para fora, a fim de separá-los, para medir se está segurando "forte ou fraco". Os dedos devem ser mantidos juntos com firmeza, indicando "força" ou um "sim" como resposta. Se eles se separarem frouxamente, isso indica "fraco", ou um "não" como resposta. Isso indica ao praticante que a pessoa está desidratada, e os testes não poderão prosseguir até que a pessoa esteja hidratada. Dê ao cliente um copo de água, e talvez até mesmo uma pitada pequena de sal, se você sentir que tem de hidratá-lo mais rapidamente. Sal ou água irão enganar o corpo a pensar que está hidratado.

   Depois de ter tomado um pouco de água, faça-o segurar o polegar e o dedo indicador ou anelar juntos novamente, bem firmes. Mais uma vez, peça que diga "Eu sou uma mulher" ou

"Eu sou um homem", conforme o caso. Se dessa vez os dedos se mantiverem firmes, o praticante entende isso como um "sim".

Agora peça para que diga "Eu sou um homem", se for uma mulher, ou "Eu sou uma mulher", se for um homem. Se os dedos se mantiverem firmes novamente, indicando um "sim" como resposta, isso indica que ele ainda está desidratado. Peça para que beba mais água e teste novamente.

Uma vez que ele esteja mantendo seus dedos firmemente juntos quando diz que é do sexo correto e ele não pode fazê-lo quando diz que é do sexo incorreto, está hidratado e pronto para o teste energético..

O praticante precisa ficar atento e certificar-se de que o cliente esteja mantendo seus dedos juntos firmemente em todos os momentos e de que os esteja liberando de forma inconsciente ao fazer as declarações. Tenha cuidado para que ele não tente abrir ou fechar os dedos em uma tentativa de manipular o procedimento.

TESTE ENERGÉTICO: MÉTODO DOIS

Há outro tipo de teste energético que você pode adotar quando a cura é para si mesmo, com alguém ao telefone ou mesmo com os clientes que estão em sua presença.

1. Em pé, em direção ao norte, a pessoa que está sendo testada deve dizer "sim". Seu corpo deve se inclinar para a frente para um "sim" como resposta.
2. Quando diz "não", seu corpo deve se inclinar para trás, indicando um "não" como resposta.
3. Se seu corpo não se inclina absolutamente, ele provavelmente está desidratado.
4. Se avançar em um "não" como resposta ou para trás em um "sim" como resposta, isso também indica desidratação.
5. Uma vez que a pessoa se inclina para o norte em um "sim" e se inclina para trás em um "não", ela está pronta para que seus programas sejam testados.

PONTOS A SER OBSERVADOS QUANDO REALIZAMOS O TESTE ENERGÉTICO

- Se estiver difícil a hidratação do cliente, peça para que ele coloque as mãos sobre os rins (nas costas, logo abaixo das costelas). Isso irá enganar o corpo a pensar que está hidratado.
- Se a pessoa que está sendo testada cresceu falando outra língua, a mente subconsciente pode ter programas instalados nesse idioma. Então o teste pode ser incorreto porque o programa foi instalado em sua língua nativa. Oriente-o a dizer o programa em voz alta em sua língua nativa, ou na linguagem em que o programa foi formado. É também necessário dizer os comandos ao Criador na mesma língua nativa, a fim de substituir os programas em todos os quatro níveis. Pergunte ao cliente como se pronuncia o programa e use-o como faria com qualquer outro comando.
- Se alguém se sente desconfortável dizendo "Eu sou um homem/ mulher", então simplesmente peça-os para dizer "sim" ou "não".
- A mente inconsciente não entende a palavra "não", então você deve pedir ao cliente que omita essa palavra em suas declarações, enquanto estiver no processo de trabalho de crenças. Por exemplo, um cliente não deve usar uma frase como "Eu não amo a mim mesmo" ou "Eu não posso amar a mim mesmo". Para testar adequadamente um programa, a frase deve ser "Eu me amo". O cliente então fará o teste de energia para esse programa, a fim de verificar se a resposta é positiva ou negativa.
- A crença pode estar apenas em um nível.
- Uma pessoa pode não se inclinar ou mover para a frente ou para trás, se ela não sabe qual é o "sentimento" daquele programa que está sendo testando. Pode ser necessário instalar o sentimento com o qual ele não esteja familiarizado (ver página 144).
- Em vez de sentar-se diretamente em oposição ou na frente da outra pessoa, quando realizando o teste energético, você deve sentar-se deslocado de sua direção, de modo a não interferir em seu campo áurico.
- O teste energético do ThetaHealing não:
    a) Valida que você tenha atingido a crença-raiz em cima da qual está empilhado um sistema de crenças (ver página 148).

b) Verifica que você e o cliente tenham acabado com um determinado problema ou com a sessão.
c) Valida de forma alguma o consumo ou a dosagem de um suplemento ou de um remédio.

Capítulo 11

COMO TRABALHAR NOS QUATRO NÍVEIS

Você pode ter ouvido que você é o que você come. No ThetaHealing, acreditamos que você é o que você pensa.

Nossos pensamentos são criados por nossas experiências. Nossas experiências, por sua vez, são criadas por nossas percepções do mundo e pelas percepções de outras pessoas sobre nós. Enviamos sinais, e os outros nos veem através dessas formas-pensamento projetadas. Quando eu ensino na Austrália, algumas pessoas pensam que eu sou da Índia. Algumas pessoas me trazem *bindis* para usar em cima de meu terceiro olho, o que me deixa muito feliz em fazer. É possível que muitos deles se lembrem de mim de uma (outra) vida na Índia, ou que minha vibração os faz lembrarem de lá?

Quando abri minha loja, as pessoas me trouxeram tantos presentes egípcios que fiz uma sala egípcia. Depois me trouxeram tantos presentes nativo-americanos que fiz uma sala nativo-americana. Somos uma percepção de nós mesmos interpretada pelas percepções de outras pessoas. Mas o que exatamente acreditamos sermos nós?

Crenças que foram ensinadas na infância e experiências que se solidificaram nessa fase podem criar crenças centrais. A mente de uma criança é muito delicada e percebe os pais como os primeiros deuses e deusas em sua vida. Muito do que é dito e feito a nós quando crianças é recebido no sentido literal. Essas primeiras impressões influenciam em que uma criança irá ou não acreditar. É por isso que devemos ser muito cuidadosos quando falamos com uma criança, porque Tudo o Que É dito está entrando em sua pequena mente como uma mensagem do Divino. Muitas vezes, pare para refletir sobre todas as coisas que poderiam ter sido mudadas em tantas vidas, se tivéssemos sido mais cuidadosos com o que dissemos e com como dissemos.

OS QUATRO NÍVEIS

O NÍVEL CENTRAL OU FUNDAMENTAL

Crenças centrais ou fundamentais

Crenças centrais ou fundamentais são as que nos foram ensinadas e aceitas nesta vida desde o momento da concepção até o presente. À medida que existimos neste espaço e tempo, estamos a todo momento construindo novas crenças centrais ou fundamentais – até mesmo enquanto lemos e assimilamos este texto.

A aceitação ou negação de uma crença central ou fundamental

Nós sempre temos uma escolha quanto aos programas que aceitamos ou negamos. É a partir da consciência dessa habilidade que atingimos uma espécie de maestria sobre nosso próprio destino, por meio do exercício do livre-arbítrio.

A opção de aceitar ou negar um programa projetado torna-se nitidamente aparente quando examinamos como quatro crianças diferentes reagem à negatividade e a uma crença central. A cada uma é dada uma mensagem de que: “Você nunca será nada na vida”.

1. Uma criança toma a declaração literalmente e "acaba sendo nada", como foi ditado pelo programa.
2. A segunda criança se torna um superempreendedor (excepcional), tentando constantemente provar que o programa estava errado. Ele nunca se sente suficientemente satisfeito ou bom.
3. A terceira criança aceita o programa negativo como "real", mas tem uma pessoa influente em sua vida, que lhe mostra o quão maravilhosa ela realmente é. Elas acreditam em ambos os programas, ao mesmo tempo (é assim que um sistema de crenças duplo é formado).
4. A quarta criança rejeita o programa completamente e segue um caminho de livre-arbítrio.

Localização

O nível de crença central está alojado como energia nos neurônios no lobo frontal do cérebro.

O NÍVEL GENÉTICO

Os genes são a parte mais complexa do corpo. Eles criam os programas para se certificarem de que tudo funciona. Um gene é uma série de ácidos nucleicos localizados dentro do núcleo das células que compõem seu ácido desoxirribonucleico ou DNA. Seu DNA é composto por 23 pares de cromossomos. Dentro de cada um desses pares há um mecanismo que administra mais de 100 mil funções para cada filamento de DNA. Para cada um dos 46 cromossomos existem dois filamentos de DNA. O DNA em si é uma coisa muito bonita de se ver em uma leitura. Ele administra tudo o que acontece dentro do corpo.

Com o tempo, as células de seu corpo podem se tornar fracas e começar a morrer. O DNA, em seguida, assume e dá às células as indicações do que elas precisam para se recriar.

A estrutura básica do DNA é de duas cadeias muito longas que se envolvem uma na outra, uma indo para um lado, e outra, indo para outro. A cadeia é composta por quatro tipos diferentes de ácidos nucleicos chamados de "escadas". O DNA em si é compilado pelo que é chamado de "carregador".

Em vez de explicar cientificamente as funções de cada parte específica do carregador e dos ácidos nucleicos, basta dizer que existem mais de 100 mil genes localizados na sequência do DNA e na codificação da dupla hélice. O DNA é tão longo, amarrado em uma espiral tão apertada nas células que, se você fosse pegar o DNA de uma célula e esticá-lo, teria a altura de um homem. Há uma quantidade incrível de informação codificada em cada célula de seu corpo.

Agora aqui é a parte mais misteriosa! Em torno desses filamentos há um estranho campo de conhecimento chamado de campo morfogenético. Esse campo carrega sentimentos e emoções genéticas. É um campo de conhecimento que diz ao DNA para ser DNA. Ele diz às células de um bebê quantas pernas, quantos pés e quantas mãos ele terá.

Dentro dessa construção de DNA está a memória genética que remonta há, pelo menos, sete gerações. E, no campo morfogenético, estão sistemas de crenças carregando informações que foram armazenadas pelas gerações passadas durante séculos. Não somos apenas um corpo físico, somos energia mental e espiritual também, e já foi descoberto que muitas coisas que fazemos em nossas vidas não são apenas regidas pelo que acreditamos, mas também por aquilo em que nossos antepassados acreditavam. As crenças podem ser transmitidas de geração em geração, do sistema de crenças de uma pessoa para o de outra pessoa, através do campo morfogenético.

Os programas do nível genético são aqueles trazidos de nossos ancestrais ou são adicionados aos nossos genes nesta vida. Tal como acontece com todos os programas, alguns são para nosso benefício, outros não.

Quando um praticante Theta testemunha um programa genético sendo removido e substituído, é provável que este seja removido e substituído em nossa energia genética do futuro, passado e presente; e na de nossos irmãos, antepassados, pais e família.

Localização

O nível genético está localizado no centro do cérebro, no interior da glândula pineal, como energia no campo morfogenético em volta da célula mestra (ver página 123). Enquanto testemunhamos as mudanças acontecendo na célula mestra, as alterações são replicadas em todas as células do corpo.

O NÍVEL HISTÓRICO

Existem três moléculas que carregamos conosco de vida em vida. Quando o espírito entra no corpo, essas três moléculas vêm repousar em três partes diferentes do corpo físico: uma na glândula pineal do cérebro, outra no coração e a terceira na base da coluna vertebral. Quando a *kundalini* começa a despertar, assim também fazem essas moléculas e as memórias que elas carregam.

Tem-se afirmado que as memórias são carregadas na mente subconsciente e no campo genético ou morfogenético, mas com algumas memórias é difícil identificar exatamente de onde são originadas. Estas são chamadas de memórias de vidas passadas.

Pelo fato de as memórias de vidas passadas serem uma questão altamente debatida, assim como se elas realmente vêm ou não de vidas passadas, decidiu-se chamar esse nível de histórico. Nesse nível, podem ser encontradas profundas memórias genéticas, memórias de pessoas que vimos ou estivemos em contato direto, e memórias de outros tempos e lugares.

A abertura para a consciência de grupo e para o plano astral também é realizada nesse nível. Muitos programas que estão nesse nível são o resultado de uma "consciência coletiva", em razão de nossa interconexão com outras formas-pensamento humanas. Essas formas-pensamento são o resultado de milhares de anos de experiências humanas, tanto positivas como negativas. Conforme nos tornamos mais intuitivos, as ideias e os pensamentos dos outros podem fluir para dentro de nosso cérebro a partir da consciência coletiva, ou mesmo diretamente de outras pessoas. Essas ideias e pensamentos afetam nossos sistemas de crença subconscientes sem nunca sabermos disso.

Ao resolver programas nesse nível, é muito importante que você dê todo o tempo e atenção ao processo que você dedicou aos níveis anteriores. A energia desse nível pode ser sedutora para o iniciante. Uma vez conectado a ele, é importante manter sua conexão com a realidade.

O nível histórico contempla as memórias de vidas passadas ou de experiências da consciência coletiva que estamos carregando para o presente. Essas energias devem ser resolvidas, e não canceladas ou excluídas, pois são importantes como experiências de aprendizado.

Fragmentos de alma, que são essências de poderosas emoções da alma deixadas para trás, perdidas ou tomadas de outra pessoa, são realizadas nesse nível. Fragmentos de alma são resolvidos automaticamente, limpos e devolvidos quando o praticante assim os testemunha (ver página 283).

Localização

O nível histórico está localizado no campo da energia etérica em volta da nuca e dos ombros.

O NÍVEL DA ALMA

Nossa alma é mais divina e expansiva do que nosso corpo. É como uma enorme bola de belo esplendor que é, por um lado, frágil e, por outro, mais forte do que se possa imaginar. É gloriosa. É parte de Deus, do Criador, e é algo perfeito. Os programas que existem no nível da alma são muito profundos e poderosos. Eles são retirados da plenitude do indivíduo.

PROCESSOS DOS NÍVEIS DE CRENÇA

Agora vamos ver como se remove e substitui programas de crenças em todos os níveis.

Θ Não comece o trabalho de reprogramação de crenças subconscientes antes de ter lido os capítulos restantes deste livro. O ThetaHealing é um mosaico com diferentes peças que criam um desenho completo. Cada peça se constitui com base na anterior. A leitura é a base da cura, a cura é a base para o trabalho de crenças e o trabalho de crenças é a base para o trabalho de sentimentos. Uma vez compreendido cada aspecto, os conceitos se completam.

O NÍVEL CENTRAL OU FUNDAMENTAL

"Zipe-os"

O primeiro passo é "zipar o cliente", juntando seu campo eletromagnético para que ele consiga fazer o teste energético corretamente.

1. Sente-se em frente ao cliente. Com um movimento para cima e para baixo, mova sua mão na frente do peito do cliente, fazendo um movimento de corte para baixo e voltando para cima novamente.
2. Faça o teste energético nele para verificar se está hidratado.

Testes energéticos

Começaremos pelo teste energético, usando uma opção de três programas: "Eu sou bonito", "Curadores são maus" e "Eu me amo". A razão pela qual eu uso esses programas no início é pelo fato de serem programas genéricos que a maioria das pessoas as quais nunca fizeram um trabalho de crenças compartilham:

- A maioria das pessoas não acredita que é bonita. Em um nível profundo, elas acreditam que são feias ou que é errado ser bonitas.
- O programa "Curadores são maus" é, muitas vezes, um programa de medo gerado pela perseguição de curadores.
- O programa "Eu me amo" é uma das coisas que os curadores nesta Terra devem aprender, acessar e ensinar aos outros, porque nenhuma pessoa pode amar outra pessoa completamente até que primeiro aprenda a se amar.

Faça o teste energético da seguinte forma:

1. Instrua o cliente a segurar os dedos polegar e indicador firmemente juntos. Peça para que diga em voz alta: "Eu me amo". Caso seus dedos se separem, isso indica um "não" como resposta. Se ele estiver seguindo o Método 2 do teste energético, está em pé e se inclina para trás em seus calcanhares para indicar um "não" como resposta.
2. Um "não" como resposta significa que o cliente não se ama em um dos níveis de crença. Faça o teste energético para descobrir a qual nível o programa está ligado, com o cliente dizendo:

"O programa 'Eu me amo' está no nível central". (Sim/Não)
"O programa 'Eu me amo' está no nível genético". (Sim/Não)
"O programa 'Eu me amo' está no nível histórico". (Sim/Não)
"O programa 'Eu me amo' está no nível da alma". (Sim/Não)

Se um programa é encontrado em um nível específico, isso não indica que ele exista em algum outro nível. Para saber se ele existe em mais de um nível, você deve investigar em cada nível individualmente, realizando os testes energéticos.

Se a pessoa com quem você está trabalhando não obtiver um resultado negativo no teste energético para um desses programas, teste então um dos outros programas em seu lugar.

Liberação e substituição de programas

Lembre-se de que apenas uma afirmação positiva é compreendida pelo subconsciente. Então, se você encontrar o programa "Eu tenho medo", não é aconselhável substituí-lo por "Eu não tenho medo". Substitua-o por "Eu sou corajoso".

Se o teste energético da pessoa resultar em "não" para "Eu me amo", em todos os quatro níveis de crença, isso indica que a crença "Eu me amo, não" existe em todos os níveis. Você deve pedir uma permissão verbal do cliente para liberar e substituir o programa "Eu me amo, não" a partir do nível central e, depois, liberar e substituí-lo da seguinte forma:

TREINE O CÉREBRO: O PROCESSO PARA O NÍVEL CENTRAL

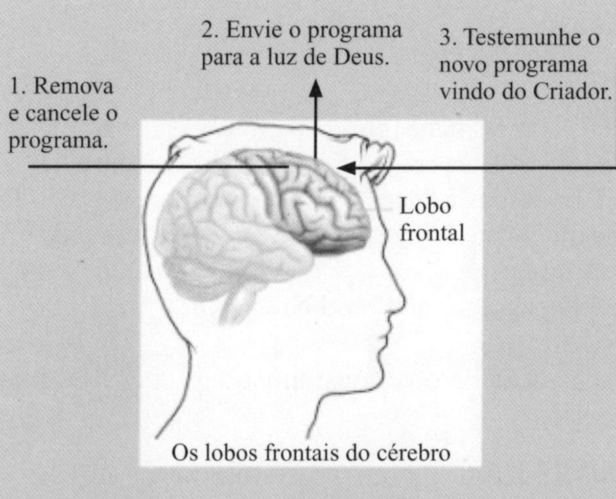

Os lobos frontais do cérebro

Crenças centrais são programas criados na infância ou no agora. Esses programas são mantidos como energia no cérebro.

1. Centre-se em seu coração e visualize-se descendo em direção à Mãe Terra, que é parte de Tudo o Que É.
2. Visualize-se trazendo a energia da Terra, que entra pela planta de seus pés, abrindo cada chacra até o chacra da coroa. Em uma linda bola de luz, vá para o Universo.
3. Vá além do Universo, além das luzes claras, além das luzes escuras, além das luzes claras, além da luz dourada, além da substância gelatinosa que são as Leis, até uma luz branca perolada iridescente, no Sétimo Plano da Existência.
4. Faça o comando ou o pedido: "Criador de Tudo o Que É, é comandado ou pedido que o programa 'Eu me amo, não' seja removido de (nomeie a pessoa), cancelado, enviado para a luz de Deus, e substituído por 'Eu me amo'. Grato! Está feito. Está feito. Está feito".
5. Imagine-se indo para dentro do cérebro, em direção ao centro de comando. Está bem no topo da testa, onde os neurônios do cérebro criam programas, da mesma forma que um computador. Testemunhe o programa e a energia associada com "Eu não me amo" sendo removidos, cancelados e enviados para a luz de Deus. Do lado direito do cérebro, você irá testemunhar uma magnífica explosão de energia de neurônios negativos sendo removidos e substituídos por novos programas vindos do Criador. Se a mudança não é testemunhada, o programa não será limpo e irá se reconstruir em outros níveis.
6. Assim que o processo estiver terminado, enxágue-se com a energia do Sétimo Plano da Existência e permaneça conectado a ela.
7. Para a validação de que o programa foi liberado, faça o teste energético com o cliente, dizendo em voz alta: "Eu me amo". Se seus dedos permanecem pressionados firmemente juntos, isso indica uma resposta "sim" e significa que o programa foi liberado e substituído no nível central. Se estiverem seguindo o Método 2 do Teste de Energia, o cliente estará em pé e se inclinará para a frente para indicar um "sim" como resposta.

Parabéns! Você liberou e substituiu seu primeiro programa de crenças com sucesso!

Θ Deixe-me lembrá-lo de que você deve ter permissão verbal para cada programa individual que for liberado e substituído. A permissão para alterar um programa não lhe dá o direito de mudar outro sem que tenha uma permissão adicional.

NÍVEL GENÉTICO

Nossos ancestrais têm gentilmente nos transmitido muitos sistemas de crenças no nível genético. Um excelente exemplo de um sistema de crenças genético é o ódio que, às vezes, pode ser sentido quando uma pessoa branca entra em certas comunidades negras, ou quando uma pessoa negra entra em certos bairros de brancos. Tais sentimentos de ressentimento e ódio têm perdurado por séculos. Por que um grupo de pessoas odeia outro? Não faz sentido algum, a menos que você olhe para a genética deles. Os níveis genético e histórico podem ambos carregar crenças de ódio genético que são capazes de ser liberadas com o trabalho de crença.

Para que esse processo seja bem-sucedido, você deve viajar para dentro do cérebro, rumo à glândula pineal. Localiza-se no centro do cérebro, entrando diretamente através do topo da coroa, por detrás do terceiro olho. No interior da glândula pineal está a célula mestra, o centro de controle que diz às outras células do corpo o que fazer. Dentro da célula mestra está o campo morfogenético que, você se lembrará, é o campo de energia em torno do DNA da célula mestra. Você viaja para dentro da célula mestra para testemunhar o processo do programa sendo liberado, cancelado, enviado para a luz de Deus e substituído pela crença positiva. Esse passo é fundamental para a cura. Você irá testemunhar a energia do programa saindo do lado direito do cérebro (seu lado esquerdo) com uma energia giratória. Enquanto o programa deixa o corpo, a energia é enviada para a luz de Deus. Quase simultaneamente, será substituído por um programa positivo, ou o programa correto que o Criador trouxer. Você verá a energia girando para baixo, fluindo do Criador para o campo morfogenético do cliente. Quando esse movimento giratório desaparece, a cura está feita. Para que o processo esteja completo, você tem de testemunhar o movimento giratório até que chegue ao fim.

Continuaremos com o mesmo cliente e presumimos que ele continue hidratado para que o teste energético seja feito.

TREINE O CÉREBRO: O PROCESSO PARA O NÍVEL GENÉTICO

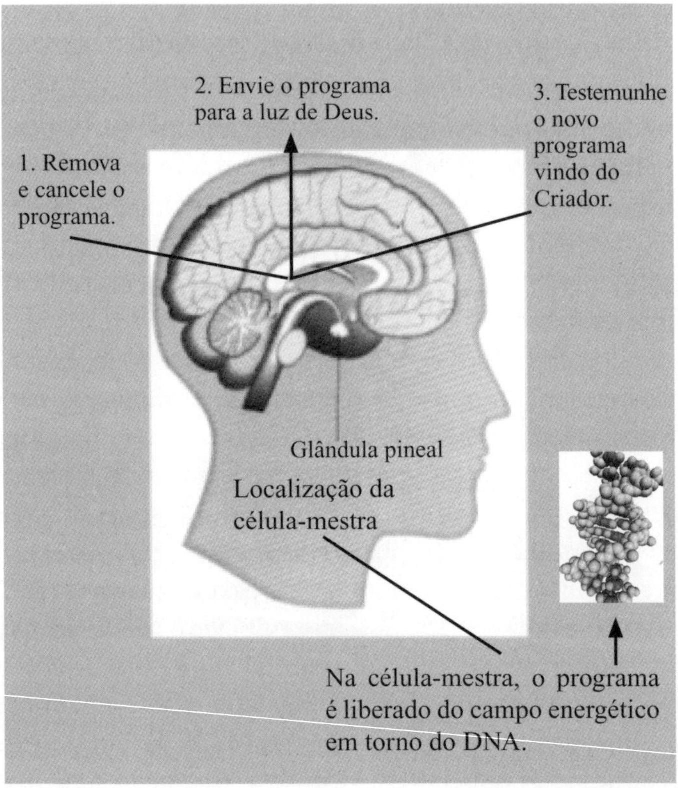

Os testes energéticos indicaram que o programa "Eu me amo, não" existe no nível genético. Agora você facilitará o trabalho de crença para remover o programa "Eu me amo, não" e substituí-lo por "Eu me amo", no nível genético.

Peça permissão verbal para liberar o programa "Eu me amo, não" e substituí-lo por "Eu me amo", no nível genético.

1. Centre-se em seu coração e visualize-se descendo em direção à Mãe Terra, que é parte de Tudo o Que É.
2. Visualize-se trazendo a energia da Terra, que entra pela planta de seus pés, abrindo cada chacra até o chacra da coroa. Em uma linda bola de luz, vá para o Universo.

3. Vá além do Universo, além das luzes claras, além das luzes escuras, além das luzes claras, além da luz dourada, além da substância gelatinosa que são as Leis, até uma luz branca perolada iridescente, no Sétimo Plano da Existência.
4. Faça o comando ou pedido: "Criador de Tudo o Que É, é comandado ou pedido que o programa 'Eu me amo, não' seja removido de (nomeie a pessoa), cancelado, enviado para a luz de Deus, e substituído por 'Eu me amo'. Grato! Está feito. Está feito. Está feito".
5. Imagine-se indo para dentro do cérebro para o campo morfogenético em torno da célula mestra, dentro da glândula pineal. Testemunhe a explosão de energia giratória do programa sendo liberada do campo morfogenético e enviada à luz de Deus, e o novo programa sendo substituído pela Fonte.
6. Assim que o processo estiver terminado, enxágue-se com a energia do Sétimo Plano da Existência e permaneça conectado a ela.
7. Para a validação de que o programa foi liberado, peça ao cliente que diga em voz alta: "Eu me amo no nível genético". Se seus dedos permanecem pressionados firmemente juntos, isso indica um "sim" como resposta e significa que o programa foi liberado e substituído no nível genético. Se estiverem seguindo o Método 2 do Teste de Energia, o cliente estará em pé e se inclinará para a frente para indicar um "sim" como resposta.

Parabéns! Você liberou e substituiu seu primeiro programa genético com sucesso! A substituição da crença negativa pelo novo programa irá alterar a forma como essa pessoa se sente em relação ao amor, de forma instantânea.

Θ Se você, alguma vez, tiver dificuldades em visualizar quando estiver fazendo leituras ou curas, mantenha os olhos fechados e mova-os ligeiramente para cima em direção ao topo de sua testa. Ao olhar para cima, em direção à sua coroa, você verá as coisas com mais clareza.

Quando você muda os sistemas de crenças no campo morfogenético, algumas enfermidades e doenças podem se curar instantaneamente. Um de meus clientes estava sofrendo de câncer do cólon. Essa era sua terceira luta contra a doença. Depois de liberar a crença

"Eu odeio meu pai" de seus níveis central e genético, ele descobriu que seu câncer tinha desaparecido.

O NÍVEL HISTÓRICO

Esse nível é importante porque os pensamentos, as memórias e as informações que entram por esse portal precisam de discernimento e equilíbrio adequados. O nível histórico nos dá ferramentas para equilibrar as informações intuitivas que nos vêm de origens indefinidas. Memórias são carregadas na mente subconsciente, nos genes ou no campo morfogenético, mas temos dificuldade de identificar de onde exatamente algumas memórias se originam. Estas são chamadas de memórias de vidas passadas. Chamamos esse nível de histórico, em vez de nível de vidas passadas; no entanto, não temos certeza se estas são memórias genéticas profundas de pura energia, memórias de pessoas que vimos remotamente ou com quem tivemos um contato direto, ou memórias de outros tempos e lugares, tais como vidas passadas.

- O nível histórico é pura energia, que é uma parte do campo áurico que circunda o corpo.
- É a porta de entrada para todas as vidas em que existimos no passado, presente e futuro, simultaneamente; é uma abertura para o tempo e o espaço nos quais vivemos a cada dia.
- Ele é conectado à majestosa energia da alma.

Fragmentos de alma

O nível histórico é um meio de voltar para recuperar fragmentos de alma. Não se assuste com a perda de fragmentos de sua alma. Estes podem ser devolvidos a você com um simples processo de comando.

Deixe-me explicar. A essência de sua alma é enorme e conectada ao Criador. A alma está aqui para experienciar e aprender as lições do corpo físico e das emoções. Nesse processo de aprendizagem, ela se expande para o espaço de outra pessoa e deixa para trás uma essência residual. O retorno e a liberação dessas essências irão fortalecer e equilibrar a alma e seu instrumento, o corpo, para que possamos retornar tudo o que somos para o Tudo o Que É da alma.

Um fragmento de alma é um caco da energia de força vital essencial que é perdido em encontros emocionais. Fragmentos de alma podem ter sido deixados para trás em outro lugar ou tempo. Eles podem ser memórias genéticas que seus antepassados perderam em uma situação traumática. Você pode chamar por quaisquer fragmentos de alma que pertencem a esse tempo para que sejam devolvidos da melhor e mais elevada maneira.

Quando você está em uma situação romântica ou qualquer circunstância que permitirá a você a oportunidade de compartilhar DNA, você também deixará para trás fragmentos de alma. Ao cuidar por muito tempo de um ente querido que está doente, como uma criança doente, é provável que você esteja deixando para trás fragmentos de alma. A alma, em sua compaixão, deixa uma força vital para manter a criança viva. Em um capítulo posterior, há um exercício de fragmentos de alma para liberar e recuperar essências específicas para você (ver página 283). Quando as crenças do nível histórico são resolvidas e substituídas, fragmentos de alma pertencentes a essas crenças são automaticamente devolvidos.

Vidas passadas

Na jornada da alma através da existência, as essências de outras encarnações que são trazidas para esta vida são explicadas pelo conceito de vidas passadas ou reencarnação.

O conceito de vidas passadas provém, em grande parte, dos ensinamentos do Hinduísmo. Paramahansa Yogananda e outros professores hindus têm estimulado as pessoas do Ocidente com ideologias espirituais da Índia. A paisagem espiritual da sociedade ocidental é a de um despertar, e vem despertando há mais de cem anos.

O caso de amor que nós temos hoje com o conceito majoritariamente hindu de vidas passadas decorre da ideia de reencarnação. A reencarnação é um processo definido pela crença na alma imortal e no conceito de carma. O carma é a ferramenta de ensino para a alma. Pelo fato de certos carmas só poderem ser resolvidos no corpo físico, um ciclo de reencarnação se segue, levando a alma a um caminho de aprendizagem de vida em vida.

Há muitos exemplos de pessoas tendo experiências de vidas passadas, especialmente crianças. Saber exatamente de onde as experiências vêm é uma questão ainda em aberto. Eu não estou particularmente interessada nela, apesar de ter algumas explicações, mas memórias de vidas passadas são muito reais. Eu acredito que elas possam vir de muitas fontes diferentes.

Primeiro de tudo, nós todos temos memórias do DNA – memórias nas células que retêm as experiências de nossa vida e são passadas de geração em geração. Sabemos que a memória do DNA remonta, pelo menos, sete gerações. Ela mantém tudo o que sua avó e seu avô fizeram antes de seu nascimento. É provável que ela seja responsável por algumas memórias que chamamos de memórias de vidas passadas.

Há um lugar que podemos acessar chamado Salão dos Registros ou Registros Akáshicos. Afirma-se que esses registros existem desde o início da Criação. Eles formam uma biblioteca de todos os eventos e respostas ligadas à consciência humana, em todas as realidades. Cada ser humano contribui e tem acesso ao Registros Akáshicos, e é possível viajar para o Salão dos Registros com sua consciência para ver as memórias e as experiências de cada indivíduo. Eu pessoalmente já tive a experiência de acessar o Salão de Registros, portanto, suponho que outras pessoas também estejam se conectando a ele. Isso também é uma explicação para muitas memórias de vidas passadas.

Além disso, a terra guarda memórias em si e de si própria. Essas memórias, ou impressões fantasmas, podem ser aparentes para uma pessoa intuitiva e podem ser confundidas com vidas passadas. (Para mais informações sobre impressões fantasmas, consulte o Capítulo 20.)

Por último, mas não menos importante, é possível que você realmente tenha tido uma vida passada. Também é possível que não tenha aprendido tudo naquela vida e que tenha sido necessário viver outra por causa do carma. Mas suponha que você tenha vivido outra vida, isso realmente importa? Esses ensinamentos Theta não se preocupam especificamente com a reencarnação. Temos a intenção de ensinar algo que funcione e beneficie todos os sistemas de crenças religiosas.

Acredito que podemos aprender com todas as experiências, mas estamos nesta vida, e esta é a única que conta. Assim, esteja focado nesta vida. Eu tive experiências pessoais com vidas passadas, mas estou sempre cuidando para me manter focada na vida em que estou levando agora. Não se torne apegado em quem você era antes, o que você fez ou o que você experimentou. Não fique preocupado com uma existência de outro tempo ou lugar. A coisa mais importante que você deve ter consigo quando está realizando leituras ou qualquer uma dessas técnicas Theta é uma crença no Criador de Tudo o Que É. A coisa mais importante a se lembrar é de seguir a verdade: que *estamos todos conectados com o todo completo*. É esse todo, essa completude, esse Criador que invocamos ao fazer este trabalho. Permita aos outros que acreditem no que escolherem, mas não perca seu tempo tentando analisar coisas que não têm importância alguma. Use seu tempo sabiamente, vivendo no tempo presente, no *agora*. Liberte-se do passado e viva no presente. Não estou dizendo que você não deva se lembrar do passado ou que você não deva aprender com o passado, mas não fique preso a ele.

A outra razão pela qual não concordo com a crença convencional de vidas passadas é porque meu conceito delas é completamente diferente. Eu acredito que as almas dessas pessoas que têm vidas passadas experienciam vidas passadas e futuras ao mesmo tempo. Isso é porque acredito que o tempo, como nós o percebemos, não existe. Nossas vidas passadas, a presente e as futuras existem todas fora de nossa perspectiva de tempo. Quando estamos no estado mental correto, no entanto, podemos experimentar algumas dessas memórias sobrepostas.

Continuaremos com o mesmo cliente e assumiremos que ele se mantém hidratado ao fazer os testes energéticos.

TREINE O CÉREBRO: O PROCESSO PARA O NÍVEL HISTÓRICO

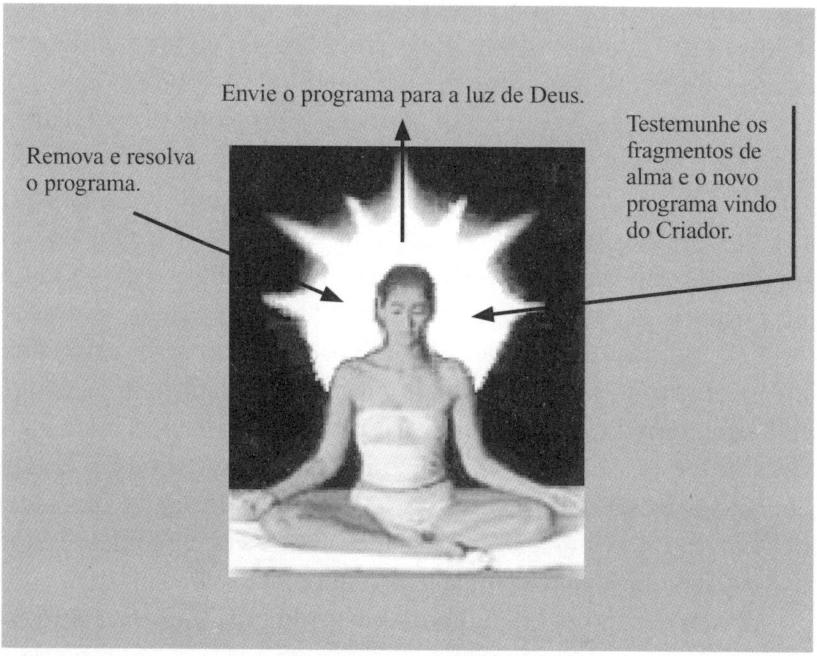

O teste energético indicou que o programa "Eu me amo, não" existia no nível histórico. Agora, você irá facilitar o trabalho de crença para remover o programa "Eu me amo, não" e substituí-lo por "Eu me amo".

Nota: *Ao alterar os programas dentro do nível histórico, não é aconselhado fazer o comando usando a palavra ou a forma-pensamento "cancelar"; use sempre "resolver". Isto é muito importante para que o processo funcione corretamente.*

Peça permissão verbal para liberar o programa "Eu me amo, não", e substituí-lo por "Eu me amo", no nível histórico.

1. Centre-se em seu coração e visualize-se descendo em direção à Mãe Terra, que é parte de Tudo o Que É.
2. Visualize-se trazendo a energia da Terra, que entra pela planta de seus pés, abrindo cada chacra até o chacra da coroa. Em uma linda bola de luz, vá para o Universo.
3. Vá além do Universo, além das luzes claras, além das luzes escuras, além das luzes claras, além da luz dourada, além da

substância gelatinosa que são as Leis, até uma luz branca perolada iridescente, no Sétimo Plano da Existência.

4. Faça o comando ou pedido: "Criador de Tudo o Que É, é comandado ou pedido que o programa histórico 'Eu me amo, não' seja removido de (nome da pessoa), resolvido e enviado para a luz de Deus, e que todos os fragmentos de alma sejam lavados, limpos e substituídos por 'Eu me amo'. Grato! Está feito. Está feito. Está feito".
5. Testemunhe a energia do programa "Eu me amo, não" sendo removida, resolvida e enviada para a luz de Deus, e todos os fragmentos da alma sendo lavados, limpos e substituídos pelo novo programa "Eu me amo".
6. Para visualizar esse nível, você deve comandar que seja levado ao nível histórico, dizendo: "Criador de Tudo o Que É, é comandado que eu seja levado para o nível histórico de (nome da pessoa]". Você será levado para um lugar que é um pouco acima da cabeça e dos ombros da pessoa, e você realmente verá as memórias das vidas passadas dela, ou a história da humanidade, como um *flash* diante de você. Esse é o campo áurico em volta do corpo, onde a energia é resolvida. É muito importante, quando se trabalha nesse nível, lembrar-se em quais questões você está trabalhando. Esse nível é sedutor em sua beleza. Quando adentrar memórias de vidas passadas, haverá visões e uma quantidade incrível de informações. É fácil ficar deslumbrado e esquecer por que você está lá, em primeiro lugar. Mantenha-se focado no assunto em questão e verifique se foi, de fato, resolvido antes de sair.
7. Assim que o processo estiver terminado, enxágue-se com a energia do Sétimo Plano da Existência e permaneça conectado a ela.

Para a validação de que o programa foi liberado, peça ao cliente que diga em voz alta: "Eu me amo no nível histórico". Se seus dedos permanecerem firmemente juntos, isso indica um "sim" como resposta e significa que o programa foi liberado e substituído no nível histórico. Se a pessoa estiver usando o Método 2 do Teste de Energia, estará em pé e se inclinará para a frente para indicar um "sim" como resposta.

Parabéns! Você liberou e substituiu com sucesso seu primeiro programa histórico!

O NÍVEL DA ALMA

Durante um período prolongado de tempo, o Criador de Tudo o Que É me treinou no trabalho de crença. Como eu explorei o novo conhecimento, comecei a fazer testes energéticos para crenças que eu poderia ter. Nessa época, só havia aprendido os três primeiros níveis de crença. Descobri que meu corpo tinha o programa "Eu estou chorando por dentro", e esse programa não se liberava a partir dos níveis central, genético e histórico. O Criador de Tudo o Que É disse-me que esse programa tinha chegado até o nível de alma. Eu fiquei desanimada e chateada. Eu não conseguia entender por que o programa tinha ido até meu nível de alma. Achava que, uma vez que tivesse chegado à minha alma, estaria lá para sempre.

A doce voz do Criador entrou em minha cabeça e disse: "Vianna, suba e comande a liberação da crença 'Chorando por dentro'".

Eu respondi: "Não posso! Está lá no nível de alma".

O Criador respondeu, em uma voz calma, dizendo: "Vianna, sua alma ainda está aprendendo. Ela está aprendendo e pode ser direcionada para aquilo que deve experimentar nesta existência para seu crescimento espiritual. Esta é uma das razões pelas quais você está aqui – para aprender e experimentar o que você cria. Suba e comande a liberação da crença 'Chorando por dentro'. Você não pode fazer nada de bom para si mesma ou para qualquer outra pessoa com essa crença. Se você está ocupada sentindo pena de si mesma e de todos os outros, não terá tempo para ajudar ninguém. Suba e mude-a".

Fiz como sugeriu o Criador. Eu fui acima de meu espaço, até o Criador de Tudo o Que É, e comandei que todos os programas de alma "Eu estou chorando por dentro" fossem removidos, cancelados e substituídos por "Eu tenho alegria".

Eu fui para cima testemunhar o processo. Quando terminado, experimentei um sentimento profundo e tranquilo, até as profundezas de meu coração e de minha alma. Eu senti uma mudança vindo a mim, que fluiu através de meu corpo e, depois, expandiu para fora. Eu queria chorar de alegria.

Não há muitos sentimentos, pensamentos e crenças que são carregadas no nível da alma, mas aqueles que são deste nível podem e terão um efeito profundo em sua vida. À medida que você começar a entender o nível da alma, aprenderá como trazer todos os quatro níveis juntos em sincronia para liberar e substituir as crenças instantaneamente. Isso permitirá que você trabalhe em cada uma delas, em sequência, durante uma leitura ou cura.

Continuaremos com o mesmo cliente e assumiremos que ele se mantém hidratado para fazer os testes energéticos.

TREINE O CÉREBRO: PROCESSO PARA O NÍVEL DA ALMA

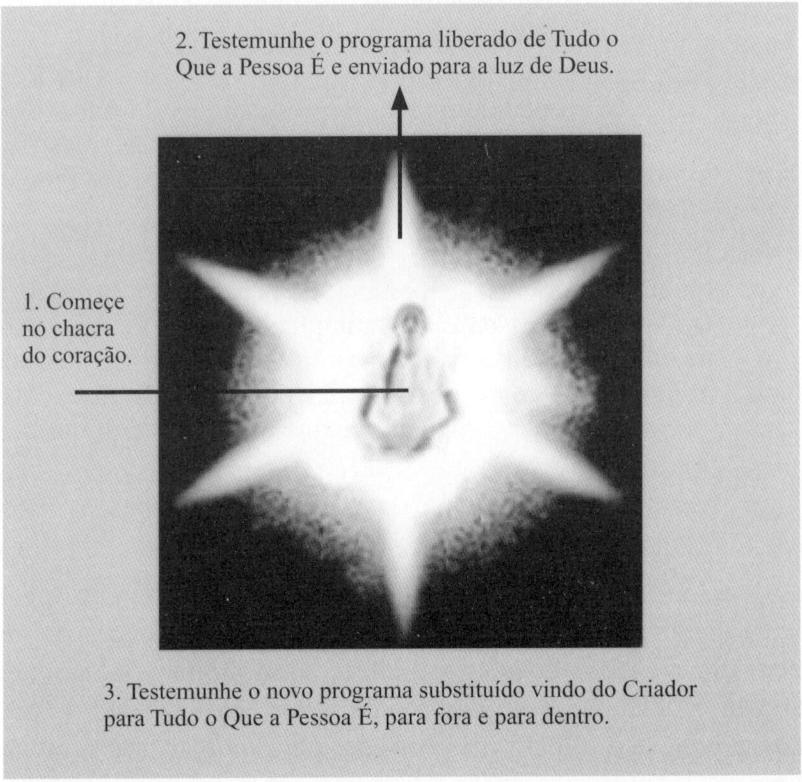

O teste energético indicou que o programa "Eu me amo, não" existia no nível da alma. Agora você irá facilitar o trabalho de crença para remover o programa "Eu me amo, não" e substituí-lo por "Eu me amo", no nível da alma.

Você deve pedir permissão verbal para liberar o programa "Eu me amo, não" e substituí-lo por "Eu me amo", no nível da alma.

1. Centre-se em seu coração e visualize-se descendo em direção à Mãe Terra, que é parte de Tudo o Que É.
2. Visualize-se trazendo a energia da Terra, que entra pela planta de seus pés, abrindo cada chacra, até o chacra da coroa. Em uma linda bola de luz, vá para o Universo.
3. Vá além do Universo, além das luzes claras, além das luzes escuras, além das luzes claras, além da luz dourada, além da substância gelatinosa que são as Leis, até uma luz branca perolada iridescente, no Sétimo Plano da Existência.
4. Faça o comando ou pedido: "Criador de Tudo o Que É, é comandado ou pedido que a crença de alma 'Eu me amo, não' seja liberada, cancelada, enviada para a luz de Deus e substituída por 'Eu me amo'. Grato! Está feito. Está feito. Está feito".
5. Para trabalhar nesse nível, vá para o chacra do coração e testemunhe o programa sendo liberado para fora da alma, de Tudo O Que Uma Pessoa É. Testemunhe a energia do novo programa vindo da Fonte para dentro do corpo e substituindo o antigo programa, começando no chacra do coração e se movendo para fora, para o campo áurico, até que esteja terminado.
6. Assim que o processo estiver terminado, enxágue-se com a energia do Sétimo Plano da Existência e permaneça conectado a ela.

Para a certificação de que o programa foi liberado, peça ao cliente que diga em voz alta: "Eu me amo". Se seus dedos permanecerem pressionados firmemente juntos, isso indica um "sim" como resposta. Se ele estiver seguindo o Método 2 do Teste de Energia, estará em pé e se inclinará para a frente para indicar um "sim" como resposta.

Parabéns! Você liberou e substituiu com sucesso seu primeiro programa de alma!

EXPERIÊNCIA

Quando você estiver ainda mais experiente com o trabalho de crenças, será uma questão simples perguntar ao Criador se um programa existe em mais de um nível e em que profundidade ele está. O processo se tornará espontâneo e você simplesmente saberá onde o programa está e quão profundo é. Você também descobrirá que não precisa fazer o teste energético para validar uma crença com um "sim" ou "não" como resposta do cliente.

À medida que seus sentidos intuitivos se tornarem sintonizados com a energia do cliente, você começará a reconhecer a sensação de diferentes sistemas de crenças. Você irá visualizar claramente os programas de crenças que estão se apresentando e ouvirá respostas "sim" e "não" para as declarações dos programas de crenças. *Os testes energéticos são, principalmente, para o benefício do cliente.*

SÍNTESE

O próximo passo será um salto de fé. Nesse cenário, o programa de substituição será aquele que é dado pelo Criador. O praticante simplesmente fará o comando para que o Criador substitua o programa.

Para liberar e substituir crenças quando um programa está em todos os quatro níveis, comece pelos testes energéticos, lembrando que estes só darão uma resposta precisa caso a pessoa esteja hidratada.

Suponha que você vá liberar e substituir um programa que existe em todos os quatro níveis de crença ao mesmo tempo. Vamos utilizar o programa "Eu odeio pessoas".

Peça que o cliente diga em voz alta: "Eu odeio pessoas". Se seus dedos permanecerem pressionados firmemente juntos, isso indica um "sim" como resposta. Se ele estiver seguindo o Método 2 do Teste de Energia, ele estará em pé e irá se inclinar para a frente a fim de indicar um "sim" como resposta.

O próximo passo é descobrir o quão profundo é o programa de crença. Faça o teste de energia para cada um dos níveis de crença, individualmente, para descobrir em qual nível o programa está, com o cliente dizendo:

"O programa 'Eu odeio pessoas' está no nível central". (Sim/Não).
"O programa 'Eu odeio pessoas' está no nível genético". (Sim/Não).

"O programa 'Eu odeio pessoas' está no nível histórico". (Sim/Não).
"O programa 'Eu odeio pessoas' está no nível da alma". (Sim/Não).

Vamos supor que, nesse caso, o teste energético indique um "sim" como resposta em cada um dos níveis. Então, a pessoa acredita que o programa "Eu odeio pessoas" existe em todos os níveis de crenças, simultaneamente.

Peça permissão verbal para liberar e substituir o programa "Eu odeio pessoas", em todos os níveis de crença.

Facilite o trabalho de crença para remover o programa "Eu odeio pessoas" e substituí-lo pelo programa vindo do Criador nos níveis de crença, da seguinte forma:

O PROCESSO PARA SÍNTESE

1. Centre-se em seu coração e visualize-se descendo em direção à Mãe Terra, que é parte de Tudo o Que É.
2. Visualize-se trazendo a energia da terra, que entra pela planta de seus pés, abrindo cada chacra até o chacra da coroa. Em uma linda bola de luz, vá para o Universo.
3. Vá além do Universo, além das luzes claras, além das luzes escuras, além das luzes claras, além da luz dourada, além da substância gelatinosa que são as Leis, até uma luz branca perolada iridescente, no Sétimo Plano da Existência.
4. Faça o comando ou pedido "Criador de Tudo o Que É, é comandado ou pedido que o programa 'Eu odeio pessoas' seja liberado, cancelado, resolvido no nível histórico, liberado nos outros níveis, enviado para a luz de Deus e substituído pelo programa correto vindo do Criador. Mostre-me em todos os níveis de crença. Grato! Está feito. Está feito. Está feito".
5. Diga: "Criador, mostre-me o nível central". Imagine-se indo para a frente do cérebro. Testemunhe o programa e a energia associada com "Eu odeio pessoas" sendo removidos, cancelados e enviados para a luz de Deus. Do lado direito do cérebro, você irá testemunhar uma magnífica explosão de energia enquanto o programa negativo é removido e substituído pelo novo programa "Pessoas podem ser boas", vindo do Criador.
6. Diga: "Criador, mostre-me o nível genético". Imagine-se indo para o cérebro, rumo ao campo morfogenético, em volta da célula mestra, dentro da glândula pineal. Testemunhe a explosão da

energia girando do programa "Eu odeio pessoas" sendo liberado do campo morfogenético, enviado para a luz de Deus e substituído pelo novo programa "Pessoas podem ser boas", vindo do Criador.

7. Diga: "Criador, mostre-me o nível histórico". Você será levado para um lugar um pouco acima da cabeça e dos ombros da pessoa, para testemunhar o programa "Eu odeio pessoas" sendo removido, resolvido, enviado para a luz de Deus, e todos os fragmentos de alma sendo lavados, limpos e substituídos pelo novo programa "Pessoas podem ser boas", vindo do Criador.
8. Diga, "Criador, me mostre o nível de alma". Vá para o chacra do coração e testemunhe o programa sendo liberado para fora da alma, de tudo o que a pessoa é. Testemunhe a energia do novo programa "Pessoas podem ser boas", vindo do Criador, para dentro da pessoa, começando pelo chacra do coração e se movendo para fora do campo áurico até que esteja terminado.
9. Assim que o processo estiver terminado, enxágue-se com a energia do Sétimo Plano da Existência e permaneça conectado a ela.

   Para a validação de que o programa foi liberado, peça ao cliente que diga em voz alta: "Eu odeio pessoas em todos os níveis de crença". Se os dedos dele se soltarem com facilidade, isso indica um "não" como resposta. Se ele estiver seguindo o Método 2 do Teste de Energia, estará em pé e se inclinará para trás em seus calcanhares para indicar um "não" como resposta.

Parabéns! Você liberou e substituiu com sucesso o programa de cada um dos níveis!

TRABALHANDO EM TODOS OS NÍVEIS SIMULTANEAMENTE

Assim que começar a entender o trabalho de crença, você será capaz de trabalhar em todos os quatro níveis ao mesmo tempo. Não será necessário fazer comandos separados para cada programa em cada nível. Eventualmente, o processo irá ocorrer tão rápido quanto o pensamento.

Você deve, primeiramente, acostumar-se a remover os programas de cada nível individualmente, para que treine o cérebro a saber onde eles estão. Uma vez que o cérebro é treinado e conhece os níveis, você pode remover programas de todos os quatro níveis de uma só vez, da seguinte forma:

O PROCESSO PARA TODOS OS NÍVEIS SIMULTANEAMENTE

1. Peça permissão para liberar e substituir o programa escolhido.
2. Centre-se em seu coração e visualize-se descendo em direção à Mãe Terra, que é parte de Tudo o Que É.
3. Visualize-se trazendo a energia da terra, que entra pela planta de seus pés, abrindo cada chacra, até o chacra da coroa. Em uma linda bola de luz, vá para o Universo.
4. Vá além do Universo, além das luzes claras, além das luzes escuras, além das luzes claras, além da luz dourada, além da substância gelatinosa que são as Leis, até uma luz branca perolada iridescente, no Sétimo Plano da Existência.
5. Faça o comando ou pedido: "Criador de Tudo o Que É, é comandado ou pedido que sejam removidos os programas (nomeie os programas) de (nome da pessoa), em todos os quatro níveis de uma só vez". Eu commando ou peço que esses programas sejam removidos, cancelados e substituídos em todos os níveis, exceto no nível histórico; nesse nível, o programa deve ser resolvido e substituído pelo que seja correto. "Mostre-me. Grato! Está feito. Está feito. Está feito".
6. Vá para o espaço da pessoa e visualize todos os quatro níveis se apresentando ao mesmo tempo.
7. Visualize os programas de energia sendo cancelados a partir de todos os quatro níveis, resolvidos no nível histórico e enviados para a luz de Deus. Visualize os novos programas de energia fluindo da luz de Deus (para dentro do corpo) e sendo colocados em todos os quatro níveis.
8. Permaneça no espaço da pessoa, até que você tenha certeza de que o trabalho está terminado.
9. Assim que o processo estiver terminado, enxágue-se com a energia do Sétimo Plano da Existência e permaneça conectado a ela.

Mesmo que uma crença não exista em todos os níveis, é possível comandar que os sistemas de crenças sejam liberados de todos os níveis de uma só vez, mas você deve sempre testemunhá-los sendo liberados e substituídos a partir de cada um dos níveis, passando pelos níveis central, genético, histórico e da alma, respectivamente. Se você não testemunhar a mudança, a crença não será limpa.

Você também pode testemunhar fragmentos de alma sendo liberados e substituídos em todos os níveis. Essa é uma ocorrência comum no trabalho de crença.

Muitas vezes me perguntam: "Você pode apenas comandar que todos os programas negativos sejam mudados em sua vida instantaneamente?". Infelizmente, você não pode. Isso porque seu subconsciente não sabe a diferença entre um programa negativo e um positivo. Esse é o lugar onde a mente consciente entra em ação para tomar a decisão quanto ao que é negativo ou positivo.

Capítulo 12

A CRIAÇÃO DOS SENTIMENTOS

Quando comecei a utilizar o trabalho de crença nas sessões, eu estava trabalhando com uma mulher que era cronicamente deprimida. Ela nunca havia estado em outra condição senão aquela. Eu decidi retirar a crença "A vida é triste" e substituí-la por "A vida é alegre". No entanto, quando testemunhei o processo, este foi paralisado. Seu corpo se recusou a aceitar a crença.

Quando perguntei ao Criador por que, foi-me dito que ela nunca havia experimentado a sensação de alegria e não sabia o que era. Isso despertou minha curiosidade, e perguntei ao Criador se eu já tinha experimentado a alegria. Foi-me dito que não, que eu, tampouco, experimentara a alegria. Isso me deixou nervosa! Pensei: "Oh meu Deus, eu devo encontrar minha alegria. Eu a perdi em algum lugar!".

Quando finalizei a sessão e tive um momento para meditar, sentei e comecei a conversar com o Criador. A primeira pergunta que fiz foi: "Criador, eu encontraria minha alegria se eu fosse para o Havaí?"; "Claro" – o Criador disse – "Sim". A razão pela qual eu fiz essa pergunta foi que eu já tinha visitado as ilhas e, enquanto estive lá, encontrei muita paz, pela primeira vez em minha vida. Eu pensei que, uma vez tivesse encontrado paz lá, talvez pudesse encontrar alegria lá também.

Ao fim de meu dia, fui para casa e disse ao meu marido, Guy, que eu precisava fazer uma pausa e relaxar para que pudesse encontrar minha alegria. Meu paciente marido riu e disse: "Bem, se você tem de ir encontrar sua alegria, então é melhor eu não ir com você, porque você sabe que eu tenho de estar em movimento o tempo todo e você conseguirá relaxar melhor sem mim". Já que alguém precisava ficar em casa e cuidar do escritório e da loja, nós concordamos que Guy ficaria e eu iria para o Havaí a fim de encontrar minha alegria.

Eu me apaixonei pelo Havaí, e foi em Hana, Maui, que fui arrebatada. Contrariando o conselho de meu marido, decidi ir com minha amiga Chrissie e seu filho de 3 anos de idade, Caspian. Guy sabia que estar com o garoto seria um desafio e pensou que eu não teria nenhum descanso com uma criança ao meu redor. Falei com Chrissie sobre Caspian e ela me assegurou que manteria o olho no filho. Sendo a otimista que sou e querendo partilhar o Havaí com minha amiga, decidi ir com eles.

Desnecessário dizer que Guy estava certo sobre Caspian ter vindo junto. No trajeto de avião para Maui, ele gritou por 40 minutos sem parar. Desde o minuto em que decolamos de Honolulu até pousarmos em Hana, ele gritou com seus pequenos pulmões. Nós pousamos em meio a uma chuva torrencial e, quando chegamos à nossa casinha, a pobre Chrissie me estressou porque ela se esforçou tanto para manter Caspian longe de mim que ficou mais estressada do que ele. Guy havia dito a ela que eu tinha de relaxar, mas nem Chrissie nem eu sabíamos como relaxar ou qual era a sensação de relaxamento; nós enlouquecemos tentando relaxar.

Depois de três ou quatro dias, eu não tinha encontrado minha alegria, e já era quase hora de ir para casa! A chuva finalmente parou, e a última coisa que Chrissie e eu fizemos antes de irmos embora foi visitar Heiau-Luakini. Esta é uma estrutura espiritual havaiana sagrada construída há séculos em honra aos reis e deuses. À medida que subíamos até lá, pude ver que se tratava de uma estrutura piramidal gigante feita de belas pedras redondas. Falaram-me que tinha sido construído por todos os membros da comunidade, em um esforço coletivo cheio de amor e alegria. Cada pedra foi passada de uma pessoa para outra por quilômetros de distância até o Morro do Heiau. Conforme cada pedra era colocada para a construir o monumento, ela era abençoada enquanto era colocada em seu lugar.

Conforme eu caminhava sozinha na serenidade silenciosa do antigo monumento, conectei-me com o *sentimento* do lugar e imediatamente vivenciei uma sensação que eu nunca tinha experimentado antes. Percebi que era uma sensação de alegria. Eu nunca havia sentido isso antes. Eu senti felicidade quando meus filhos nasceram, mas tinha levado uma vida triste, e a alegria não tinha feito parte de minhas experiências passadas.

Então dei o salto quântico: talvez o Criador pudesse me mostrar como ajudar os outros a encontrar alegria. Fui para fora de meu espaço e me conectei com o Criador. Perguntei como isso poderia ser feito, e ouvi uma voz que me disse: "Vianna, tudo que você tem a fazer é comandar para *saber*. Peça para saber qual é a *sensação da alegria* e suas células irão aprender. Você está na Terra para aprender a partir da experiência, mas não há nenhuma lei que diz que você tem de aprender por meio de uma experiência intensa. Você pode aprender sentimentos instantaneamente: qual é a sensação da alegria, qual é a sensação da compaixão, como ter compaixão por si mesmo, como ter amor próprio e assim por diante".

Foi nesse momento que o trabalho do sentimento nasceu. Quando cheguei em casa, retornando do Havaí, tive outra sessão com uma senhora que estava deprimida e não podia sentir alegria. Ensinei-lhe como era a sensação de alegria vinda do Criador de Tudo o Que É do Sétimo Plano. A partir desse momento, a porta foi aberta para permitir que as pessoas tivessem sentimentos que nunca haviam experimentado antes, como amor, alegria, felicidade, compaixão, perdão e respeito.

O TRABALHO DE SENTIMENTOS

Com o trabalho de sentimentos você pode aprender não só qual é a sensação de um sentimento, mas que é possível tê-lo, como tê-lo e como usá-lo.

O trabalho de sentimentos é uma das técnicas mais poderosas do ThetaHealing. A velocidade com que as mudanças acontecem nesse trabalho são surpreendentes. As pessoas podem ser ensinadas rapidamente de qual é a sensação de serem amadas, honradas, respeitadas, queridas, e até mesmo qual é a sensação de viverem sem um sentimento negativo criado por hábito, como, por exemplo, "Eu sei como viver sem ser miserável".

Tal como acontece com o trabalho de crenças, o praticante faz o teste energético com o cliente ou consigo mesmo, para descobrir se já experimentaram ou não sentimentos específicos. Algumas pessoas nunca experimentaram certos sentimentos em suas vidas. Talvez tenham sofrido traumas quando crianças e não desenvolveram esses sentimentos, ou os "perderam" em algum lugar no drama de sua existência. Essa é a razão pela qual, quando queremos manifestar uma alma gêmea em nossas vidas, ou abundância, ou muitas outras coisas, elas não vêm – temos de *experimentar* qual é a sensação antes que possamos trazê-la para nossa realidade.

Uma pessoa tem de ser apresentada a determinados sentimentos pela Força Criadora, a fim de tê-los em sua vida, como alegria, por exemplo, ou a experiência de amar ou de ser amado por alguém, ou saber qual a *sensação* de ser rico.

Para facilitar esse processo, tenha a permissão verbal da pessoa, conecte-se com a Força Criadora, use o processo de comando e testemunhe a energia do sentimento sendo "baixada" do Criador e fluindo através de cada célula do corpo e em todos os quatro níveis de crença. Uma vez que esse sentimento tenha sido experimentado, a pessoa está pronta para criar mudanças de vida.

Dessa forma, o que pode levar vidas para ser aprendido pode ser aprendido em segundos. Você sabe qual é a *sensação* de viver sem sofrimento, medo, raiva, frustração e conflito compulsivos? Viver com essas coisas pode se tornar tão habitual que já não sabemos como viver sem elas, mesmo que não possamos realmente viver com tais sentimentos. O Criador de Tudo o Que É pode ensiná-lo qual a sensação de viver sem eles em todos os níveis de sua vida, de modo instantâneo, e remover os medos que saíram de controle. Isso não significa que, quando você precisa sentir medo ou raiva, irá tê-los, porém você não terá de criar situações de medo em sua vida.

Tal como acontece com o trabalho de crenças, use os procedimentos dos testes energéticos para determinar o que uma pessoa não entende como sentir ou o que ela desconhece.

A seguir, o início de uma lista de "sentimentos" e "saberes" para que se faça o teste energético (a lista completa dos sentimentos está no DNA 2 – *Manual do Curso DNA Avançado*):

"Eu sei qual é a *sensação* de ter alegria".
"Eu sei qual é a *sensação* de ser aceito".
"Eu sei qual é a *sensação* de perdoar".
"Eu sei qual é a *sensação* de confiar em minha intuição".
"Eu sei qual é a *sensação* de ser completamente respeitado".
"Eu sei qual é a *sensação* de me perdoar".
"Eu sei qual é a *sensação* de estar nesta Terra".
"Eu sei qual é a *sensação* de estar conectado a esta Terra".
"Eu sei qual é a *sensação* de ser digno do amor de Deus".
"Eu *sei como* ser feliz".
"Eu *sei como* viver sem ser miserável".
"Eu *sei como* viver sem estar com raiva".

O PROCESSO DO SENTIMENTO

1. Centre-se em seu coração e visualize-se descendo em direção à Mãe Terra, que é parte de Tudo o Que É.
2. Visualize-se trazendo a energia que entra pela planta de seus pés, abrindo todos os chacras, até o chacra da coroa. E, em uma linda bola de luz, vá para o Universo. Vá além do Universo, além das luzes claras, além das luzes escuras, além das luzes claras, além da luz dourada, além da substância gelatinosa que são as Leis, até uma luz branca perolada iridescente, no Sétimo Plano da Existência.
3. Faça o comando ou pedido: "Criador de Tudo o Que É, é comandado ou pedido instalar o sentimento de (nomeie o sentimento) em (nome da pessoa) através de cada célula de seu corpo, em todos os quatro níveis de crença e em todas as áreas

de sua vida, para o Bem Maior. Grato! Está feito. Está feito. Está feito".

4. Testemunhe a energia do sentimento fluir para dentro do espaço da pessoa e visualize o sentimento vindo do Criador sendo enviado como uma cachoeira através de cada célula do corpo da pessoa, instalando o sentimento em todos os quatro níveis de crença.
5. Assim que o processo estiver concluído, mova sua consciência para fora do espaço do cliente, através do chacra da coroa, e se desconecte. Enxágue-se e coloque-se de volta em seu espaço. Vá para a Terra, traga a energia da Terra, passando por todos os seus chacras, até o chacra da coroa, e faça a quebra energética.
6. Assim que o processo estiver terminado, enxágue-se com a energia do Sétimo Plano da Existência e permaneça conectado a ela

Os seguintes programas e sentimentos estão nestas categorias:

"Eu sei qual é a definição do Criador de Tudo o Que É de"...
"Eu sei qual é a sensação de"...
"Eu sei"...
"Eu sei quando"...
"Eu sei como"...
"Eu sei como viver meu dia a dia com"...
"Eu conheço a perspectiva da Fonte de"...
"Eu sei que é possível"...

Você tem os seguintes programas? Se você não tem, conecte-se ao Criador de Tudo o Que e "baixe" esses sentimentos dentro de si em todos os quatro níveis de crença. (No *DNA 2 – Manual do Curso DNA Avançado* é dada a lista completa de *downloads*). O ensino desses sentimentos cria bem-estar físico e tem um efeito espetacular nas habilidades intuitivas da pessoa.

Programas do Criador de Tudo o Que É

"Eu *conheço* o Criador de Tudo o Que É".
"Eu *sei* que 'Deus' e o 'Criador de Tudo o Que É' são o mesmo".
"Eu *sei* que é possível conhecer o Criador de Tudo o Que É".

"Eu sei qual é a *sensação* de conhecer o Criador de Tudo o Que É".

"Eu sei qual é a *sensação* de estar totalmente conectado ao Criador".

"Eu *sei* que o Criador de Tudo o Que É é totalmente conectado a mim".

"Eu *sei como* ser totalmente conectado ao Criador de Tudo o Que É".

"Eu *sei como* me conectar com o Criador de Tudo o Que É".

"Eu sei qual é a *sensação* de me conectar com o Criador de Tudo o Que É".

"Eu sei qual é a *sensação* de ser digno do amor do Criador de Tudo o Que É".

"Eu sei qual é a *sensação* de saber que todas as coisas são possíveis com o Criador".

"Eu sei qual é a *sensação* de merecer o amor do Criador de Tudo o Que É".

"Eu *sei* que eu mereço o amor do Criador de Tudo o Que É".

"Eu sei qual é a *sensação* de permitir que o Criador me mostre o que está no corpo".

"Eu *sei como* permitir ao Criador de Tudo o Que É me mostrar o que está no corpo".

"Eu sei qual é a *sensação* de confiar que o Criador me dirá exatamente o que eu estou vendo no corpo".

"Eu *sei como* confiar que o Criador me dirá exatamente o que eu estou vendo no corpo".

"Eu *sei* a diferença entre ouvir o Criador de Tudo o Que É e eu".

"Eu sei qual é a *sensação* da diferença entre ouvir o Criador e a mim mesmo".

"Eu sei qual é a sensação de mostrar aos outros que eles são importantes para o Criador de Tudo o Que É".

"Eu *sei como* mostrar aos outros que eles são importantes para o Criador de Tudo o Que É".

"Eu sei qual é a *sensação* de irradiar a energia do Criador de Tudo o Que É para o mundo".

"Eu *sei como* irradiar a energia do Criador de Tudo o Que É para o mundo".

"Eu *sei como* viver meu dia a dia totalmente conectado ao Criador de Tudo o Que É".

"Eu sei qual é a *sensação* de permitir que o Criador de Tudo o Que É faça a cura".

"Eu *sei como* permitir que o Criador de Tudo o Que É faça a cura".

"Eu *sei quando* permitir que o Criador de Tudo o Que É faça a cura".

Programas do eu verdadeiro

"Eu *conheço* meu eu verdadeiro".

"Eu sei qual é a sensação de conhecer meu eu verdadeiro".

"Eu *conheço* a perspectiva de meu eu verdadeiro através do Criador de Tudo o Que É".

Programas para ver a si mesmo

"Eu sei qual é a sensação de me ver da maneira como o Criador me vê".

"Eu *sei* como me ver com a definição do Criador de Tudo o Que É".

"Eu *sei* que é possível me ver com a definição do Criador de Tudo o Que É".

Programas de seu propósito de vida

"Eu *sei* a perspectiva do propósito de minha vida através do Criador de Tudo o Que É".

"Eu *sei* que é possível saber meu propósito de vida".

Capítulo 13

CRENÇAS-CHAVE OU RAIZ

Agora que você aprendeu como fazer os trabalhos de crenças e sentimentos, aqui estão alguns passos rápidos para tornar seu atendimento a um cliente mais eficaz.

ESCAVAÇÃO (*DIGGING*)

Uma das maneiras pelas quais você pode ser mais eficaz como um praticante em uma sessão é empregando o que chamamos de *escavação*. Escavar é fazer testes energéticos para descobrir a crença-raiz que está por trás de muitas outras crenças. Aqui, como um praticante, você tem a oportunidade de brincar de investigador. Enquanto você realiza testes energéticos com a pessoa, as declarações que lhe são dadas fornecerão pistas para chegar à crença central do cliente e, portanto, de como ajudá-lo.

É útil visualizar o sistema de crenças como uma torre de blocos. O bloco da base é a *crença-raiz* que está sustentando o restante das crenças acima. É a raiz de todos os outros programas acima dela. Sempre pergunte ao Criador: "Quais crenças-raízes primárias estão sustentando esse sistema de crença intacto?".

Eu trabalhei uma vez em uma mulher que não acreditava ser capaz de se curar. Enquanto a sessão se desenrolava, ela disse: "Eu não posso me curar porque não mereço me curar". Perguntei por que ela não merecia se curar, e ela respondeu: "Porque Deus não quer que eu me cure". Eu fiz o teste energético nela para verificar se ela amava Deus e, com certeza, ela amava Deus. Perguntei-lhe se ela odiava Deus, e ela odiava Deus também. Eu perguntei por que ela odiava Deus e, depois de um momento de reflexão, ela disse: "Deus castiga". Eu intuitivamente soube que essa era a raiz para o sistema de crenças. Uma vez obtida a permissão, eu entrei no estado Theta e testemunhei a crença "Deus castiga" sendo enviado para a luz de Deus e substituído pela crença "Deus é um Deus clemente e amoroso". Assim que o programa "Deus castiga" foi para a luz da Criação, eu testemunhei os sistemas de crença "Eu odeio Deus" e "Eu não posso me curar" sendo também liberados. Todos esses sistemas de crença foram limpos pela liberação da crença-raiz "Deus castiga".

Você saberá que a crença-raiz foi encontrada quando houver um sentimento suave de realização em seu coração. Você pode economizar muito tempo procurando e limpando as crenças-raízes principais. Um de nossos praticantes sugeriu visualizar um sistema de crenças como um castelo de cartas. Você, então, pergunta ao Criador qual sistema de crença-raiz retirar para fazer com que o castelo de cartas caia, e a crença vai se tornar clara para você. Assim que você souber o programa-chave, peça (ao Criador) ou encontre os programas de substituição que devem ser instalados no vazio criado pelos programas removidos.

É sempre melhor encontrar o programa mais profundo da questão, removê-lo e substituí-lo antes da sessão ser finalizada.

O PROCESSO PARA DETERMINAR A CRENÇA-RAIZ

1. Pergunte à pessoa: "Se houvesse alguma coisa para mudar em sua vida, o que seria?". Então, faça a ela perguntas sobre o assunto levantado, até que você alcance a questão primária mais profunda. Você saberá que está perto da crença-raiz quando o cliente começar a se tornar verbalmente defensivo, a se contorcer ou a chorar em uma tentativa subconsciente de preservar o programa. Remova, cancele, resolva e substitua a questão, como necessário em qualquer nível de crença que você a tenha encontrado. As perguntas-chave para se perguntar são "Quem?", "O quê?", "Onde?" e "Como?".
2. Evite colocar seus próprios programas ou sentimentos no processo de investigação.

Certifique-se de estar conectado com firmeza à perspectiva do Criador do Sétimo Plano quando se encontrar no "espaço" da pessoa. Em alguns casos, as pessoas se repetirão, se esconderão ou levarão você a andar em círculos no cenário de perguntas e respostas. Por favor, seja paciente e persistente. Possivelmente será necessário perguntar ao Criador qual é o programa mais profundo.

Testes energéticos para crenças envolvem as funções do tálamo e do hipotálamo. O tálamo situa-se entre o tronco cerebral e o prosencéfalo. Ele recebe informações, tais como o que está sendo visto, ouvido ou sentido, incluindo o toque, a dor ou a temperatura. Isso acontece principalmente durante o estado de vigília. O tálamo compara as informações recebidas com as memórias armazenadas no córtex cerebral. Se nenhuma referência for encontrada, o tálamo procura na memória para verificar quais associações ou comparações podem ser encontradas e faz um palpite inteligente.

O hipotálamo mantém o corpo em equilíbrio, controlando a glândula pituitária, afetando os hormônios, o crescimento do metabolismo e os processos sexuais. Ele ajuda a regular os ciclos de sono e vigília. Ele influencia transtornos de humor e produz mudanças físicas quando o corpo é ameaçado, como em uma luta ou em uma fuga. Ele também controla a produção de suor, lágrimas e saliva. Isso se dá com os olhos abertos ou fechados, acordado ou dormindo.

Para determinar se você limpou o programa-chave ou raiz, teste a pessoa com os olhos fechados e abertos. Se a crença não tiver sido limpada com os olhos abertos e fechados, você ainda não encontrou a crença-raiz, portanto, o sistema de crenças central dos programas, conectado à crença-raiz, ainda está intacto. Continue a perguntar ao Criador pela crença-raiz e remova esse programa, então teste novamente o cliente com os olhos abertos e fechados.

REAÇÃO A CRENÇAS

Uma vez que esteja no processo de buscar uma crença-raiz, esta deve ser encontrada antes do fim da sessão, ou a pessoa pode passar por uma crise de cura. Não as deixe antes que o trabalho de crença delas esteja completo e observe atentamente sinais de desconforto nelas. Se elas se sentirem ou agirem de forma perturbada, ou se sentirem qualquer dor ou tristeza, seus problemas não foram resolvidos e o trabalho de crença deve continuar.

Se um cliente experimenta uma dor física inexplicável em uma sessão, é provável que você esteja alcançando programas subconscientes profundos. Isso significa que você está focando em diferentes sistemas de crenças que o subconsciente dele está lutando para preservar. Continue liberando crenças até que a dor tenha passado. Com a permissão dele, peça para fazer o *download* de qual é *a sensação* de estar seguro. Continue a sessão até que o cliente esteja confortável e tenha um comportamento sereno.

ENSINANDO CRENÇAS À MENTE

Há duas maneiras de ensinar crenças à mente:

1. Removendo e substituindo uma crença. Se você remover uma crença, deve substituí-la por uma nova.
2. Com o trabalho de sentimento, sem remover nada do cliente. A pessoa pode precisar de mais de um sentimento.

EXEMPLOS DE ESCAVAÇÃO PARA A CRENÇA-RAIZ (*DIGGING*)

Escavar até a mais profunda crença-raiz é fácil! Tudo que você tem a fazer é perguntar "Quem?", "O quê?", "Onde?", "Por quê?" e "Como?". A mente do cliente fará a escavação por você, acessando informações como um computador, e fornecerá uma resposta para cada pergunta. Se o cliente parece ficar estagnado ao procurar uma resposta, é apenas temporário. Mude a pergunta de "Por quê?" para "Como?", etc., até que uma resposta se manifeste. Se não houver resposta, pergunte-lhe: "Se você soubesse a resposta, qual seria?". Com um pouco de prática, você aprenderá a acessar a habilidade da mente para encontrar a resposta.

A qualquer momento no processo do trabalho de crença, o Criador pode vir a você e fornecer a crença-raiz que você está procurando, então esteja aberto para intervenções divinas.

A seguir, alguns exemplos de escavação (*digging*).

Escavação: Exemplo 1

O exemplo seguinte é de uma sessão real:

Homem: "Eu tenho um problema financeiro".

Vianna: "*Por que* você tem um problema financeiro?"

Homem: "Porque dinheiro é a raiz de todo o mal".

(Se eu fosse remover o programa "Dinheiro é a raiz de todo mal" nessa fase inicial da leitura, não afetaria a questão mais profunda ou raiz.)

Vianna: "*Por que* dinheiro é a raiz de todo mal?"

Homem: "Porque somente pessoas educadas têm dinheiro".

Vianna: "*Por que* que só pessoas educadas têm dinheiro?"

Homem: "Porque é assim".

Vianna: "Se isso é verdade, isso faz com que *você* seja *quem*?"

Homem: "Eu sou estúpido".

Vianna: "*Quem* te disse isso?"

Homem: "Meu pai".

Vianna: "*Por que* seu pai te disse isso?"

Homem: "Não, minha mãe me disse isso".

(O cérebro encontrará a memória certa, a fim de corrigir a si mesmo.)

Vianna: "*Por que* você achou que isso tinha vindo de seu pai?"

Homem: "Eu não sei".

Nesse ponto, o homem começou a se contorcer desconfortavelmente em sua cadeira. Se um cliente está olhando para você diretamente no rosto, com firmeza, sem mover os olhos, não é provável que você esteja no caminho para a crença-raiz. Se ele ficar agitado e se movimentar na cadeira, por outro lado, você está se aproximando.

Vianna: "Mas, e *se* você soubesse?"

Homem: "Eles nunca quiseram ter um filho; nunca quiseram uma criança. Eu sou um erro".

"Eu sou um erro" e "Eu não sou querido" são as mais prováveis questões-chave ou raízes aqui.

Para testar se a questão-raiz foi encontrada, faça o teste energético com o cliente, mantendo seus olhos abertos, bem como com os olhos fechados. Em seguida, suba e pergunte ao Criador se aquelas crenças são as questões-raízes.

Nesse caso, agora libere as crenças "Eu não sou querido" e "Eu sou um erro" e substitua-as pela crença "Eu sou querido". Certifique-se, então, de seguir com o trabalho de sentimento para ensinar à pessoa qual é a sensação de ter a definição do Criador do que é ser querido. O texto do comando seria algo como: "Eu conheço a definição do sentimento de ser querido", "Eu sou querido a partir do Criador de Tudo o Que É do Sétimo Plano da Existência". Então, com a permissão do cliente, baixe nele o sentimento a partir do Criador de Tudo o Que É.

Uma vez que você tenha encontrado a crença-raiz, o processo de escavação sempre acabará com o trabalho de sentimento para completar a sessão. Isso porque, se você não entende qual é *a sensação* de ter um programa em particular, simplesmente substituir o programa só fará a mente dar voltas.

Nesse exemplo, no fim da sessão, traga qual é *a sensação* de ser querido, de modo que o cliente saiba como é ser querido, qual é *a sensação* de ser nutrido e aceito. Em seguida, é provável que a questão seja curada.

Depois de ensinar ao cliente esses sentimentos, faça o teste energético novamente, e o programa "Dinheiro é a raiz de todo mal" terá ido embora. As questões das pessoas com dinheiro não estão ligadas ao dinheiro em si. Dinheiro é apenas um papel ao qual nós atribuímos um valor. As pessoas têm problemas com dinheiro quando encontram problemas com sua autoestima.

Escavação: Exemplo 2

Esse exemplo foi de uma sessão real que eu realizei com uma mulher. Descobri que ela tinha problemas em ser uma curadora. Nela, o resultado do teste energético era positivo para o programa "Eu serei morta por ser uma curadora", e era negativo para "Eu posso realizar trabalhos de cura".

Mulher: "Eu serei morta por ser uma curadora".

Vianna: "*Por que* você será morta? *Por que* você não pode fazer um trabalho de cura?"

Mulher: "Porque eles me matarão".

Vianna: "*Por quê?*"

Mulher: "Porque é errado dizer às pessoas em que eu acredito".

Vianna: "*Quando* isso começou?"

Mulher: "Começou em outra vida. Não, foi minha mãe, nesta vida. Toda vez que eu dizia à minha mãe em que acreditava, ela me batia".

Vianna: "Então você será punida por dizer o que acredita?"

Mulher: "Oh, sempre".

Vianna: "Você tem problemas com sua mãe?"

Mulher: "Claro. Ela é terrível".

Vianna: "*Por quê?* Você é punida cada vez que diz em que acredita?"

Mulher: "Sempre. Meu pai me punia também".

Vianna: "*Quando* isso começou?"

Mulher: "Começou quando eu tinha 4 anos de idade".

Vianna: "*O que* aconteceu quando você tinha 4 anos?"

Mulher: "Eu me lembro de ter dito à minha mãe que não era certo tratar meu pai do jeito que ela o tratava. Então ela me bateu. Toda vez que eu machuco alguém que eu amo, ou digo em que acredito, sou punida".

Vianna: "Você gostaria de saber qual é *a sensação* de se expressar sem ser punida?"

Mulher: "Sim, gostaria!"

"Eu sou punida" é a crença-raiz. Então, remover a crença "Se eu disser em que acredito, serei punida" não limpará a questão-raiz. Primeiramente, a pessoa precisa saber como viver sem ser punida. Depois, faça nela o *download* do sentimento correspondente à sensação de se expressar sem ser punida. Uma vez feito isso com essa cliente, o programa original "Eu serei morta por ser uma curadora" foi limpo.

Toda crença negativa vem acompanhada por uma positiva. A próxima pergunta a ser feita à mulher seria: "O que você está ganhando ao ser punida?"

TRABALHANDO O MEDO

Há muitos anos, ministrei um curso de certificação de professores de ThetaHealing em Yellowstone, Montana. Uma de minhas alunas veio até mim e acusou um homem em seu grupo de ser "reptiliano" e, portanto, mau. O boato de que ele era um espião reptiliano assistindo às atividades dos curadores se espalhou por toda a turma. A estudante fazia questão de que ele fosse expulso do curso. Quando fui confrontada com isso, eu disse: "Todos os seres merecem aprender o trabalho Theta. Tudo ficará bem. Se ele realmente é um réptil, iremos apenas curá-lo".

As pessoas da turma não ficaram satisfeitas com essa explicação, porque estavam apegadas à histeria de sua verdade fabricada. Elas estavam tão ocupadas com o medo imaginário que, na verdade, não perceberam que o homem era uma alma antiga dos tempos da Atlântida e um ser de luz, e não era nem um pouco mau. Descobriu-se que ele simplesmente rejeitou o assédio de minha aluna, o que, por alguma razão, levou-a a acreditar que ele era um reptiliano. Se houvesse uma pessoa com "energia reptiliana" na turma, certamente não era ele. Seus sentimentos, no entanto, foram profundamente feridos pelas fofocas e pelas falsas acusações do grupo.

O medo nos faz ficar presos em nosso espaço e bloqueia nossa capacidade de curar e ser curado. É a única coisa que nos impede de acessar o Sétimo Plano da Existência.

Qual é seu maior medo? O medo compulsivo pode causar um bloqueio em curas, leituras e manifestações. Por um lado, você quer manifestar algo, mas seus medos o bloqueiam. Por outro, você pode criar exatamente aquilo que mais teme.

Quando as capacidades intuitivas começam a se desenvolver, o medo se torna o maior perigo para a pessoa que faz orações para manifestações. Se a pessoa intuitiva desse tanto poder ao amor, à luz e ao equilíbrio quanto dá ao medo e ao ódio, haveria pouca ou nenhuma autossabotagem. A pessoa intuitiva deve reconhecer quanta influência seus pensamentos têm sobre sua vida.

Programas de medo também podem ser transmitidos através dos níveis genético ou histórico. Remova, cancele, resolva e substitua essas energias conforme necessário.

Programas de medo ocupam um espaço significativo na vida e, quando há um excesso de medo, surgem problemas nas glândulas suprarrenais e nos pulmões.

Há, no entanto, uma reação de medo natural que uma pessoa precisa para atuar nas horas de emergência. É importante separar os "programas de medo" dessa reação natural de emergência. Se uma pessoa vive em estado de medo, esse é um programa, assim como as fobias também o são. Esses programas podem ser alterados com o trabalho de crenças.

CURANDO MEDOS

Programas de medo podem ser simplesmente removidos com o trabalho de crenças. Quando você está lidando com uma pessoa que é oprimida por um círculo vicioso de medo compulsivo em sua mente, siga o medo colocando a pessoa na situação, perguntando qual é seu maior medo e a pior coisa que poderia acontecer a ela. Coloque-a na situação até chegar a uma conclusão. Enpregar esse processo treina a mente da pessoa a atravessar o ciclo do medo e a ajuda a entender como superar o medo por meio do fechamento da forma-pensamento.

Entre na situação do medo e vá até o fim, perguntando *por que* esse sentimento surgiu, *como* aconteceu e *quando* aconteceu. Se você chegar a um impasse com o processo e não souber a direção a seguir, apenas aguarde tranquilo assistindo a pessoa, e ela trará uma nova direção envolvendo outro tempo e lugar.

Conforme o medo é liberado, ele se moverá através do corpo. Sugira que o cliente toque gentilmente ou dê uma leve batida em seu timo (no meio do peito), e ele liberará o sentimento (memória celular) de seus ancestrais ou de sua infância. O timo é um dos principais locais onde a energia emocional é armazenada no corpo.

Ter decepcionado Deus é um grande medo das pessoas com programas sobre Deus. Com esse programa, muitas vezes, vem o medo de não terminar a missão de Deus a ser cumprida. Pergunte à pessoa se ela tem o programa "Eu tenho uma missão de Deus a ser cumprida" e investigue para verificar se ela tem algum medo ligado a essa missão. Teste os programas "Deus me odeia", "Deus se afastou de mim" e "Eu temo a Deus". Esses são todos medos equivocados sobre Deus.

Após ter realizado milhares de leituras, comecei a ver um padrão de programas de medo. Esse é o processo que se desenvolveu a partir dessas sessões que se referiam ao medo. A seguir, exemplos de sessões reais dos cursos de ThetaHealing.

Medo: Exemplo 1

Praticante: "*Qual* é seu maior medo?"

Cliente: "Tenho medo de ser pobre".

Praticante: "*O que* acontecerá se você ficar pobre?"

Cliente: "Ficarei na rua".

Praticante: "E *se* você ficar na rua?"

Cliente: "Irei sofrer e morrer".

Praticante: "E *se* você sofrer e morrer?"

Cliente: "Eu me tornarei nada".

O medo real é "o medo de tornar-se nada".

Medo: Exemplo 2

Eu trabalhei em uma mulher que apresentava fobia de altura. O programa era “Eu morro de medo de altura”.

Ao trabalhar com uma fobia, você deve, mais uma vez, guiar a mente através do labirinto do medo. Pergunte: “Qual é a pior coisa que acontecerá se você se deparar com seu maior medo?”.

Mulher: “Eu cairei do penhasco. É um penhasco de cor amarela que não tem árvores”.

Vianna: “*Quando* foi a última vez que isso aconteceu?”

Mulher: “Eu não sei”.

Vianna: “*O que* acontece depois?”

Mulher: “O vagão cai em cima de mim”.

Vianna: “E então o que acontece?”

Mulher: “Estou presa no fundo desse penhasco frio”.

Θ Quando os clientes trazem tantos detalhes é porque estão se lembrando de um acontecimento real. Não importa de onde vem a memória. Você deve guiá-los através dela, para não deixá-los no meio de seu maior medo.

Vianna: “Então *o que* acontece?”

Mulher: “Eu morro de desidratação. É terrível morrer de desidratação. A primeira coisa que acontece é que você fica cego por seus olhos secarem”.

Θ A morte não é o fim quando se trata do medo.

Vianna: “*Qual* é a pior coisa que acontecerá se você morrer?”

Mulher: “Meus filhos não serão capazes de me ver e irei decepcioná-los”.

Vianna: “*Qual* é a pior coisa que acontecerá se você decepcionar seus filhos?”

Mulher: “Eu decepcionarei Deus”.

Vianna: “*Qual* é a pior coisa que acontecerá se você decepcionar Deus?”

Mulher: “Eu ficarei presa sozinha no escuro”.

Vianna: "Então *o que* acontecerá?"

Mulher: "Eu serei um nada. Eu me tornarei um nada se eu decepcionar Deus. Eu tenho medo do nada".

"Eu tenho medo do nada" é o programa-raiz na maioria de nossos maiores medos. De fato, é um dos maiores medos da humanidade. O "medo do nada" é o receio de que não haja nada após a morte, de que não haja Deus e de que tudo o que iremos encontrar é o nada.

Remova o medo "Eu tenho medo do nada" e substitua-o pelo programa que o Criador de Tudo o Que É trouxer. Normalmente é este: "Eu sou sempre amado pelo Criador".

No final, levaremos a pessoa de volta ao alto do penhasco.

Vianna: "Pense no alto daquele penhasco. Isso faz com que você sinta algum mal-estar?".

Mulher: "Que estranho! Isso não me incomoda mais".

Notavelmente, seu medo de altura foi embora. O caminho do medo real foi seguido até o fim. O medo não era de altura, era de decepcionar seus filhos, decepcionar Deus e tornar-se nada.

Medo: Exemplo 3
O maior medo dessa mulher era de águas profundas.

Vianna: "*Qual* é a pior coisa que poderia acontecer se você estivesse na água?"

Mulher: "Eu me afogaria".

Vianna: "*Qual* é a pior coisa que poderia acontecer se você se afogasse?"

Mulher: "Eu teria de voltar de novo".

Vianna: "*Qual* seria a pior coisa que poderia acontecer se você tivesse de voltar de novo?"

Mulher: "Nunca pararia. Eu teria decepcionado Deus e teria de voltar de novo".

Vianna: "*Qual* seria a pior coisa que poderia acontecer se você tivesse de voltar de novo?"

Mulher: "Nunca pararia. Eu estaria em um tormento sem fim de voltar novamente".

Vianna: "*E o que* aconteceria então?"

Mulher: "Então eu teria de voltar de novo. Eu fracassaria em minha missão de vida".

Vianna: "E o *que* aconteceria então?"

Mulher: "Eu iria voltar e me afogar novamente".

Vianna: "*Qual* seria a pior coisa que poderia acontecer se você se afogasse de novo?"

Mulher: "Eu voltaria repetidamente".

Vianna: "*Qual* seria a pior coisa que poderia acontecer se você tivesse de voltar repetidamente?"

Mulher: "Eu nunca concluiria. Eu estaria presa. Eu nunca estaria com Deus novamente".

Você pode adivinhar que a crença-base aqui é "Eu nunca estarei com Deus novamente". Quando você liberar esse programa e substituí-lo por "Estou sempre na presença do Criador", o medo da água será removido dessa pessoa.

Θ Você deve perceber que cada pessoa é diferente. Portanto, não há uma única maneira de trabalhar nas crenças. Por exemplo, você não pode remover o programa "Temo o nada" de todas as pessoas que tiverem medo de altura. Cada pessoa é tão individual quanto cada grão de areia da praia.

OS TRÊS ERRES: REJEIÇÃO, RESSENTIMENTO, REMORSO

Eu chamo esses programas de "três erres". Sua mente perde uma incrível quantidade de tempo nessas três questões, e, se você limpar os programas associados a eles, abrirá espaço suficiente em sua mente para ser capaz de mover objetos (telecinesia).

Suas células cerebrais, conhecidas como neurônios, possuem receptores para emoção. Seja essa emoção uma depressão ou uma felicidade, ela é como uma "dose" para suas células. Uma vez que um receptor se acostume a uma emoção, ele a tem como uma droga. Então, se você está acostumado a estar deprimido, você criará depressão. Mas, com os estímulos adequados, seu cérebro faz novas conexões o tempo todo e, quando você realiza o trabalho de sentimento, estimula o cérebro e adiciona novas conexões. No trabalho de sentimento, você aprende como viver sem hábitos negativos específicos e, então, proporciona ao cérebro a capacidade de desligar os receptores que estão procurando esses programas emocionais negativos e de criar novos caminhos para os positivos. Quando fazemos o trabalho de sentimento, é maravilhoso ser capaz de ensinar a uma pessoa qual é *a sensação* de viver sem depressão, sem se sentir miserável, sem a síndrome do "pobre de mim", e recondicionar os receptores dos neurônios a aceitar felicidade, alegria e responsabilidade. Após o trabalho de sentimento, se as antigas emoções negativas reaparecerem na vida da pessoa, ela agora tem consciência e pode, assim, desligar aquelas emoções e se abrir para as positivas.

REJEIÇÃO

A rejeição pode influenciar uma pessoa em grande parte de sua vida. Ela pode impedir o sucesso e a descoberta do verdadeiro amor. O medo da rejeição pode levá-lo ao fracasso antes mesmo de começar alguma coisa, e a sabotar-se em tudo que faz. Limpar o medo da rejeição permite a pessoa a viver sua vida.

RESSENTIMENTO

Ao remover um ressentimento, você tem de perceber que o cérebro é semelhante a um computador. Se você remover "Eu ressinto minha mãe", pode funcionar no início, mas pode perfeitamente se transformar em um rancor contra a mãe. O próximo passo é remover o rancor, mas, depois, a pessoa pode ficar desconfortável porque o rancor o estava mantendo seguro. O praticante deve ensinar ao cliente como viver sem se ressentir da mãe, e que é seguro fazer isso. É por isso que criamos rancores – nós nos mantemos seguros longe das pessoas que nos ferem, para que não nos machuquemos novamente. Você pode remover ressentimentos individualmente com o trabalho de crença, mas deve fazer um esforço extra e remover os rancores também.

Aqui está a chave: cada pessoa em sua vida lhe serve de alguma forma. Se há uma pessoa resistente e difícil de se relacionar em sua vida, talvez a resistência seja a maneira pela qual você se motiva.

REMORSO

O remorso pode deixá-lo muito doente. Casamentos falidos, casamentos em que ambos estão solitários, estar solitário, não dizer a alguém que você o ama, etc., todos podem evitar que você fique melhor. Remorso afetará todo o seu corpo, e seus pulmões, em particular.

Se você já trabalhou nas crenças de alguém e este não melhorar, vá para os três erres. A remoção destes limpará os rins, os pulmões e o fígado.

Programas dos três erres

"Eu sou rejeitada(o) por (pessoa, situação)". Substitua por "Eu me aceito" e "Eu sei qual é a *sensação* de viver sem ser rejeitado".

"Eu me ressinto (dessa pessoa)". Substitua por "Eu libero o ressentimento" e "Eu sei qual é a *sensação* de viver sem ressentimento".

"Eu tenho remorso (dessa situação)". Substitua por "Eu estou livre do remorso" e "Eu sei qual é a *sensação* de viver sem remorso".

Capítulo 14

PROCESSO AVANÇADO DE CURA COM O TRABALHO DE CRENÇAS

Às vezes, gritamos para os céus ou até mesmo murmuramos: "Por que Deus está fazendo isso comigo?". Essa é a saída mais fácil. Deus não está fazendo nada a você. Deus não decide fazer sua vida miserável. Como um pai benevolente, Deus nos permite decidir o que será de nossa vida. Deus tem uma energia a qual podemos nos conectar, mas temos de nos permitir viver nessa energia, pois Deus nos possibilita viver nossas próprias vidas. Quantas pessoas sabem que Deus pode mudar qualquer coisa em um instante?

Quem é esse Deus, afinal? Um homem? Uma mulher?

Quantos de vocês acreditam que, quando morrerem, serão julgados?

Quantos de vocês compreendem qual é a *sensação* de saber que este mundo não é uma realidade? Que seu espírito e seu corpo estão ocupando esse espaço, mas que não existe nada semelhante a realmente estar aqui? Intelectualmente, quantos de vocês têm uma compreensão íntima (e) profunda de que tudo é composto de átomos e energia?

Você acredita que câncer de próstata é pior que caxumba?

Você acredita que câncer de mama é pior que catapora?

Você acredita que a diabetes é incurável?

Você compreende qual é a *sensação* de receber uma cura instantânea de Deus?

É por isso que temos o trabalho de crenças. Isso nos dá a capacidade de responder a essas questões da mente, corpo e espírito, para que possamos remover e substituir os sistemas de crenças dentro de nós, a fim de nos conectarmos totalmente a *Tudo o Que É*.

Precisamos também praticar a técnica ThetaHealing, porque, quanto mais você praticar, mais você crescerá. Pessoas vêm a mim o tempo todo e dizem: "Eu quero fazer o que você consegue fazer!". Eu sempre respondo a eles: "Ok, mas você terá de praticar". Ainda assim, meus alunos persistem e dizem para mim: "Não, eu quero tudo agora!". E eu, pacientemente, digo: "Não, não é assim que funciona. Você ainda tem de praticar para que possa crescer".

A melhor maneira de crescer é aprender como *sentir*. Com o trabalho de sentimento, você aprenderá a trazer de Deus certos sentimentos que levaria uma vida para experimentar e entenderá como experimentá-los *agora* para sua evolução.

À medida que suas habilidades se desenvolvem, você pode entrar em um quarto e, intuitivamente, "ver" que há algo errado com alguém. Você não tem a responsabilidade de ir até o indivíduo e dizer isso. Você tem de respeitar seu livre-arbítrio e esperar até que peça para que trabalhe com eles. Somente então é que ele estará pronto para se curar.

Algumas pessoas não podem aceitar uma cura instantânea, porque acreditam que a cura deve levar algum tempo – um dia, uma semana, um mês –, e o curador deve respeitar isso. Uma coisa que eu descobri sobre as pessoas que se curavam instantaneamente foi que elas entendiam qual era a sensação de se sentir saudáveis, qual era a sensação de ser amadas por Deus e qual era a sensação de ser dignas do amor de Deus. Se uma pessoa não possui esses sentimentos, eles devem ser instalados em si. Mas só porque elas entendem como são esses sentimentos não significa que acreditam *merecê-los*. Talvez seja necessário realizar o trabalho de crenças e sentimentos com elas.

Uma mulher entrou em contato comigo para uma cura, e eu usei com ela o trabalho de crenças para que Deus curasse sua perna de um câncer. Depois, ela apareceu em uma de minhas aulas muito zangada comigo. Parece que o Criador tinha curado sua perna do câncer, mas esquecera de curar seu joelho de uma dor que não estava relacionada com o câncer. Ela estava muito chateada com isso. Pacientemente, fui em seu espaço para fazer o trabalho de crenças, a fim de descobrir por que seu joelho não havia se curado. Descobri que ela tinha a crença "É errado pedir demais a Deus", e isso havia bloqueado a cura. Fiquei curiosa e descobri que eu também tinha esse programa.

Como um curador, você deve ter paciência com todos os tipos de pessoas. Você tem esse tipo de paciência? Você entende qual é a *sensação* desse tipo de paciência? E lembre-se de que só porque você sabe qual é a *sensação* de algo não significa que você sabe como *agir* em relação a esse sentimento.

Muitos de nós não damos o próximo passo da aceitação da cura porque temos medo. E se você pudesse realizar uma cura instantânea em alguém que tocasse? Será que as vozes interiores começariam a sussurrar: "Quem você pensa que é? Somente Cristo pode curar desse jeito!"? Pequenos debates como esses se passam em nossas mentes o tempo todo. Se pudéssemos eliminá-los, poderíamos entrar em nossa conexão verdadeira com Deus. Conforme não nos tornamos afetados pelo negativo e positivo, pela causa e efeito, pelo bem e mal é que somos capazes de testemunhar Deus sem sermos interferidos por programas.

Pessoas criadas em variados sistemas de crença religiosa do mundo podem não ter uma visão clara do que é Deus, de quem é

Deus e do que elas acreditam que Deus fará por elas. É uma boa ideia explorar a forma como você vê Deus, o Criador de Tudo o Que É.

É importante aprender também a como influenciar sua mente para estar em uma determinada perspectiva, com os seguintes programas: "Eu acredito em milagres", "Eu sou importante o suficiente para Deus", "Eu sou totalmente conectado ao Criador" e "Eu estou sempre conectado a Deus".

Uma vez que você tenha aceitação e confiança no amor de Deus, a cura simplesmente acontece.

O NOVO PARADIGMA: O QUE OS SERVE?

Descobri que algumas pessoas usam doenças para servi-las. Então, se você achar que uma pessoa não aceita a cura, explore o que sua condição lhe serve. Um bom exemplo disso seria a atenção que uma pessoa recebe a durante uma doença. Quando você não está bem, as pessoas se preocupam com você, elas mandam presentes, tomam tempo para telefoná-lo e param para ver como você está se sentindo. Se você encontrar alguém que se serve de uma doença dessa forma, descubra quais crenças precisam ser mudadas a fim de que a doença já não lhes sirva mais.

Algumas pessoas fazem de sua doença a sua vida inteira e, portanto, não se curam porque à perda da angústia seria demais para elas. Em alguns casos, todo o significado de sua existência é lutar com a doença. Talvez elas recebam amor, atenção ou simpatia por causa disso. Ou elas se tornam tão incrivelmente focadas na cura da doença que, uma vez que a angústia se vai, elas se sentem perdidas, porque o desafio de superar a doença era sua única razão de viver. O curador deve dar a uma pessoa como essa um novo foco, uma nova razão para viver. Caso contrário, elas podem simplesmente substituir uma angústia por outra, de modo a ter um desafio similar. A maioria das pessoas tem dificuldade com mudanças. A menos que possam se sentir confortáveis em seu novo paradigma, elas voltarão para o antigo. Por isso, é importante que o praticante procure programas que criem um resultado negativo e que libere e os substitua para que a pessoa aceite o processo de cura.

Também é possível que a pessoa não tenha certos sentimentos, tais como "Eu sei qual é a *sensação* de ser curado pelo Criador". Então limpe todos os programas de medo de doença, já que o medo pode interferir no processo de cura e, depois, baixe na pessoa sentimentos que elas não possuem, que dizem respeito a viver sem a doença.

Outra sugestão é treinar a pessoa a fazer ThetaHealing. Para algumas pessoas, não há melhor terapia do que ajudar os outros a se curar.

LIBERDADE DE OBRIGAÇÕES

Quando comecei a ensinar ThetaHealing internacionalmente, convidei uma pessoa que eu conhecia há muitos anos para trabalhar para mim. Ele era um grande amigo meu e, inicialmente, ficou relutante em ter uma amiga como chefe, mas, com um pouco de persuasão de minha parte, ele concordou em trabalhar para mim.

Por favor, entenda que eu acredito que a maioria das situações na vida é criada por uma razão. Com o tempo, vi por que eu tinha intuitivamente escolhido esse amigo para trabalhar para mim. Você vê, eu o tinha escolhido em razão dos programas negativos que nós compartilhávamos, não necessariamente pelos programas positivos. A interação entre nós dois foi interessante e, por anos seguidos, uma relação estranha aconteceu. Quando eu queria me arriscar a criar oportunidades, ele ficava extremamente estressado, dizendo-me que eu fracassaria e que não era possível realizar meus objetivos. Naturalmente, minha resposta para ele era: "Quer apostar? Veja como eu faço! Isso será feito, é assim".

Até aquele momento, a única maneira na qual eu sabia fazer as coisas era *por meio de conflito*. Então, eu tinha atraído para mim alguém que me ajudasse a realizar meus objetivos, mas não da melhor e mais elevada forma. Eventualmente, percebi que eu o estava mantendo em minha vida por razões erradas. É desnecessário dizer que ambos estávamos sofrendo com a situação. Finalmente havia chegado o momento de deixá-lo ir, para que ele pudesse ser feliz. Eu havia crescido e não tinha mais a necessidade constante de ser negativamente desafiada.

Dê uma boa olhada em sua própria vida e observe como as pessoas o estão servindo. Descubra *por que* elas o estão servindo. Será que é porque você é uma vítima, ou será que é porque você precisa de conflito para funcionar? Se eles o estão servindo de uma forma negativa para criar um efeito positivo, então talvez seja hora de libertá-los dessa obrigação. Mas, se você não liberar dentro de si as crenças que estão causando a situação, irá substituí-la por uma que é praticamente a mesma coisa. Por exemplo, se você remove alguém de sua vida e essa pessoa a estava servindo, então você só a substituirá por outra pessoa.

Dê uma boa olhada em sua própria vida e observe como as pessoas a estão servindo. Faça estas perguntas a si mesmo:

"Minha timidez está servindo a um propósito?"

"A agressão de outra pessoa está me motivando?"

"Há alguém em minha vida que me faz infeliz?"

"Há alguém em minha vida que constantemente me diz que eu não posso fazer alguma coisa, ou está me freando e não me apoiando? Eu tenho essa pessoa em minha vida para criar um desafio a ser superado?"

"Existe alguém que esteja me impedindo de seguir em frente? O que aconteceria se eu não tivesse essa pessoa em minha vida? Eu seria capaz de seguir em frente ou a substituiria por outra? O que elas estão me fazendo ver?"

Se alguém está tornando sua vida sofrida ou triste, liberte-o dessa obrigação.

Além disso, livre-se das crenças de obrigações, como "Eu não consigo fazer isso", "Tem de ser difícil", "É fácil demais", "Não pode ser tão fácil assim" e "Tudo na vida tem de ser difícil para valer a pena". Procure em você esses programas e os substitua quando necessário. Instale os sentimentos "Eu sei qual é a *sensação* de atingir objetivos sem conflito" e "Eu sei como existir sem conflito". Remova o programa "Essa pessoa me motiva pelo conflito". Substitua esse programa por "Eu liberto essa pessoa da obrigação de criar conflito em minha vida".

Pode ser também necessário fazer um trabalho de sentimentos em relação a essa questão.

PROGRAMAS AVANÇADOS

AUTOCOMPAIXÃO

Uma maravilhosa amiga certa vez me disse que ela tinha passado algum tempo com um Lama famoso. Ela perguntou ao santo homem o que ele sentia ser a coisa mais importante na vida. Você teria pensado que era "ter compaixão pelos outros", mas o santo homem respondeu: "É a companhia que você tem. A coisa mais importante que você pode fazer nesta vida é ter boas companhias".

Todos nós devemos levar essa sabedoria ao coração. Olhe ao seu redor, para seus amigos, sua família e seus associados. Será que eles o fazem sentir bem consigo mesmo, ou você permite ser drenado por eles constantemente? Você pode querer reavaliar sua vida.

É um desafio para algumas pessoas ter a confiança para manter boas companhias. Você deve, em primeiro lugar, aprender a ter compaixão por si mesmo, a saber o que é isso e qual é a *sensação* disso. Se você permite que pessoas em sua vida o impeçam de amar a si mesmo ou aos outros, isso pode ser difícil.

Programas de autocompaixão

Teste-se para estes programas:

> "Eu sei qual é a sensação de ter compaixão por mim mesmo".
> "Eu sei como ter compaixão por mim mesmo".
> "Eu sei o que é compaixão".

SEGURANÇA

Teste-se também para o *sentimento* e o *conhecimento* de estar seguro, caso sua infância tenha sido turbulenta e cheia de violência e incerteza. Pessoas que foram criadas nessas situações não terão sido capazes de criar tal sentimento, porque não o têm experimentado há muito tempo. É importante que este seja instalado na pessoa, já que, sem ele, inconscientemente, a pessoa criará situações que não são seguras em pensamento, prática e ação.

Programa de segurança

> "Eu sei qual é a sensação de estar seguro".

"Eu sei qual é a sensação de me sentir seguro em meu corpo humano".

ACEITAÇÃO

A percepção da informação é um fator importante no entendimento da cura. Muitos fatores entram em jogo: antecedentes, estado atual da mente, equilíbrio emocional e estado físico, bem como o desenvolvimento espiritual. Todos estes são fatores que influenciam a capacidade de ouvir e discernir o conhecimento sagrado.

Aprenda a refinar suas percepções para que você possa encontrar a essência da aceitação, sem a interferência de influências negativas – e até positivas – que possam bloquear seu desenvolvimento.

Teste o programa "Eu me aceito". Isso pode eliminar completamente a dúvida que possa ter de si mesmo. Se o resultado for positivo para o programa "Eu duvido de mim", mude-o para o programa "Eu tenho pura aceitação de mim mesmo".

Programas de aceitação

"Eu sei qual é a sensação de ser aceito".
"O Criador me aceita".
"Eu sei como aceitar a cura instantânea de Deus".
"Eu aceito meu corpo humano".

ALEGRIA

Muitas das pessoas com quem você trabalhará não irão saber qual é a *sensação* de alegria.

Programas de alegria

"Eu sei qual é a sensação de ter alegria".
"Eu sei qual é a sensação de aprender a partir da alegria".

VIVENDO NO AGORA!

A maioria das pessoas perde tanto tempo vivendo no drama de sua história que se esquece de estar, e viver, no agora. Essas pessoas estão, muitas vezes, vivendo mais no passado do que no presente e não estão olhando para o futuro. Você pode ter um dia maravilhoso, mas não perceber. Ensine a si mesmo a como viver no agora.

Programas de viver no agora

"Eu estou vivendo no agora, neste momento e neste segundo".

"Eu sei qual é a sensação de viver no agora e sinto a alegria disso através de meu corpo".

"Eu entendo como viver no agora e criar meu futuro."

SACRIFÍCIO

Algumas pessoas resgatam informações de compromissos genéticos, históricos ou de outros planos em outros tempos, para recriar grandes sacrifícios nos tempos de hoje. Isso ocorre porque a alma está evoluindo da única maneira que ela sabe. Ela precisa ser treinada novamente para que possa evoluir sem ter de sacrificar tudo para crescer espiritualmente ou para obter ganhos materiais.

Sacrifício é diferente de comprometimento e convicção. Peça a Deus para que você possa saber a diferença entre esses aspectos. Sacrifício é uma escolha. Por fim, devemos lembrar que serviço também é diferente de sacrifício.

Programas de sacrifício

"É meu trabalho salvar o mundo." Substituir por: "Estou em perfeita harmonia e equilíbrio".

"Eu sou responsável por tudo o que o mundo faz".

"Eu tenho de me sacrificar para que Jesus me ame".

"Eu tenho de me sacrificar para que qualquer um me ame". Substituir por: "Eu sou sempre amado".

"Eu tenho de me sacrificar para ganhar dinheiro".

SISTEMAS DE CRENÇAS DIVERSOS

DINHEIRO

Os sistemas de crenças em torno do conceito de dinheiro são uma boa maneira de ilustrar como liberar e substituir programas de crenças negativos.

Durante séculos, acreditava-se que as pessoas tinham de ser humildes para se comunicar com Deus. Como aqueles que tinham dinheiro não eram encarados como humildes, o dinheiro foi, portanto, pensado como sendo "a raiz de todo mal". Agora, percebemos que o Criador é abundante em todos os sentidos.

Então vamos imaginar que você fará um trabalho em alguém para programas relativos ao dinheiro. Esteja certo de que a pessoa esteja hidratada e preparada para realizar os testes. A primeira coisa a fazer é um teste energético nela, pedindo que declare se acredita ser rico ou pobre. Suponhamos que o teste tenha dado positivo para "Eu sou pobre".

Depois de ter recebido a permissão do cliente, vá até o Criador, faça o comando, entre em seu espaço e testemunhe a crença "Eu sou pobre" sendo liberada e substituída por "Eu sou rico". Em seguida, repita o teste muscular e peça para que diga: "Eu sou pobre". Dessa vez, as mãos se abrirão livremente, o que corresponde a um "não" como resposta.

Em seguida, comece a realizar o teste energético para o nível genético. A pessoa diz outra vez: "Eu sou pobre". Mais uma vez, ela confirma: "Sim, eu sou pobre". Você, então, sabe que esse sistema de crenças está definitivamente no nível genético. Depois de ter recebido permissão, o sistema de crenças "Eu sou pobre" é liberado e substituído por "Eu sou rico", no nível genético.

Enquanto você substitui o programa por "Eu sou rico", pode sentir uma terrível emanação de conflito vinda do cliente. Rapidamente, teste-o para o programa "Ter dinheiro é mau". Ele responde com "sim". Quando você o testa novamente, ele faz a declaração: "Eu fiz um voto de pobreza". Com certeza, ele tem um voto de pobreza, já que o teste resultou em positivo para "Ter dinheiro é mau". Uma vez que a permissão é dada, vá para o nível histórico e comande que todos os juramentos de pobreza sejam removidos, resolvidos e enviados para a luz de Deus, e que todos os fragmentos de alma sejam lavados, limpos e substituídos pelo novo programa "Todos os votos estão finalizados e se acabaram agora".

Votos de pobreza são feitos, em geral, nos níveis genético e histórico. Pode ser que haja a necessidade de verificar também no nível de crença central, caso o cliente tenha sido padre ou qualquer coisa relativa a essa profissão nesta vida. Se o voto vier do nível genético ou histórico, deve ser feito o *download* de que a energias desses votos estão finalizadas.

Faça o teste de energia na pessoa e veja se ela ainda tem um voto de pobreza no nível histórico. Se não, o próximo passo é realizar o teste energético para o nível de alma. Na maioria dos casos, as questões não estão no nível da alma; no entanto, qualquer programa em um nível muito profundo pode ir tão longe que chega ao nível da alma.

Eu usei o tema do dinheiro, porque curadores do mundo todo acham que devem ser humildes e, portanto, pobres. Não há sabedoria, escrita ou não, que diga que ser humilde significa viver na pobreza. Muitas ações humanitárias podem ser realizadas com dinheiro. Crianças famintas podem ser alimentadas, e pessoas que estão sofrendo em todo o mundo podem ser cuidadas. Se a crença de alguém é que o dinheiro é do mal e, portanto, *ter* dinheiro é mal, isso, obviamente, precisa ser liberado.

LUTA

Outro exemplo de um sistema de crenças equivocado é "Eu tenho de lutar". Certa época, eu acreditava que tinha de lutar em minha vida. Em consequência criei os primeiros 30 anos de minha vida para serem uma luta completa.

Esse é um programa que precisa ser removido e substituído por "A vida é uma aventura". Curiosamente, esse programa é carregado não só no nível genético, mas, ocasionalmente, você o encontra no nível histórico. Libere e substitua o programa "Eu tenho de lutar para receber as coisas boas da vida". É verdade que podemos aprender com todas as nossas experiências, mas podemos aprender por intermédio das boas experiências tão facilmente quanto por meio das experiências ruins.

É muito interessante observar a quantas lições um curador ou uma pessoa espiritualizada se submete. De qualquer maneira, eu sou muito grata pelas lições que criei para mim, uma vez que me permitiram ter empatia por pessoas em todos os aspectos de minha vida. No entanto, os programas de luta podem ser substituídos por "A vida tem desafios" e "A vida é uma aventura". Não substitua os programas de luta por "A vida é fácil", senão a alma fica entediada e interrompe o processo de aprendizagem.

SOFRIMENTO

O conceito de que temos de sofrer para aprender é falso. Precisamos abraçar a verdade de que podemos experimentar a felicidade, o desafio e a aventura. A vida deve ser uma aventura. A alma não está particularmente se importando se você está enfrentando uma boa aventura ou uma aventura ruim, contanto que esteja aprendendo. Por que não fazer da jornada uma experiência alegre?

É claro que há certas coisas na vida que você é incapaz de controlar por completo. O fato é que você não pode controlar a vida de outra pessoa, mas pode controlar suas próprias decisões e o que você cria. Liberando a necessidade de sofrer, você economizará uma grande quantidade de tempo e energia.

Programas de sofrimento

"Quanto mais eu sofro, mais rápido eu aprendo."
"Quanto mais eu sofro, mais perto estou de Deus."

"ESTOU SOZINHO"

Eu tenho descoberto no trabalho de crenças que as pessoas gostam de manter as crenças as quais percebem como confortáveis. Eu assisti uma cliente lutando com muito afinco para manter a crença de que era sozinha. Ela fazia declarações como "Nós todos nascemos sozinhos", "Nós todos morreremos sozinhos" e "Nós somos ilhas em nós mesmos". Expliquei-lhe que, na verdade, estamos constantemente cercados por guardas invisíveis, estamos rodeados por companhias a nós designadas e pela energia amorosa do Criador. Nós nunca estamos realmente sozinhos.

Ao substituir o programa de alguém, sempre pergunte ao Criador pelo que substituí-lo, se você não tiver certeza. Você sempre terá uma resposta do Criador. Você nunca está sozinho no trabalho-crença.

"EU SOU UMA VÍTIMA"

Outro sistema de crenças que algumas pessoas mantêm é o de ser uma vítima. Olhando para as pessoas que assistiram às minhas aulas, eu estimaria que facilmente oito em cada dez mulheres foram molestadas, e, provavelmente, cinco em cada dez homens. Isso não é algo novo, é lamentável, mas real. Eu me incluo nesse grupo de oito em cada dez mulheres. No entanto, você não pode deixar isso destruir sua vida ou essa ser uma desculpa para não viver.

Liberar o programa "Eu sou uma vítima" das pessoas é vital para sua saúde e seu bem-estar. Faça o teste energético com o cliente (ou com você mesmo) para os programas "Eu sou uma vítima", "Eu sou abusada por outras pessoas" e "Eu sou molestada por outras pessoas". Substituir a crença "Eu sou uma vítima" pela afirmação positiva "Eu sou um poder em minha vida" ou pelo programa que o Criador lhe disser para substituí-lo mudará a vida delas (ou a sua), de modo radical e permanente!

Ensine à pessoa o programa "Eu sei qual é a *sensação* de viver a vida sem ser uma vítima".

ESTAR COM SOBREPESO

É prazeroso ajudar as pessoas a liberarem programas de sobrepeso. As pessoas estão com sobrepeso por muitas razões diferentes. Uma delas é a possibilidade de sentirem que deveriam estar acima do peso porque todo mundo na família é obeso. Outra razão é que elas sentem que, se estão acima do peso, estão seguras e protegidas. Ou então elas podem ter em si o que é chamado de "gene da obesidade"', um interessante sistema de crenças.

Faça o teste energético na pessoa para verificar se ela acredita que estar com sobrepeso é ser poderoso, estar seguro e protegido. No entanto, cada pessoa é diferente e o cliente pode ter outras crenças. Crenças ocultas podem ser "Eu sou poderoso quando estou acima do peso", "Eu devo ganhar peso para ser intuitivo" e "Eu sou pesado". Certifique-se de testar esses programas no nível histórico. Também não se esqueça de liberar do cliente o programa "Eu sou uma vítima".

Em muitas culturas do passado, ser pesado era um sinal de riqueza, poder e prosperidade. Em algumas tribos, especialmente havaianas, e em algumas tribos indígenas norte-americanas, a pessoa mais pesada era a mais poderosa. Faça o teste energético com o cliente e verifique se ele possui uma dessas crenças de estar com sobrepeso.

Qualquer programa que tenha a ver com "Eu estou acima do peso" ou "Eu sou gordo" deve ser substituído por "Eu sou magro" ou "Eu sou saudável". Você descobrirá que crenças de sobrepeso são, em geral, carregadas – pelo menos – até o nível genético.

Você pode ter de "escavar" para encontrar a crença-raiz. Não se surpreenda se essa crença não tiver nada a ver com estar com excesso de peso.

CRENÇAS DUPLAS

O subconsciente espiritual pode ser um pouco complicado. Descobri que há muitas pessoas que apresentam sistemas de crenças duplas. Uma crença dupla são dois programas de crenças opostas uma à outra em seu significado, mas que possuem o mesmo tema e existem simultaneamente em um ou mais dos níveis de crença. Por exemplo, quando um praticante está realizando o teste de energia para os programas de crença, o cliente pode ter um resultado positivo para o programa "Eu sou abundante", mas também resultado positivo para o programa "Eu sou pobre". Assim, eles acreditam que são ou podem ser abundantes, mas, ao mesmo tempo, acreditam ser pobres.

Para liberar uma crença dupla, simplesmente deixe o programa positivo no lugar e libere o programa negativo para a luz de Deus e, então, substitua-o pelo positivo correto.

Levando em consideração a prevalência dos sistemas de crenças duplas, enquanto você realiza o teste de energia para os programas de crença, também deve testar para os programas opostos. Por exemplo, se você realiza o teste energético para a crença "Eu odeio minha mãe" e seu resultado é positivo para esse programa, é bem possível que o cliente possa apresentar o programa oposto de "Eu amo minha mãe". Algumas pessoas ficam chocadas quando tomam conhecimento de que carregam ódio por sua mãe como uma crença. É uma ferramenta terapêutica útil para mostrar a elas que ainda amam a mãe e estão carregando crenças duplas de amor e ódio por ela.

Da mesma forma, se uma pessoa obtém resultado positivo para o programa "Estou acima do peso", teste para ver se ela acredita possuir o programa "Eu sou magra". Ou, se eles acreditam ser ricos, não continue até que você tenha testado para verificar se acreditam ser pobres também. Descobri que eu acreditava ser rica e pobre ao mesmo tempo.

Sempre verifique crenças duplas em todos os níveis.

ÓDIO E PERDÃO

As palavras, os sentimentos e os programas de ódio são uma das questões mais comuns que existem. Acredito que o ódio seja a maior causa das doenças. Tanta energia é gasta com o ódio que ele se torna inconsciente. Quando as pessoas abrigam o ódio e o mantém dentro delas, este pode se acumular no corpo e causar uma doença física. Por isso, é essencial liberar todos os ódios de todos os níveis do ser de uma pessoa, sejam esses do presente ou do passado em origem.

Liberar o ódio por outra pessoa tem um efeito imediato sobre o corpo físico. Quando você soltar algo dos níveis morfogenético ou subconsciente, perceberá uma mudança física se manifetar na pessoa. Libertar alguém dos sistemas de crenças de ódio irá melhorar sua saúde imediatamente.

Eu estava trabalhando com um indivíduo que estava muito fraco. Descobri que a origem de sua fraqueza era seu fígado. Depois do teste energético, descobri que o problema era decorrente do ódio por sua mãe. Esse ódio era tão forte que estava afetando o funcionamento de seu fígado. Uma vez obtida permissão, subi e comandei que todo o ódio por sua mãe fosse retirado, cancelado e substituído por "Eu perdoo minha mãe". Quando fiz isso, não só seu fígado começou a funcionar normalmente, como o cliente conseguiu voltar a ter um relacionamento normal com sua mãe.

Algumas pessoas, entretanto, não podem ser reprogramadas para perdoar uma determinada pessoa. Se você encontrar alguém que não recebe o programa de substituição, isso significa que ela não está pronta para perdoar. Se uma pessoa não deseja perdoar alguém, talvez tenha sido molestada por ela; substitua o programa por "Eu libero essa pessoa para a luz de Deus agora".

Nem sempre force o perdão; a liberação é, de alguma maneira, uma forma de perdão. Algumas pessoas devem liberar seus sentimentos antes que possam perdoar alguém, ou podem precisar ser ensinadas sobre o sentimento do perdão. Em outros livros, eu apresento o exercício do perdão que pode ser útil a você.

Você deve ter cuidado ao instalar o perdão para substituir um programa como "Eu odeio meu pai" ou "Eu odeio minha mãe". Em alguns casos, a pessoa está mantendo esses programas para preservar essas pessoas a distância. Odiando e não as perdoando é a única maneira de controlar seus sentimentos em relação a elas. Talvez aqui o melhor seja liberar o ódio e instalar que a pessoa tenha o discernimento adequado de seus sentimentos em relação ao pai ou à mãe. Certifique-se de que a pessoa compreenda qual é a sensação do perdão com o discernimento adequado.

Durante meu trabalho com mais e mais pessoas, comecei a notar que muitas delas apresentavam programas de ódio profundo. Consequentemente, subi e comecei a trabalhar em mim mesma. Em um nível consciente, eu não acreditava ser capaz de odiar alguém para sempre. Mas, com certeza, meu subconsciente estava enganchado no passado. Havia algumas pessoas de quem eu não gostava. Uma vez liberado de dentro de mim esse não gostar, comecei a sentir uma força inexplicável voltar para meu corpo. Certa vez, foi-me explicado que o ódio consome a energia vital de uma pessoa. Foi-me dito que, quando você libera o ódio de seu corpo, deve substituí-lo por um sentimento diferente.

Eu ampliei essa busca interna e testei em mim mesma o programa de ódio por diferentes pessoas que eu conhecia. Descobri que eu tinha sentimentos de ódio por muitas pessoas. Isso foi uma surpresa, porque eu havia sido educada para acreditar que era errado odiar, e eu acreditava não odiar ninguém. Comecei a retirar essas emoções e substituí-las.

Eu o desafio a ser honesto consigo mesmo. Realize em você o teste energético do ódio subconsciente de alguém que o feriu. Faça o teste energético em você mesmo do ódio da família, de velhos inimigos e de colegas de trabalho. Você irá se surpreender com o número de pessoas que odeia. Esteja ciente de que esses programas podem ser de origem genética, transmitidos de geração em geração.

Libere o ódio, cancele-o e envie-o para a luz de Deus, a fim de que seja substituído por "Eu liberto" ou "Eu perdoo":

"Eu sei qual a sensação de perdoar alguém".
"Eu sou bom o suficiente para ser perdoado".
"Eu sei qual é a sensação de me perdoar".

Comande que você saiba com que sentimento o perdão se parece.

Uma vez liberado o ódio, certifique-se também de testar programas como "Eu estou zangado com (nome da pessoa)".

Teste também programas ocultos de ódio próprio e programas como "Eu odeio minha família" e "Eu odeio Deus", cancele-os e substitua-os quando necessário.

LIBERTANDO O PRECONCEITO E O ÓDIO

Realize também o teste energético para um preconceito sem sentido em relação às pessoas.

Primeiro de tudo, faça o teste energético para o programa "Eu entendo o que significa preconceito". Se o teste não resultar positivo, utilize a sentença "(Alguém) me ofende". Por exemplo, "Os sem-teto me ofendem".

Em seguida, realize o teste energético para os ódios ocultos de preconceitos em relação a outras culturas étnicas e povos, por exemplo: "Eu odeio as pessoas brancas", "Eu odeio negros", "Eu odeio japoneses", "Eu odeio judeus", "Eu odeio muçulmanos".

Faça o teste energético para: "Eu sou preconceituoso com ou ofendido por (pela/pelo)"...

Australianos	Chineses	Cubanos
Egípcios	Israelenses	Italianos
Japoneses	Jamaicanos	Mexicanos
Poloneses	Porto-riquenhos	Russos
Árabes	Espanhóis	Taiwaneses
Vietnamitas	Canadenses	Gregos

Irlandeses	Escoceses	Tchecos
Iugoslavos	Romanos	Austríacos
Mongóis	Indonésios	Polinésios
Dinamarqueses	Suíços	Irlandeses
Nativos norte-americanos	Afro-americanos	Raça branca
Alemães	Franceses	Afegãos
Hispânicos	Asiáticos	Americanos
Britânicos	Indianos	Argentinos
Viciados	Alcoólatras	Transexuais
Bissexuais	Homossexuais	Pastores
Homens	Pessoas gordas	Médicos
Pessoas magras	Sem-teto	Psicólogos
Pessoas pobres	Pessoas ricas	Prostitutas
Crianças	Pessoas educadas	Idosos
Pessoas doentes	Eu mesmo	Mulheres
Pentecostais	Povo judeu	Testemunhas de Jeová
Católicos	Cristãos-novos	Mórmons
Batistas	Protestantes	Ateus
Hindus	Muçulmanos	Budistas

Ao verificar que o teste tenha sido positivo para esses ódios, retire, resolva, cancele e substitua-os conforme o caso. Pode não ser o melhor substituir o programa por "Eu amo". Às vezes, é melhor substituí-lo por "Eu tenho o discernimento adequado para" ou "Eu posso amar meus semelhantes". Entenda a possibilidade de você não ter (a menor) ideia de que possui esses programas subconscientes.

Não é incomum ter preconceitos contra seu próprio grupo étnico ou religião.

Sempre pergunte ao Criador por que essas crenças estão servindo a você e o que de positivo você está ganhando ao tê-las. Então pergunte ao Criador como substituí-las.

O resultado dessa investigação com o teste energético pode ser surpreendente e por isso criei o curso Relações Mundiais, para limpar preconceitos. É um estudo profundo dos programas genéticos e subconscientes.

TRANSTORNO DE MÚLTIPLA PERSONALIDADE (TMP)

Ao trabalhar com uma cliente que tem TMP, não pretenda eliminar as personalidades que você acredita não ser úteis! Em vez disso, encontre a harmonia e a concordância entre os vários aspectos ou personalidades do cliente. Ajude as diversas personalidades a trabalharem juntas de uma maneira positiva integrativa.

Quando iniciar o trabalho de crença com uma pessoa com transtorno de múltipla personalidade, é importante compreender que você pode, inicialmente, estar em contato apenas com uma das personalidades ou retirando o programa apenas para aquela única personalidade. Para ser eficaz, o programa deve ser retirado e substituído para cada uma das personalidades. Se isso não for feito, o programa antigo será, provavelmente, reproduzido por aquelas personalidades que não foram abordadas inicialmente. Portanto, você deve pedir permissão verbal de todas as personalidades de uma vez antes de retirar e substituir o programa. Você também deve persuadir qualquer das personalidades que se mostre resistente a aceitar a liberação do programa.

Suba e se conecte com o Criador, então desça para o espaço da pessoa e se imagine falando com todas as personalidades, levando-as a concordar que determinado programa especial seja retirado. (**Nota**: Alguns dos programas não serão mantidos por todas as personalidades.)

Aqui está o processo:

O PROCESSO PARA TMP

1. Peça permissão de todas as personalidades da pessoa para remover o programa escolhido.
2. Centre-se em seu coração e visualize-se descendo em direção à Mãe Terra, que é parte de Tudo o Que É.
3. Visualize-se trazendo a energia da Terra, que entra pela planta de seus pés, abrindo cada chacra, até o chacra da coroa. Em uma linda bola de luz, vá para o Universo.

4. Vá além do Universo, além das luzes claras, além das luzes escuras, além das luzes claras, além da luz dourada, além da substância gelatinosa que são as Leis, até uma luz branca perolada iridescente, no Sétimo Plano da Existência.
5. Faça o comando ou pedido: "Criador de Tudo o Que É, é comandado ou pedido que seja resolvido no nível histórico, cancelado nos outros e enviado para a luz de Deus o programa (nomeie o programa) e substituído por (nomeie o novo programa) de (nomeie as várias personalidades), em todos os quatro níveis de crença de uma vez. Grato! Está feito. Está feito. Está feito".
6. Vá para o espaço da pessoa e visualize todos os quatro níveis chegando ao mesmo tempo em todas as diferentes personalidades.
7. Visualize os programas de energia sendo liberados, cancelados dos níveis centrais, genético e da alma, resolvidos no nível histórico e enviados para a luz de Deus. Veja os novos programas de energia fluindo da luz de Deus para dentro do corpo e sendo resolvidos e substituídos em todos os quatro níveis de cada personalidade separada.
8. Assim que o processo estiver terminado, enxágue-se com a energia do Sétimo Plano da Existência e permaneça conectado a ela.

MEMÓRIAS FLUTUANTES

Memórias flutuantes são programas que uma pessoa aceitou quando a mente consciente tinha sido desligada e a mente inconsciente esteve vulnerável a eles. Quando as palavras, ruído ou situação que foram aceitos pela pessoa em estado inconsciente são repetidos, ela irá reviver o trauma no mundo desperto. Isso geralmente acontece quando a pessoa teve uma perda de consciência, como acontece em cirurgias, acidentes, traumas de guerra, abuso extremo ou uso excessivo de álcool ou drogas. Se você tem um cliente que parece estar resistente à cura, verifique se há memórias flutuantes.

A pessoa com uma memória flutuante pode ter diferentes reações quando o cérebro é lembrado do programa por uma palavra falada, um som ou uma situação do ponto de trauma, que vai desde uma simples dor de cabeça até uma convulsão.

O PROCESSO PARA LIBERAR MEMÓRIAS FLUTUANTES

1. Centre-se em seu coração e visualize-se descendo em direção à Mãe Terra, que é parte de Tudo o Que É.
2. Visualize-se trazendo a energia da Terra, que entra pela planta de seus pés, abrindo cada chacra até o chacra da coroa. Em uma linda bola de luz, vá para o Universo.
3. Vá além do Universo, além das luzes claras, além das luzes escuras, além das luzes claras, além da luz dourada, além da substância gelatinosa que são as Leis, até uma luz branca perolada iridescente, no Sétimo Plano da Existência.
4. Faça o comando: "Criador de Tudo o Que É, é comandado que qualquer memória flutuante que não seja mais necessária, que não sirva mais a essa pessoa, seja retirada, cancelada e enviada para a luz de Deus, para o Bem Maior, e seja substituída pelo amor do Criador. Grato! Está feito. Está feito. Está feito".
5. Faça o comando ou pedido: "Criador de Tudo o Que É, é comandado ou pedido que qualquer memória flutuante que não seja mais necessária, que não sirva mais a essa pessoa, seja retirada, cancelada e enviada para a luz de Deus, para o Bem Maior, e seja substituída pelo amor do Criador. Grato! Está feito. Está feito. Está feito".
6. Assim que o processo estiver terminado, enxágue-se com a energia do Sétimo Plano da Existência e permaneça conectado a ela.

O EXPERIMENTO DE UMA VIDA NOVA

O Experimento de uma Vida Nova é treinarmos a automonitorar o que dizemos, o que fazemos, como agimos e como reagimos aos outros. Esse exercício irá mostrar quanta negatividade criamos em nossas vidas e como podemos nos prevenir de dizer e fazer coisas negativas.

Quando você se percebe usando uma declaração negativa, sempre a cancele. Melhor ainda, perceba *antes* de dizê-la e escolha um pensamento diferente. Mude para uma realidade diferente e opte por usar sua energia em seu trabalho de manifestação ou cura.

Formas-pensamento negativas consomem uma quantidade incrível de energia. Então, conforme uma forma-pensamento negativa começa a tomar forma, interrompa esse movimento, retroceda e ensine a si mesmo a perspectiva do Criador sobre a situação. Envie o amor a si e a energia para mudar com graça e leveza para uma situação positiva.

Permita que o Criador o ensine como avançar para dar o próximo passo espiritual.

Coisas para lembrar:

Não reclame.

Não lamente.

Não seja excessivamente crítico.

Não seja excessivamente julgador.

Não zombe dos outros.

Não seja cínico ou implicante.

Não crie razões para se desculpar nem peça desculpas por hábito.

Não crie razões para se estressar.

Não crie razões para estar infeliz.

Não afirme pensamentos negativos, tais como "Estou acima do peso".

Não afirme sentimentos negativos como "Estou deprimido".

Não crie motivos para ficar irritado.

Não crie motivos ou procure razões para derrotar, brigar, lutar ou entrar em combate com os outros (mais do que o necessário).

Não crie motivos para ficar ansioso.

Não crie motivos para ficar sobrecarregado.

Não crie motivos para ficar preocupado.

Não crie motivos para duvidar de si mesmo.

Não crie situações de falta ou escassez com declarações como "Eu não tenho energia suficiente". Em vez disso, afirme "Tenho em abundância".

Não crie caos ou drama para entretenimento, emoção, aventura ou para evitar a paz.

Nada de "errado" ou "certo", "melhor" ou "pior", "deveria", "espero" ou "tente".

Capítulo 15

A LEI DA VERDADE

Eu sempre estive próxima do mundo espiritual. Desde os 4 anos de idade, tenho experiências espirituais. Essas experiências têm vindo em uma ampla gama, desde aparições até visões durante a vigília. Nos primeiros anos, elas não eram necessariamente desejadas; simplesmente vinham do nada para meu mundo, aparecendo subitamente, o que – por vezes – era assustador.

Conforme fui crescendo, comecei a ter mais controle sobre essas experiências. Isso ocorreu por causa de minha crença em Deus. Sempre senti uma profunda conexão com Deus. Eu amava a Deus tão profundamente que, quando se tratava de experiências espirituais, eu não tinha medo delas porque sabia que estaria protegida. Deus está acima de tudo.

Por causa dessa crença, não havia razão para eu ter qualquer medo, dúvida ou descrença em coisas que fossem espirituais. Minhas habilidades intuitivas se desenvolveram sem impedimentos, até que eu pude realmente alcançar "os mistérios" ao me colocar em um estado Theta.

Você vê que, quando começa a experimentar um estado Theta propositadamente, encontra-se em um estado de sonho acordado. Um estado de sonho o permite ser mais receptivo ao mundo metafísico e espiritual ao seu redor. Por exemplo, há alguns espíritos desencarnados que são bons, e alguns que não são. Nos capítulos seguintes, irei ensiná-lo como os discernir e o que fazer com eles para que você não tenha medo. O medo compulsivo é apenas um desperdício de tempo. O medo irracional não realiza nada. E as únicas coisas que previnem a cura intuitiva de trabalhar são medo, dúvida ou descrença.

Em meus cursos, ensino as pessoas com o auxílio de histórias. Esta é uma pequena história sobre quando eu conheci a Lei da Verdade. Tudo começou com uma leitura grátis...

Anos atrás, antes de eu trabalhar realizando leituras e massagens, quando ainda trabalhava com segurança, uma sensitiva que conheci decidiu me dar uma leitura grátis. Eu sempre fui intuitiva, por isso dei a ela uma leitura em troca. Eu "li" a impressão psíquica em seu anel e, em seguida, peguei sua mão e a "li". Aparentemente, ela gostou. Ela disse: "Querida, você é muito boa nisso. Você deveria fazer isso".

Ela queria sair da cidade para ficar com o marido, mas tinha um contrato de locação com uma massoterapeuta. Estava pagando metade do aluguel da sala, e a massagista disse que, se ela quisesse ir embora, teria de encontrar alguém para ficar em seu lugar. Ela me perguntou se eu queria a sala. Naquela época, eu tinha me formado em massoterapia e naturopatia, mas estava um pouco preocupada em deixar meu trabalho de guarda de segurança. No entanto, vi isso como uma oportunidade, então disse a ela que assumiria a locação. Fico feliz que ela tenha visto meu potencial. Aconteceu que ela era também a mãe da mulher que viria a ser minha melhor amiga, Chrissie.

Dois meses depois de eu ter feito a leitura nela, estava em minha sala oferecendo massagens, leituras e aconselhamento nutricional. Dos três, foi a leitura que decolou primeiro, embora eu fosse uma boa massoterapeuta. Com o tempo, uni o aconselhamento nutricional com as leituras. Eu tinha de fazer duas consultas por dia para sobreviver. Infelizmente, logo fiquei com a sala toda, em virtude de minha parceira de locação estar grávida, eu tive de dar conta não só de minha metade do contrato de locação, mas da dela também.

Percebi que a única maneira de ser um boa leitora era ter a capacidade de ver a verdade. Eu sabia que poderia dizer às pessoas o que elas queriam ouvir, mas, se eu dissesse a verdade, elas voltariam e falariam de mim para as outras pessoas. Senti que essa era a única maneira de poder realizar tal trabalho. Lembro-me enviando a oração: "Deus, por favor, me ensine como ver a verdade".

Foi algumas semanas depois disso que minha resposta veio. Meus filhos estavam em Utah visitando o pai, e meu então marido estava fora em um treinamento policial. Então, quando cheguei em casa, vindo do trabalho, estava completamente sozinha. Eu fui para a cama, dormi e comecei a ter um sonho estranho. Rostos gigantes estavam flutuando em minha sala de estar. Eles eram enormes! Eles diziam: "Vianna, venha conosco. Temos algo para mostrar a você".

Bem, é claro, eu lutei para sair do sono e acordei. Pensei: "Esse sonho foi esquisito. Isso foi estranho".

Então me levantei para ir ao banheiro e os vi na realidade – rostos grandes, enormes, flutuando em minha sala. Eles estavam em constante mudança de forma; uma energia estranha estava fluindo deles. Às vezes, pareciam enormes bolas de energia; outras, rostos. Por alguma razão, eu poderia dizer que todos eles estavam mudando de energia. Todos juntos, eles disseram: "Vianna, venha conosco. Temos algo para mostrar a você".

Então, é claro, fiz o que qualquer intuitiva que se preze faria: corri para minha cama, fui para debaixo das cobertas e rezei *muito* para que eles fossem embora!

Continuei a rezar até que, finalmente, eles se foram. Desnecessário dizer que não dormi muito no restante da noite.

Essa experiência foi algo para a qual eu *não* estava preparada.

Até esse ponto, eu tinha lido sobre o corpo humano, anatomia, parasitas, vitaminas, minerais, Deus, escrituras e religiões, mas não muito sobre metafísica. Embora eu tivesse visto espíritos antes, isso era diferente. O paranormal era parte de minha vida, mas essa experiência estava um pouco fora de meu alcance.

Nesse momento, eu tinha desenvolvido uma amizade com Chrissie. Ela vinha à loja para falar sobre todos os tipos de coisas. Eu sabia que ela tinha sido criada como sensitiva por toda a sua vida e, por isso, havia lido todos os tipos diferentes de livros e filosofias metafísicas. Resolvi perguntar a ela sobre o encontro.

No dia seguinte, quando ela veio me visitar na loja, eu disse: "Você nunca acreditará no que aconteceu! Havia uns rostos realmente enormes na minha sala e eu corri para debaixo das cobertas e orei e orei para que eles desaparecessem".

Ela ficou animada e disse: "Oh, Vianna, isso é tão legal!".

Perplexa com a reação dela, eu disse: "É mesmo?".

Chrissie respondeu: "Sim, é! É maravilhoso! Vianna, da próxima vez que eles a visitarem, você tem de ir com eles! Você tem de descobrir o que eles querem!".

Confusa e um pouco desconfortável, eu disse: "Ok". Eu me senti confiante de que havia rezado forte o suficiente para impedi-los de voltar.

Chrissie deve ter notado minha relutância, porque, durante todo o dia, fez questão de voltar para a loja em seus intervalos. Ela começou a me contar sobre todas as coisas metafísicas. Ela me contou sobre visitas alienígenas, consciência coletiva e outros assuntos. Ela persistiu com essa conversa ao longo do dia, martelando em seu ponto inicial. Finalmente, prometi a ela que, se os rostos algum dia voltassem, veria o que eles queriam. Eu sou uma pessoa de palavra.

Quando fui para casa naquela noite, vasculhei-a, apenas para me certificar de que não havia nada lá. Eu não estava realmente esperando encontrar algo e me senti muito confiante de que a experiência nunca aconteceria novamente. Fui para a cama e me cobri para dormir. Mas, antes que eu pudesse pegar no sono, eles voltaram. Eles eram mais altos do que eu e quatro deles se fundiram em um, o primeiro rosto apareceu, depois, o outro. Eles olharam para mim e disseram: "Vianna, venha conosco".

O pensamento que me veio à cabeça foi que eu estava presa à promessa que tinha feito à Chrissie. Reunindo minha coragem, pensei, "Qual é a pior coisa que poderia acontecer comigo? Eu poderia morrer?". Disse para mim mesma: "Está bom, tudo bem. Nós todos temos de morrer um dia. O que eu tenho a perder? Eles nunca me deixarão em paz; eu poderia muito bem ir e ver o que eles querem".

Então fui levada para um lugar onde vi o que pareciam ser fileiras e fileiras de fardos de palha. Esses fardos estavam pendurados em ganchos. As entidades disseram para eu tocar um deles. Quando o fiz, pude ver o segredo mais profundo, mais sombrio de todos com quem eu estava trabalhando em minha loja. De repente, eu podia ver o segredo mais profundo, mais sombrio de cada pessoa em minha vida. Foi horrível! Eu vi uma mulher que tinha vindo a mim na loja e que eu senti que apresentava alguns problemas sexuais. Ela estava molestando os dois filhos pequenos, de 2 e 4 anos de idade. Conforme eu me movia de fardo em fardo, tocando cada um, fiquei a par de todos os segredos perversos que essas pessoas queriam esconder do mundo. A visão incluía todos com quem eu conversei, todos os meus vizinhos, cada cliente que eu tive. Foi uma das experiências mais terríveis de minha vida. Na verdade, foi a razão pela qual deixei meu segundo marido. Eu fiquei nessa visão pela maior parte da noite e, quando vi o segredo profundo, mais sombrio de meu marido, eu finalmente fui liberada dele.

Eu estava aterrorizada e triste. Eu tinha visto um homem que cuidava de crianças inválidas molestando-as em uma maca. Eu tinha visto pessoas mentindo. Eu tinha visto pessoas fazendo coisas que eram simplesmente inacreditáveis. No dia seguinte, levantei-me e decidi que arrumaria meus filhos e meu carro e dirigiria para Montana. Gostaria de encontrar uma pequena cidade para viver e falar o mínimo possível com as pessoas. Eu senti que toda a raça humana era horrível.

Então, percebi que eu não tinha dinheiro suficiente para me estabelecer em Montana. Eu tinha de trabalhar para ganhar o dinheiro. Meu plano naquela manhã era simples: eu pegaria meus filhos em Utah e, uma vez que eu tivesse dinheiro suficiente, dirigiria até Montana.

Cheguei ao trabalho cansada e desiludida. Chris me encontrou lá e eu contei a ela minha experiência. Ela ficou animada e começou a me fazer perguntas. Quando eu disse a ela seu segredo mais profundo e mais sombrio, ela os validou.

Mesmo com essa validação, no entanto, eu deixei sentimentos de dúvida baterem. E se eu só tivesse sonhado com isso? E se eu estivesse apenas certa quanto a Chris? E se eu estivesse errada quanto aos outros? E se essas coisas realmente não tivessem acontecido? E se eu tivesse inventado tudo isso?

Eu decidi que precisava de uma segunda validação. Deus deveria ter estado comigo naquele dia, porque eu a recebi. Na verdade, Deus me enviou sete pessoas que estiveram em minha visão.

A mulher que tinha molestado seus filhos pequenos foi a primeira a entrar na loja. As palavras simplesmente saíram de minha boca. Eu disse: "Você molestou seus próprios filhos".

Ela caiu aos meus pés, começou a chorar e me pediu para perdoá-la. Foi terrível vê-la. Eu estava mortificada, porque agora tinha validado o que vira, e foi a mesma verdade cruel com cada cliente que veio naquele dia.

Quando eu terminei com meus clientes, estava escuro e havia tempo para dirigir as quatro horas até Utah, pegar meus filhos e depois fazer a volta e dirigir seis horas até Montana. Então, eu fui para casa, e para a cama.

Tal como antes, os rostos enormes vieram de novo. Só que, dessa vez, tinham mais surpresas. Fui levada para cima através do que mais tarde eu vim a conhecer como os planos de existência. Subi através dos seis planos, até chegar à Lei da Verdade. A partir desse lugar elevado de pureza, eu podia ver todos os níveis de existência que eram minha vida e as vidas de todas as pessoas no mundo. A partir desse lugar, foram mostrados a mim os mais profundos e sombrios segredos de minha vida. Eles me mostraram tudo o que eu tinha feito em minha vida.

Eles também fizeram algo comigo que, na época, não entendi completamente: quando eles me levaram para cima e me mostraram minha vida, percebi que *eu* tinha feito todas as decisões que me levaram para onde eu estava e que *eu* era responsável pelo que estava acontecendo em minha vida. Você vê, eu tinha crescido em um bom lar cristão. Meu ponto de vista era de que Deus tinha me dado testes para provar minha força e capacidade de aprender. Porque eu acreditava que poderia me aproximar de Deus por meio do sofrimento, eu tinha criado experiências verdadeiramente bizarras. Os rostos me mostraram que *eu* os havia criado.

Naquele momento em minha vida, eu estava com uma pessoa sem estar apaixonada por ela, em um lugar onde eu não queria viver e me deparando com ter de deixar minha loja, porque não conseguia cumprir com minhas obrigações financeiras. Eu podia ver tudo isso, e a realização veio a mim: eu tinha criado isso.

Então a Lei da Verdade disse: "Olha! Você pode mudar qualquer coisa! Tudo que você tem a fazer é *subir e estar neste lugar*. Agora olhe para baixo para se ver, Vianna, para baixo, para ver a energia de sua vida, e comande a mudança e ela será feita".

Eu disse à Lei: "Isso é impossível. Isso não pode ser verdade. Como isso pode ser verdade? Passei uma vida inteira criando essa bagunça – você acha que eu posso corrigi-la em 30 segundos ou menos? Isso é ridículo".

Após uma breve pausa, eu parei para pensar e disse à Lei: "Ok, se isso for verdade, então preciso de um novo lugar para minha loja, já que a estou perdendo. Preciso de um novo lugar para morar. Obviamente, o lugar em que estou vivendo está caindo aos pedaços. Eu preciso de algo novo". Lembro-me de pensar: "Eu quero um apartamento novo e limpo". Eu não sei por que não pedi uma mansão, porém um apartamento era mais adequado a meu nível naquele momento. Eu também disse: "Enquanto eu estiver nele, preciso de um novo marido". Pensei comigo mesma: "Eu quero um homem de Montana, o homem com quem eu sempre sonhei". Lembro-me de parar e dizer: "Oh, eu não estou pronta para ele ainda. Eu não o mereço ainda". Então, em vez disso, eu disse o que sentia que merecia em um homem. Você pode ver como as crenças de uma pessoa a limitam?

A partir do Sétimo Plano da Existência, foi-me mostrado como acessar a bolha de energia que representava minha vida e mexer a energia, e simultaneamente comandar as mudanças que eu queria.

Quando tinha acabado a manifestação, eu estava de volta a meu corpo, refletindo sobre as estranhas ocorrências da noite.

Na manhã seguinte, eu estava em casa quando o telefone tocou. Era um homem chamado John que possuía a única loja de artigos metafísicos em Idaho Falls. Ele me disse: "Vianna, eu estou mudando minha loja. Preciso de alguém para se mudar comigo para o novo local, para me ajudar a pagar o aluguel. Você quer se mudar?".

Essa foi a faísca de uma série de eventos que validaram a manifestação da noite anterior. Dentro de duas semanas, eu tinha me transferido para um apartamento novinho, mudado minha loja e conhecido meu próximo marido. Eu havia pedido o divórcio logo que vira o segredo mais profundo e sombrio do homem com quem eu estava.

Naquela tarde, refleti sobre minha existência. A conscientização de que eu tinha criado meus problemas era difícil de engolir. A capacidade de ver a verdade nas pessoas me abalou. Eu fui até Deus e disse: "Por que você fez isso comigo? O que eu tenho de aprender dessa experiência?". E eu recebi a mensagem, *"Oh, Vianna, Cristo podia ver a verdade nas pessoas e as amou de qualquer forma"*. Eu disse: "Bem, eu não quero essas coisas de amor incondicional, porque isso é responsabilidade demais". Deus parecia sorrir e ficou em silêncio.

Com o tempo, passei a ver que a verdade é o que ela é e as pessoas são apenas o que são. A capacidade de ver a verdade sobre alguém e ainda amá-la do jeito que é, eis o verdadeiro significado do amor incondicional.

Tinha pedido a Deus para me mostrar a verdade e eu tinha encontrado a verdade. Eu tinha conhecido a Lei da Verdade; ela havia entrado em minha sala de estar. Ela tinha vindo na forma de rostos e bolas de energia sem forma. Ela tinha me mostrado como ver a *verdade*.

Essa foi minha primeira experiência com as Leis dos Planos da Existência. O que eu estou prestes a compartilhar com você é o que aprendi sobre os Sete Planos da Existência desde aquela época.

Capítulo 16

OS SETE PLANOS DA EXISTÊNCIA

Os Sete Planos da Existência nos fornecem um veículo conceitual para compreensão de como e por que o mundo funciona nos níveis físico e espiritual, e como isso tem a ver conosco. Eles nos mostram como entender o conceito do Criador de Tudo o Que É. É por intermédio do Criador de Tudo o Que É que nós aprendemos como criar a cura física, como progredir espiritualmente e como encontrar a iluminação.

Os Sete Planos da Existência são divididos em níveis. Eles não são dimensões. Há, entretanto, muitas dimensões no Quarto, Quinto e Sexto Planos da Existência, através da Lei do Tempo.

Cada plano está sujeito às suas próprias condições, regras, leis e comprometimentos, mas, uma vez compreendidos, todos os planos têm a capacidade de curar. Respeitamos todos os planos e aqueles que têm realizado grandiosos trabalhos de cura com eles. Entretanto, o objetivo deste livro é ensinar como acessar as habilidades de cura a partir do Sétimo Plano da Existência, usando o amor incondicional do Criador de Tudo o Que É. Com auxílio do Criador de Tudo o Que É, a cura instantânea, a responsabilidade instantânea e os resultados imediatos são criados. Quando a cura é feita a partir do Sétimo Plano, não estamos sob nenhuma das obrigações dos contratos e condições que regem os seis primeiros planos da existência.

Muitas vezes, é necessário nos limpar de juramentos, votos, regras ou de comprometimentos ancestrais estabelecidos nos primeiros seis planos da existência. À medida que explorarmos esses planos nas páginas seguintes, revelaremos e limparemos muitas dessas crenças e comprometimentos, alguns dos quais nós nem sabemos que possuímos.

O Sétimo Plano é a energia de Tudo o Que É que cria átomos, partículas, quarks e matéria escura. É a força de vida, o início e o fim, o Espírito Santo que se move em todas as coisas. O Criador de Tudo o Que É existe em todo lugar. A energia da Criação existe em todo lugar. Está em tudo à nossa volta. É o que somos. É o que você é. Você é os Sete Planos da Existência.

O PRIMEIRO PLANO DA EXISTÊNCIA

O Primeiro Plano da Existência consiste em todo o material não orgânico na Terra, todos os elementos que compõem esta Terra em sua forma bruta e todos os átomos na tabela periódica antes de eles começarem a se ligar às bases de carbono. Os átomos no Primeiro Plano estão se movendo bem lentamente para criar matéria sólida como os minerais, os cristais, o solo e as pedras. Ele consiste em cada pedaço de Terra, do menor cristal até a maior montanha, em forma não orgânica. A cada minuto de cada dia, nós trabalhamos com o Primeiro Plano da Existência.

Cada plano representa aspectos físicos e emocionais de nós. Se há equilíbrio perfeito, há saúde perfeita. Quanto menos somos capazes de absorver sais minerais, maior o desequilíbrio com o Primeiro Plano da Existência e maior o risco de desenvolvermos doenças relacionadas à deficiência de minerais, tais como artrite e osteoporose. Se nosso corpo carece de minerais, haverá também falta de suporte emocional e estrutura em nossas vidas.

Pessoas que trabalham exclusivamente no Primeiro Plano da Existência são, às vezes, chamadas de alquimistas e têm o conhecimento espiritual de transmutação de minerais de uma forma para outra. A capacidade de mover objetos ou entortar colheres com o poder eletromagnético da mente também é mantida nesse nível, em união com o Sexto Plano.

Quando um curador usa minerais, ele está utilizando esse plano da existência. Terapeutas que trabalham com cristais utilizam esse plano da existência. O uso de cristais requer tempo e energia, e se o facilitador não é treinado corretamente, uma parte de sua força vital será tomada para fazer a cura. No entanto, existe um mineral para cada doença, uma vez que todo plano da existência pode ser usado para a cura.

O SEGUNDO PLANO DA EXISTÊNCIA

O Segundo Plano da Existência consiste em materiais orgânicos – vitaminas, plantas, árvores, fadas e elementais. A estrutura molecular desse plano contém uma molécula de carbono e, portanto, é matéria orgânica. Os minerais são não orgânicos e vitaminas são orgânicas, ambos essenciais para que a vida ocorra. Os átomos do Primeiro Plano estão se movendo mais rápido para criar vida orgânica.

Vitaminas nos dão, simbolicamente, o sentimento de sermos amados. Se elas estão em falta ou se o corpo não as está absorvendo, ele pode ficar fora de equilíbrio com o Segundo Plano da Existência. Isso resulta na sensação de falta de amor no corpo.

Fermentos, fungos e bactérias também vivem nesse plano. Fermentos e bactérias ocorrem naturalmente no corpo e não são nem bons nem maus. No entanto, é importante que eles estejam equilibrados. O corpo humano anseia por aquilo de que necessita. Se uma pessoa está com baixa de carboidratos (açúcares), então está com baixa de energia e anseia por eles. Para experimentar a harmonia com o Segundo Plano da Existência, o corpo deve estar em equilíbrio.

Vivemos em harmonia com o Segundo Plano da Existência. Plantas e seres humanos desenvolveram uma relação simbiótica. As plantas usam os humanos para se propagar e se espalhar e são, por sua vez, indispensáveis para a sobrevivência humana. Elas realizam o milagre da fotossíntese, a criação sagrada de abençoada luz solar transformada em energia pura para nós consumirmos. Nós florescemos nessa energia como fazem as sementes na terra para começar um novo ciclo.

As plantas são altamente evoluídas; vivem da luz e dos minerais e, em geral, não usam nenhuma outra matéria orgânica viva. Todos os seres vegetais têm sua própria consciência. Com a terra e os espíritos do ar, as plantas fazem a dança sagrada de interconexão entre o Primeiro e o Terceiro Planos da Existência. Elas transmigram a força vital para os animais a utilizarem.

Plantas e árvores são algumas das mais evoluídas e sagradas criaturas de Deus. No ciclo de nascimento e morte, elas reúnem nutrientes através de suas raízes vindas da Mãe Terra e continuam a devolver os mesmos nutrientes muito tempo depois de morrerem. Elas seguem o ciclo sagrado da Natureza e apenas competem para viver, e não para destruir. Enquanto consomem apenas luz solar, ar e solo para se sustentar, elas fornecem alimento e abrigo para outros seres vivos.

COLHENDO PLANTAS

Amor, alegria, felicidade e respeito são as chaves para compreender verdadeiramente as plantas e as árvores. Quando for usá-las para a cura, sendo cultivadas em casa ou silvestres, devemos lembrar de colhê-las com respeito.

Quando você quiser colher plantas, fale com elas, subindo para fora de seu espaço, conectando com a Força Criadora e, por intermédio do Criador de Tudo o Que É, expressando sua necessidade e pedindo sua permissão para colhê-las. Elas devem responder a você e direcioná-lo para a planta que melhor se adequa ao uso pretendido. Enquanto colhe a planta, esteja conectado ao Criador, volte para a época em que ela era uma semente, e derrame amor e bênçãos dentro dessa semente; em seguida, visualize-a crescendo para sua forma atual com esse amor. Isso dará à planta mais potência.

ABENÇOANDO ALIMENTOS

Ao comprar ervas, vitaminas ou alimentos, pergunte ao Criador de Tudo o Que É se são para seu bem maior. Podemos determinar isso nos conectando ao Criador, enquanto seguramos o produto, simplesmente perguntando se a potência está correta.

Uma vez que a substância tenha passado no teste, ela deve ser abençoada antes do uso para garantir a máxima potência, eficácia e qualidade. Visto que tudo tem uma consciência e nós absorvemos essa essência quando as consumimos, precisamos abençoar toda a comida que comemos! Se essas substâncias não têm sido tratadas com o respeito que merecem, os benefícios serão reduzidos. Alimentos geneticamente modificados, especialmente milho, têm uma consciência que talvez não seja benéfica para nós. Se houver uma dúvida quanto à procedência do alimento, volte e abençoe-o desde sua origem.

Curadores que usam esse plano da existência entendem como usar ervas e vitaminas, a fim de alcançar a saúde. Eles entendem como equilibrar as substâncias alcalinas no corpo com o alimento, de forma a alcançar a saúde.

Tudo o que você consome na forma de comida lhe dá o conhecimento dessa comida. Todas as coisas que são consumidas têm sua própria inteligência. Portanto, se você consome comida de baixa inteligência ou comida escrava, como trigo, pode assumir essa consciência. Comida escrava refere-se à comida que foi dada às pessoas conquistadas e escravizadas. Por outro lado, a realeza comia o pão branco como luxo. Então, certos alimentos foram estigmatizados. Sempre remova a consciência de grupo que estigmatiza alimentos como trigo. Um equilíbrio pode ser alcançado usando aveia, pois ela tem uma consciência diferente. Sempre abençoe sua comida.

Cada plano tem suas regras e regulamentos. Curar a partir desse plano requer uso persistente e tempo para fazer efeito. Curadores trabalhando com esse plano demandam amplo conhecimento de plantas e de reações a medicamentos. Sem esse conhecimento, há um risco para o cliente. No entanto, assim como com os minerais do Primeiro Plano, há uma combinação orgânica de plantas para cada doença.

ESPÍRITOS DA NATUREZA

O Segundo Plano da Existência é o primeiro plano que demonstra a capacidade de aproveitar a vida, as emoções e os sentimentos. Esse é o plano em que a coexistência e a sobrevivência entre os planos começam.

Existem organismos vivos ligados às árvores e plantas. As plantas liberam fragrâncias para repelir insetos ruins e atrair aqueles que são benéficos, para a polinização. Plantas e árvores também têm espíritos que as guardam. Estes são os espíritos de fadas e elementais que residem no segundo plano. Mesmo que as fadas não sejam parte de seu sistema de crenças, quanto mais você estiver em um estado Theta, maior a possibilidade de ser capaz de ver esses tipos de energias a olho nu.

As energias do Segundo Plano são únicas e espíritos alegres, embora alguns sejam apenas meramente curiosos. Eles são, no entanto, diferentes dos humanos, com suas próprias incoerências e paixões. Use o discernimento adequado para trabalhar com as energias das fadas, porque elas são seres incrivelmente poderosos e não processam pensamentos da mesma forma que os seres humanos. Eles são seres travessos e extremamente curiosos, e amam nos irritar tanto quanto nos ajudar.

Se nós invocarmos e usarmos a energia dos elementais diretamente do Segundo Plano em uma manifestação, eles exigirão algo em troca por essa manifestação. Elementais ficam, às vezes, com medo de nós e não se revelarão, porque nos veem como predadores. No entanto, há os espíritos da água, que são a força vital dos córregos, e corpos d'água, os quais têm seus próprios espíritos que falarão com você. Eles podem ser jovens espíritos do Quinto Plano.

Pessoas que trabalham exclusivamente nesse nível são, muitas vezes, chamadas de bruxos.

O TERCEIRO PLANO DA EXISTÊNCIA

O Terceiro Plano da Existência é o lugar onde animais e seres humanos existem. É o plano de vida que tem mobilidade, que existe por se alimentar de plantas ou outros animais que coexistem aqui. Esse é o plano das moléculas à base de proteínas, estruturas à base de carbono e cadeias à base de aminoácidos. Esses compostos orgânicos são a base da vida nesse plano, e os átomos se movem mais rápido do que no Segundo Plano.

Seres complexos, como os humanos, têm imaginação, grande capacidade de resolver problemas e o poder de fazer a pergunta "por quê?". Muitas vezes imaginamos ser mais evoluídos do que o Primeiro e o Segundo Planos. Talvez porque nós temos ego, um instinto que nos foi dado, a fim de nos permitir sobreviver e alcançar.

Somos, na verdade, milagres ambulantes! Aprendemos a manipular nosso corpo, a usar nosso cérebro, a andar, a falar e a controlar nossos membros, além de termos a capacidade de dar seguimento aos nossos pensamentos, ideias e sonhos. Um homem imagina um prédio e pode construí-lo.

É nesse nível que temos o desafio de sermos governados por emoções, desejos instintivos e paixões, e de sermos humanos em um mundo físico. O Terceiro Plano é o terreno onde aprendemos como controlar nosso corpo, nossos pensamentos e nossos sentimentos. Esse é o plano da imaginação, resolução de problemas, de luta ou fuga.

Você pode pensar que está fisicamente no Terceiro Plano da Existência, mas, na verdade, existe em todos os Sete Planos da Existência. Na realidade, os seres humanos são de outro plano. Somos filhos do Quinto Plano e parecemos ter alguma lembrança consciente disso. De fato, muitas religiões se baseiam nesse pensamento. Isso explica por que acreditamos que somos "filhos de Deus", porque temos um pai e uma mãe espiritual no Quinto Plano que se autodenominam deuses.

Pelo fato de o Terceiro Plano da Existência ser a escola de energias do Quinto Plano, somos divinos por natureza e podemos ser facilmente ensinados a usar a força do Sétimo Plano. Na verdade, para se graduar no Terceiro Plano, o "estudante" humano deve aprender a usar o Sétimo Plano da Existência. Muitas das pessoas aqui na Terra são, na verdade, mestres do Quinto Plano que vieram aqui para ajudar seus alunos/filhos humanos do Terceiro Plano a virem para casa no Quinto Plano.

Se você costuma sentir como se não pertencesse à Terra, que esta é muito dura, que seu povo é cruel e você sente enorme saudade de casa e de sua família espiritual, pode ser um mestre do Quinto Plano. Se você sabe que tem habilidades incríveis e uma forte ligação com o Criador, é possível que seja um mestre acordando para ajudar a Terra. Os mestres do Quinto Plano que vieram até aqui podem facilmente se lembrar de como direcionar sua mente. Todos os mestres elevados do Quinto Plano utilizam o Sétimo Plano para criar.

Curadores do Terceiro Plano da Existência são regidos pelo tempo. Eles, muitas vezes, se pegam no drama desse plano e acreditam que algumas coisas são incuráveis por causa da consciência coletiva. Eles também, muitas vezes, são conduzidos para uma energia do bem e do mal (dualismo) do Quinto Plano, em vez de uma energia de amor e "Tudo o Que É" do Sétimo Plano.

Vivemos na ilusão do Terceiro Plano da Existência. Aqui, nós temos criado programas, formas-pensamento e consciência coletiva. Ego – outra de nossas criações – existe nesse plano. No entanto, uma das grandes qualidades desse plano é o dom da paixão e do experimentar emoções.

É por meio da remoção e da substituição dos sistemas de crenças e da adição de *sentimentos* que nós ganhamos abertura para as vibrações dos outros planos de existência. É assim então que somos liberados das influências kármicas. Quanto mais crenças são alteradas, mais rapidamente somos capazes de acessar outros planos.

Lembre-se: pelo fato de sermos feitos de minerais e matéria orgânica, ainda estamos conectados a outros planos.

O componente desse plano são as proteínas. Se há uma fraqueza nesse plano, há uma deficiência de proteínas, e a estrutura do corpo está deficiente. Se o corpo carece de proteínas, ele também terá falta de nutrição emocional. No entanto, há um aminoácido para cada doença.

É no Terceiro e no Quinto Planos da Existência que visitações galácticas ocorrerem.

Espíritos errantes (veja o Capítulo 20) residem entre o Terceiro e o Quarto Planos da Existência.

O QUARTO PLANO DA EXISTÊNCIA

O Quarto Plano da Existência é o reino dos espíritos, onde as pessoas existem após a morte e nossos antepassados ficam em estado de espera. Isso é o que algumas pessoas considerariam ser o "mundo espiritual". Contrário à crença popular e à superstição, espíritos ainda podem sentir, tocar, cheirar, ouvir e ver. Eles ainda podem comer alimentos e ainda têm de se nutrir. Esse mundo é simplesmente de uma vibração mais elevada, onde as moléculas estão se movendo mais rapidamente do que no Terceiro Plano. Uma vez que nenhum plano é realmente "sólido", todos eles são simplesmente diferentes combinações de energia, vibração e luz. Esse é o plano onde nós aprendemos a ter domínio sobre o espírito, ou sobre o que nós percebemos ser o aspecto espiritual da criação.

O Quarto Plano não é regido pelo tempo da maneira como nós conhecemos, pois os átomos se movem em uma frequência mais rápida que a do Terceiro Plano da Existência.

O Quarto Plano não é regido pelo tempo. O que pode parecer cem anos para você é apenas alguns segundos na consciência do Quarto Plano. Os espíritos que existem no Quarto Plano realizam muitos aprendizados e alcançam novos patamares de desenvolvimento. Muitos guias altamente evoluídos vêm desse plano. Muitas religiões de adoração a deusas estão embasadas nele. Esse é o plano onde nós encontramos a energia espiritual dos espíritos animais e dos metamorfos sobre os quais as culturas nativas falam.

JURAMENTOS, PROMESSAS E OBRIGAÇÕES DO QUARTO PLANO

Curadores, como xamãs e pajés, costumam usar espíritos e seus ancestrais para ajudá-los na cura. Com os espíritos e as ervas, eles são capazes de alcançar resultados grandiosos. No entanto, os curadores que entendem a energia de cura específica desse plano são restringidos pelas obrigações de consciência que existem nele. Alguns desses curadores do Quarto Plano podem ser restringidos por obrigações de sofrimentos, juramentos e promessas das quais eles não podem se curar. Se essa é a circunstância, devem passar pela "Pequena Morte", na qual podem realmente morrer e voltar.

É possível também que haja a consciência de que uma doença deve ser "assumida", a fim de curá-la. Não há problema com isso no caso do xamã que sabe assumir e transformar a doença para se livrar dela depois, mas muitas pessoas que herdaram genética ou energeticamente essa capacidade se esqueceram de como se livrar da doença após a terem assumido.

Curadores usando esse plano podem ficar presos ao dualismo, com a crença de que há uma eterna batalha entre o bem e o mal, e podem separar os dois opostos que formam um, como a Mãe Terra e o Pai Céu.

Em resumo:

- Curadores e ancestrais que usam esse plano para curar acreditam que os curadores não podem se curar. Esse é o plano da troca de uma coisa por outra, como tomar a doença de uma pessoa para si mesmo, a fim de livrá-la desse mal.
- Curadores conectados com a energia do Quarto Plano têm um programa de que é errado aceitar dinheiro pelas sessões de cura. Apenas presentes são aceitáveis quando dados pessoalmente.
- A obrigação desse plano é o autossacrifício e que o indivíduo deve sofrer para aprender a superar as crenças negativas de seus antepassados.
- É no Quarto Plano da Existência que aprendemos sobre iniciações. Há crenças nesse plano que dizem que uma pessoa tem de se aproximar da morte ou "acreditar" que deve morrer para aprender mais. Existe a crença de que, para ter domínio sobre o plano em que se está, deve-se dançar com a morte ou passar pela "Pequena Morte" da iniciação.
- Espíritos do Quarto e do Quinto Plano da Existência tendem a ser enganosos e, muitas vezes, fazem o curador acreditar que é mais especial do que os outros. O curador andará por aí esperando que os outros reconheçam que ele não tem ego e, ainda, à espera de

ser honrado, adorado ou temido. Pode-se obter uma falsa sensação de poder a partir desses planos.

ESPÍRITOS ERRANTES

Às vezes, quando um espírito faz a passagem desta Terra, ele fica preso entre o Terceiro e o Quarto Planos, por medo de ir para a luz do Criador de Tudo o Que É:

- Eles podem ser espíritos que simplesmente não acreditam na luz.
- Eles podem ser espíritos que cometeram suicídio e tiveram mortes traumáticas.
- Eles podem ser índios nativo-americanos que morreram e estão com medo de ir para a luz, porque têm medo de se tornarem a luz.

Esses espíritos são todos errantes e, mesmo que estejam presos ao Quarto Plano por um tempo, que pode parecer centenas de anos para nós, eles podem facilmente ser enviados à luz do Criador com auxílio de um simples exercício de espíritos errantes (ver Capítulo 20).

PROGRAMAS DE CRENÇAS DO QUARTO PLANO

Faça o teste energético para:
"Eu tenho de sofrer para aprender".
"Eu aprendo da maneira mais difícil".
"O sofrimento é esperado".
"Quanto mais eu sofro, mais perto eu fico de Deus".
"Tenho de passar pela porta da morte ou morrer para crescer espiritualmente".

Substitua por:
"Eu aprendo sem sofrimento".
"Eu aprendo com o Criador".
"Eu aprendo com leveza e liberdade".
"Eu sei qual a definição de dedicação a partir da perspectiva do Criador de Tudo o Que É".
"Estou sempre conectado ao Criador de Tudo o Que É".
"Eu cresço espiritualmente por intermédio do Criador de Tudo o Que É".

O QUINTO PLANO DA EXISTÊNCIA

No Quinto Plano da Existência, átomos se movem mais rápido do que no quarto plano. É dividido em níveis; centenas, se você fosse contar. Esse é o derradeiro plano do dualismo. Os níveis mais baixos do Quinto Plano são os lugares onde as entidades negativas habitam. Os níveis mais elevados são onde os Conselhos dos Doze são mantidos. Há um Conselho dos Doze para cada família de alma. Você pode até fazer parte desses conselhos. Seus membros são mestres iluminados que evoluíram do Terceiro e Quarto Planos e sentam-se juntos em conferências usando seus conhecimentos para ajudar na criação de outros mundos. Esses mestres estão agora nascendo nessa realidade, a fim de mudar a energia no Terceiro Plano da Existência.

Também existem anjos nesse plano que nunca tocaram a Terra e têm estado sempre aí. Esses anjos de luz saem para tocar e ajudar todas as criaturas do Universo.

Há também grupos de espíritos especiais que residem nesse plano que vêm para ajudar em operações de cura (cirurgias espirituais), quando uma pessoa intuitiva os chama. Temos um pai e uma mãe espirituais no Quinto Plano. É também onde está o plano astral.

Entenda que os níveis negativos desse plano não estão misturados com os positivos, como os anjos, os Conselhos dos Doze, nossas famílias de alma, os mestres, nosso pai celestial ou nossa mãe celestial. Os mestres, como Buda e Cristo, são seres que transcenderam os corpos físico e espiritual. Mesmo que o Quinto Plano da Existência tenha tais seres iluminados, o *ego* ainda habita nos níveis mais baixos desse plano.

Pessoas que canalizam anjos e profetas estão acessando esse plano da existência. Esse é o nível dos deuses e deusas, anjos da guarda, anjos, guias e demônios. Cada vez que você se conecta com esses seres, esse plano é, simultaneamente, aberto para você.

Quando nos conectamos com os espíritos desse plano, eles atuam como mediadores entre os humanos e o Criador. Esses seres inadvertidamente intervêm com suas próprias opiniões na informação, entretanto, e isso pode ser confuso para a pessoa que recebe as mensagens. Deve-se aprender com esse plano, mas não se deixar tomar pelo drama da batalha do *bem contra o mal*, do *supremo dualismo*, ou se perder nas opiniões dos seres desse nível.

Pessoas que são tomadas pelo drama desse plano tendem a receber a crença do "fim do mundo" ou outras informações baseadas no drama, que ainda se fundamentam no pecado, medo, dúvida e culpa. Curadores que trabalham com esse plano muitas vezes leem as emoções, os medos e agressões como contraposições à *Verdade Maior do Sétimo Plano*. Lembre-se: enquanto o amor incondicional é a mais alta vibração no Universo, o medo é uma das mais baixas vibrações.

CONECTANDO-SE COM O QUINTO PLANO

Sempre se conecte ao Sétimo Plano da Existência antes de se conectar a qualquer um dos outros planos. Por exemplo, se você se conectar ao Quinto Plano da Existência e pedir ajuda das energias espirituais que residem lá, como anjos e mestres ascencionados, você se torna obrigado a seguir as regras desse plano. De acordo com a ilusão estabelecida nesse plano, deve haver uma "troca" entre o curador e Deus. No entanto, se você vai ao Sétimo Plano da Existência e faz a mesma pergunta, o Criador de Tudo o Que É pode enviar um anjo do Quinto Plano para realizar o trabalho, mas, nesse caso, você não fica vinculado às regras do Quinto Plano.

Além disso, se você está trabalhando com uma consciência do Quinto Plano, fique atento, pois seu ego pode interferir com seu julgamento. A partir daí você se recusará a olhar para a possibilidade de não estar certo. Você se recusará a repensar suas decisões, a trabalhar em si mesmo, assumindo que a culpa é de outra pessoa. O Quinto Plano pode dar um sentido exagerado do *self* e fazê-lo sentir que tem de provar estar certo. Você pega medos da consciência coletiva e tenta impor sua importância aos outros. Você pode obter a falsa informação de que é o único que tem um poder especial, o único que tem a chave para uma parcela específica de conhecimento ou o único permitido a trazê-lo de volta à Terra.

Quando você receber informações de qualquer espírito, suba e verifique com o Criador de Tudo o Que É, porque os seres nesse nível têm suas próprias opiniões. No Sétimo Plano, todas as informações estão disponíveis para aqueles que perguntam. O Criador irá sempre ajudá-lo. Cada plano tem sua própria versão da verdade, mas o Sétimo Plano é a Verdade Maior. O que antes parecia ser uma montanha torna-se um pequeno problema quando você usa o Sétimo Plano.

Os mestres do Quinto Plano que estão aqui na Terra sabem que, a fim de ajudar as pessoas do Terceiro Plano, elas devem reaprender a usar o Sétimo Plano. Em algum momento, elas se lembram de sua missão:

1. Elas devem ensinar aos seus alunos como usar o Sétimo Plano e a limpar suas limitações.
2. Elas devem ensinar aos seus alunos como ter disciplina em seus próprios pensamentos e como alcançar Tudo o Que É.

Seres do Quinto Plano que não nascem no Terceiro Plano só podem sustentar energias do Terceiro Plano por três dias, porque é difícil reduzir sua vibração elevada para sintonizar-se com a vibração do Terceiro Plano. É muito mais fácil nascer dentro de uma baixa vibração e subir para a recordada vibração mais elevada. É por isso que os mestres estão encarnados no mundo neste momento. Diferentemente das crianças do Terceiro Plano, eles nascem com "sabedoria" e vão se lembrar de tudo o que precisam saber, a fim de trazer a Terra à graduação.

CURA NO QUINTO PLANO

Curadores que usam a energia do Quinto Plano sem ir ao Sétimo Plano estão vinculados a "regras" e vão, muitas vezes, curar com um sacrifício energético, por exemplo:

"Eu devo ser punido".
"É egoísmo curar a mim mesmo".
"Darei meus olhos em troca de obter o dom da visão".
"Sacrificarei minha vida por sua vida".
"Tenho de morrer para chegar perto de Deus".
"Devo provar meu amor a Deus".
"Devo lutar contra o mal o tempo todo".

Muitos curadores são consumidos pelo drama que está acontecendo no Quinto Plano e não conseguem perceber que o Criador de Tudo o Que É criou *tudo* de Tudo o Que É. Eles se veem presos em competições e sentimentos de ciúmes dos outros, porque estão acessando a energia mais baixa do Quinto Plano.

Quando os curadores tentam acessar o Quinto Plano, primeiramente tocarão os limites do Terceiro Plano. Eles não percebem que tais limites foram colocados lá apenas para que eles fossem além deles e retornassem ao Quinto Plano.

Exemplos desses limites são:

"Eu sou mortal".
"Eu tenho limites".
"Eu devo provar a mim mesmo".
"Você tem de sofrer".
"Você está separado".

PROGRAMAS, JURAMENTOS OU COMPROMETIMENTOS DO QUINTO PLANO

O nível histórico do trabalho de crenças pode estar conectado ao Quinto Plano da Existência, e muitos programas de juramentos ou comprometimentos de outro lugar e tempo podem entrar em jogo aqui. Faça o teste em si mesmo ou em seu cliente para os seguintes juramentos ou comprometimentos e, depois, a substituição mostrada.

No primeiro teste energético, verifique o programa:

"Eu tenho juramentos ou comprometimentos que me mantêm ligado a um plano".

Se o teste for positivo, investigue quais são esses juramentos ou comprometimentos. Eles podem incluir os seguintes:

Poder

Faça o teste energético para:

"Eu tenho de dar do meu corpo para ganhar poder".
"Eu tenho medo de meu próprio poder".

Substitua por:
"Eu sei qual é a definição de poder segundo o Criador de Tudo o Que É do Sétimo Plano".

"Eu sei qual é a sensação de conhecer e ter meu poder, porque meu poder é o Criador".

"Eu sou competente".

Amor pelo outro

Faça o teste energético para:

"Eu posso amar alguém e ser um curador".

"Eu posso ser fiel a Deus e estar com um companheiro ao mesmo tempo".

"Eu sei qual é a definição de ser um curador na perspectiva do Criador de Tudo o Que É do Sétimo Plano".

"Eu sei qual é a sensação de conhecer o amor".

"Eu sei o que é amor".

"Eu sei quando amar".

"Eu sei como viver minha vida diária com amor".

"Eu conheço o amor na perspectiva do Criador de Tudo o Que É".

"Eu sei que é possível estar amando".

"Eu sei qual é a sensação de ter amor e ainda amar o Criador de Tudo o Que É".

Sacrifício

Faça o teste energético para:

"Eu tenho de 'sacrificar' um de meus sentidos para estar perto do Criador de Tudo o Que É".

Substitua por:

"Estou sempre conectado ao Criador de Tudo o Que É".

Sofrimento

Faça o teste energético para:

"Eu tenho de sofrer para estar perto do Criador de Tudo o Que É".

Substitua por:

"Eu sei como viver sem criar sofrimento".

Provando o amor

Faça o teste energético para:

"Tenho de morrer para provar meu amor ao Criador de Tudo o Que É ou para agradar ao Criador".

Substitua por:

"O Criador de Tudo o Que É me ama incondicionalmente".

A batalha contra o mal

Faça o teste energético para:

"Eu tenho de lutar contra o mal".

Substitua por:

"Eu sou imune ao mal".
"Eu sei qual é a sensação de ser imune ao mal".
"Eu sei como ser imune ao mal".

Assumindo a doença

Faça o teste energético para:

"Devo ter a doença para curá-la".

Substitua por:

"O Criador de Tudo o Que É é o curador, e eu sou testemunha".

Deus é o curador

Faça o teste energético para:

"Só os homens/mulheres podem curar".

Substitua por:

"O Criador de Tudo o Que É é o curador, e eu sou testemunha".

Celibato para Deus

Faça o teste energético para:

"Eu tenho de ser celibatário para estar perto do Criador de Tudo o Que É".

Substitua por:

"Eu posso ser amado por Deus e ainda ter um parceiro".

Estar sozinho

Faça o teste energético para:

"Eu tenho de estar sozinho para estar perto de Criador de Tudo o Que É".

Substitua por:

"Eu estou sempre perto do Criador de Tudo o Que É".

Destruição

Faça o teste energético para:

"O mundo está caminhando para a destruição completa".

Substitua por:

"Eu estou sempre seguro com o Criador de Tudo o Que É".
"Eu sei qual é a sensação de viver sem medo da destruição".

Cura e dinheiro

Faça o teste energético para:

"É impossível realizar trabalhos de cura se eu tenho dinheiro".

Substitua por:

"A abundância do Criador de Tudo o Que É é ilimitada".
"Eu sei qual é a *sensação* de ser justamente remunerado por meu tempo".

Troca

Faça o teste energético para:

"Dei meus dons de cura, de visão, de conhecimento, de audição, etc., em troca para ajudar alguém ou para aprender".
"Eu tenho de dar do meu corpo para ganhar poder espiritual".

Substitua por:

"Eu tenho o dom da cura através do Criador de Tudo o Que É".
"Todas as trocas estão terminadas e acabadas. Eu reivindico meus dons".
"Eu entendo qual é a sensação de ser testemunha enquanto o Criador de Tudo o Que É faz a cura".
"O Criador de Tudo o Que É é meu poder espiritual".

Juramentos impedindo o acesso a outras habilidades intuitivas

Faça o teste energético para:

"Eu tenho de estar morto para me conectar com o Criador de Tudo o Que É".

Substitua por:

"Minha conexão com o Criador não tem limites".

Faça o teste energético para:

"Eu tenho de sofrer para estar com o Criador de Tudo o Que É".

Substitua por:

"Eu posso estar com o Criador de Tudo o Que É sem sofrimento".

Faça o teste energético para:

"Eu tenho de sofrer para crescer espiritualmente".

Substitua por:

"Eu posso crescer sem ter de sofrer".
"Eu sei como crescer sem sofrimento".

Faça o teste energético para:

"Eu tenho de morrer e retornar para crescer espiritualmente".

Substitua por:

"Eu posso crescer espiritualmente sempre, sem ter de morrer para isso".

Então, agora você pode entender como estamos conectados com os primeiros cinco planos. Somos, em parte, do reino mineral; em parte, do reino vegetal porque nós o consumimos; em parte, do reino animal, porque temos um corpo; em parte, do reino espiritual, porque temos um espírito; e, em parte, do Quinto Plano. E, pelo fato de vivermos sob as leis universais, estamos também conectados ao Sexto Plano.

O SEXTO PLANO DA EXISTÊNCIA

No Sexto Plano da Existência, os átomos estão se movendo ainda mais rápido e é composto pelas Leis. Existem Leis que regem nosso Universo, nossa galáxia, nosso sistema solar, a Terra e até mesmo nós. Há leis que governam o Quinto Plano, o Quarto Plano, o Terceiro, o Segundo e o Primeiro. É por causa dessas leis que há uma divisão imaginária entre os diferentes planos de existência. Eu digo "imaginária" porque eles, na verdade, existem todos juntos. Quando eu digo "Leis", quero dizer as reais Leis, a Lei do Magnetismo, a Lei de Eletricidade, a Lei da Verdade, a Lei da Natureza e a Lei da Compaixão.

Cada lei é uma grande consciência que tem uma consciência menor conectada a ela. Todas possuem uma essência espiritual, uma consciência viva, em movimento. Você pode convidar uma Lei para falar com você, mas cabe àquela Lei decidir se ela gostaria de aceitar o convite. Tesla canalizou a Lei do Magnetismo e a Lei da Eletricidade. Deve-se sempre falar com esses seres por meio do Sétimo Plano da Existência.

Curadores que usam o Sexto Plano irão curar com tons, formas geométricas, números e luz. A qualquer momento em que tons, cores, números, magnetismo, geometria sagrada, a malha magnética da Terra, astrologia e numerologia são usados em curas, o curador está recorrendo às leis do Sexto Plano da Existência. Aqui há o conhecimento de tons que equilibram perfeitamente o corpo, o conhecimento do tom para mudar qualquer vírus em sua vibração. A filosofia no Sexto Plano é: "Se está quebrado, conserte-o". Muitas vezes, esses curadores ficam presos em explicações e, muitas vezes, perdem uma enorme quantidade de energia. Ficam frequentemente cegos em sua verdade e são facilmente irritados por si mesmos e pelos outros em sua busca pela verdade.

Sustentar esse e outros tipos de "vibração de Lei" por longos períodos é pesado para o corpo humano. É preciso muita persistência e prática para sustentar esses tipos de energia. Esse é o nível da *verdade pura* e da responsabilidade.

Curadores usando o Sexto Plano da Existência percebem que estão vivendo em uma ilusão e direcionando sua própria ilusão. Eles sabem que não precisam mais punir a si mesmos a fim de crescer e progredir. Nesse plano, a batalha entre o bem e o mal é eliminada e substituída pela pura verdade. Pessoas que trabalham exclusivamente nesse nível são, às vezes, chamadas de *místicos*.

As Leis são estruturadas e diferenciadas com informações ilimitadas:

- Sob a Lei da Verdade vem a Lei do Movimento, que afirma: "Uma vez em movimento, sempre em movimento". Sob a Lei do Movimento estão a Lei do Livre-arbítrio e a Lei do Pensamento ("Penso, logo existo"). Sob a Lei do Movimento vêm a Lei da Velocidade e a Lei da Causa e Efeito. Sob a Lei da Causa e Efeito estão a Lei da Sabedoria, a Lei de Ação e a Lei de Justiça. Sob a Lei de Justiça está a Lei do Testemunho ou Aceitação.
- Sob a Lei do Magnetismo está a Lei da Gravidade. Sob a Lei da Gravidade estão a Lei do Tempo e a Lei da Atração. Sob a Lei do Tempo (a geometria sagrada está sob a Lei do Tempo) está a Lei das Dimensões. (Evite ficar preso à Lei das Dimensões, uma vez que existem milhões de dimensões). Sob a Lei das Dimensões está a Lei da Ilusão, que o mantém pensando que você está aqui. Sob a Lei da Ilusão está a Lei do DNA. Também sob a Lei do Tempo estão os Registros Akáshicos ou o Salão dos Registros.
- Sob a Lei da Vibração está a Lei da Energia e sob a Lei da Energia está a Lei do Foco. Sob a Lei do Foco estão a Lei da Luz, a Lei do Tom e a Lei da Eletricidade.
- Há também a Lei da Natureza, que tem Leis sob ela, como a Lei do Equilíbrio. A Natureza está sempre mudando e melhorando a Lei da Vida. Não há uma Lei da Criação da Vida, porque a verdadeira criação é Tudo o Que É.

- Há, na realidade, uma Lei da Compaixão, que tem a capacidade de desviar muitas Leis. Sob a Lei da Compaixão estão a Lei de Puro Intento, a Lei da Paciência e a Lei de Emoção.
- Não há uma Lei do Amor. O amor é a pura energia do Sétimo Plano. *Ele simplesmente é.*

Você pode ver que as Leis poderiam ser discutidas por um longo tempo. Há muito o que aprender, porque cada plano tem uma enorme quantidade de informações. Somos aconselhados a evitar a permanência nessa "elucubração mental" (*brain candy*) e se ligar a qualquer um dos outros planos e a ir diretamente para o Sétimo Plano. Uma vez que cada plano tem muita informação e muitos níveis de verdade, muitos curadores se distraem. A "elucubração mental" é interessante, mas vai distraí-lo de seu objetivo principal. Esse objetivo é conseguir uma conexão imediata com o Criador para a cura instantânea, a plena responsabilidade e a criação de uma vida produtiva.

SÉTIMO PLANO DA EXISTÊNCIA

O Sétimo Plano da Existência é a pura energia da Criação, que abrange tudo. É a energia que faz os quarks que produzem os prótons, nêutrons e elétrons que, por sua vez, compõem o núcleo de um átomo. Esse é o plano do "Somente é". Se um curador usa esse plano para curar, a cura é instantânea, porque a doença é simplesmente recriada como saúde perfeita. Ao contrário dos outros planos, onde o curador pode ficar exaurido pela vibração do plano, esse plano simplesmente o abraça com a energia do amor, enquanto muda a vibração humana para a perfeição.

Nesse plano, o indivíduo se torna subitamente consciente de que pode transformar energia de forma fácil e sem esforço, e simplesmente criar seu mundo. Ao usar essa energia, os curadores são elevados à saúde perfeita. Eles podem usar todos os planos, sem estar vinculados a qualquer juramento e comprometimento. Eles realizarão controle de pensamento e manifestarão coisas à sua frente, de modo instantâneo. Eles podem limpar crenças limitadoras e associá-las ao paradigma criado pelo medo. Alguns curadores têm receio de usar esse plano, pensando que estão indo para o Deus de Deus, mas o

Criador diz que você está apenas indo em direção ao seu direito nato de ser um com Tudo o Que É, sem separação.

O Sétimo Plano da Existência cria os outros planos. Esse é o lugar da pura sabedoria, da Força Criadora, a essência do *amor* puro. Esse é o lugar das curas instantâneas, das manifestações e da mais elevada verdade. Quando um curador se conecta ao Sétimo Plano e testemunha o Criador curando, a cura é simplesmente realizada.

Para chegar a uma compreensão do Sétimo Plano, é preciso primeiro entender que os primeiros seis planos da existência são apenas ilusões criadas pelos poderes de cada plano. Saiba que o Criador é o poder e a pura verdade. Em vez de corrigir um problema, você apenas o muda. O indivíduo compreende que o mundo é uma ilusão e é capaz de agir em todos os níveis.

Curadores trabalhando nesse plano alcançam a cura imediata, mas apenas em relação ao livre-arbítrio do cliente. Crenças podem estar bloqueando uma cura instantânea. Com a energia do Sétimo Plano, você está consciente de cada escolha. Você não perde tempo com coisas sem propósito, como drama, caos e destruição. Questões são alteradas sem autocrítica. Crenças podem ser mudadas instantaneamente.

Curadores que trabalham com o Criador de Tudo o Que É podem facilmente se deslocar para dentro e, caso desejem, para fora de todos os planos de existência. Com a prática, podem manifestar coisas instantaneamente, fazer teletransporte e ter absoluta energia de alegria e amor.

Seja paciente com você mesmo à medida que evolui. Quando evoluir para o Sétimo Plano, a pessoa não tem absolutamente tempo algum para raivas, ressentimentos, competições ou arrependimentos inúteis. A pessoa adquire, então, a capacidade de ler pensamentos instantaneamente, sem julgamentos críticos. Ao canalizar o Sétimo Plano, percebe-se que os pensamentos de todas as pessoas são uma resposta ao que elas mesmas projetam para o mundo. Elas não somente estão conscientes desses pensamentos, como podem controlar e criar facilmente os pensamentos que escolherem. Elas projetam cooperação fazendo com que cada um traga o melhor de si. Elas são mestres despertos.

O "caminho" que eu sugeri para que você acesse o Sétimo Plano retira o véu dos primeiros seis planos de existência.

BEM-VINDO AO SÉTIMO PLANO DA EXISTÊNCIA

Irá se tornar cada vez mais fácil a conexão com o Sétimo Plano à medida que houver menos pensamentos negativos ocupando espaço em seu cérebro. Limpar os pensamentos e programas negativos em todos os quatro níveis de crenças que o mantêm vinculado aos outros planos lhe permitirá sustentar uma conexão *consciente* com o Sétimo Plano da Existência a *cada* instante. A memória e a consciência de todos os planos estão dentro de você.

Quando você entrar pela primeira vez em um estado Theta, é possível, inicialmente, que você só alcance a energia mais alta do Quinto Plano. Isso ocorre por causa dos programas genéticos. Seus ressentimentos e a raiva também podem impedi-lo de ir até o Sétimo Plano, em um primeiro momento. Além disso, talvez você nunca soubesse que havia um Sétimo Plano. Seus antepassados podem nunca ter sido autorizados a ir tão longe por terem sidos confinados pela consciência coletiva de seu tempo.

Não é incomum pensar que já se chegou ao Sétimo Plano quando ainda não se chegou, porque a alta vibração de energia do Quinto Plano é repleta de muito amor. Se você acha que está no Sétimo Plano e está vendo pessoas, anjos, reis ou rainhas, então não está no Sétimo Plano. Você está em casa, no Quinto Plano, que é um ótimo lugar para visitar. E também pode curar a partir daí.

Às vezes, quando você pensa que já chegou ao Sétimo Plano, receberá uma resposta que diz: "Vá a um plano superior". Você, então, pensa que há algo além do Sétimo Plano, mas não há. Na realidade, você ainda tem de chegar lá. Então, siga em frente.

Não é incomum sentir-se desanimado quando você sente que não está acessando o Sétimo Plano. No entanto, quanto mais crenças você limpa, mais você perceberá que o Sétimo Plano sempre esteve aí para você. Você é uma parte dele. Limpe seus ressentimentos até que você esteja onde você quer estar.

Além disso, lembre-se de que, ao entrar nas ondas cerebrais Theta, você pode testemunhar a cura a partir de qualquer plano da existência. Todo plano cura. Se você está adoecendo, provavelmente não está fazendo curas a partir do Sétimo Plano.

A doença é um indicador disso, além de um sinal de desequilíbrio, de ressentimento e raiva demasiada de si mesmo e dos outros. Lembre-se, isso também pode ser genético. O ponto é que agora temos uma maneira de limpar isso. O Sétimo Plano não cura nem conserta coisas, ele simplesmente cria uma outra realidade. Até que possamos acessar esse poder em sua pureza, não nos será permitido usá-lo. Então, basta limpar seus ressentimentos e continuar praticando o trabalho.

Quanto mais você praticar a ida ao Sétimo Plano, mais rápido você poderá chegar lá. Pode parecer que você tenha acabado de subir e agora já está de volta! Você está indo para o núcleo de Tudo o Que É. Simplesmente é. Nesse local, existe uma absoluta paz, sabedoria, contentamento, apoio, cuidado e infinitas possibilidades.

A ESTRUTURA DE VIDA DOS PLANOS

O corpo humano é feito de cinco diferentes componentes: lipídios, carboidratos, proteínas, ATP ou energia e ácidos nucleicos, que são o DNA. Esses são os componentes de um organismo vivo. Eles fazem de você o que você é; são os funcionários da vida que o conectam aos outros planos.

Como mencionado anteriormente, se eles estiverem em falta no organismo, haverá uma carência em outras áreas da vida, como se segue.

FALTA DE:	CRIAREMOS:
Primeiro Plano: Minerais	Falta de apoio
Segundo Plano: Vitaminas	Falta de amor
Terceiro Plano: Proteínas	Falta de nutrição
Quarto Plano: Carboidratos	Falta de energia
Quinto Plano: Lipídios	Falta de equilíbrio espiritual
Sexto Plano: Ácido Nucleico	Falta de estrutura espiritual
Sétimo Plano: ATP	Falta de espírito

O Primeiro Plano: Se você apresenta falta de minerais no corpo, terá falta de apoio no nível emocional e estará propenso a doenças relacionadas à falta de apoio, como alguns tipos de artrite.

O Segundo Plano: Se você apresenta falta de vitaminas, terá falta de amor em algum nível. Por sua vez, se você possui falta de amor, não absorverá suas vitaminas corretamente.

O Terceiro Plano: Se você tem falta de proteínas, apresenta desnutrição.

O Quarto Plano: Se você apresenta falta de carboidratos, então há carência de energia em seu corpo e você sentirá fraquezas nele.

O Quinto Plano: Se você apresenta falta de lípidios, ficará sem equilíbrio em seu sistema. Seus hormônios ficarão fora de equilíbrio (hormônios mantêm seu corpo equilibrado).

O Sexto Plano: Se você apresenta falta de ácido nucleico, terá falta de estrutura espiritual.

O Sétimo Plano: Se você apresenta falta de ATP, terá falta de energia, porque ATP é a energia que faz as células funcionarem. Essa é a *energia pura*, que é mantida na mitocôndria. Mitocôndrias são a essência que nós obtemos do DNA de nossa mãe. Elas mantêm o ATP. Os pulsos elétricos da energia do ATP são o lar do espírito. O espírito é o mais forte na mitocôndria, e não no DNA. O DNA é o programa de computador, a mitocôndria, a eletricidade consciente. Quando as pessoas morrem e é vista energia deixando o corpo, essa é a mitocôndria começando a se desligar. Estar com vibrações espirituais baixas significa que não há energia suficiente para sustentar a força da vida que está em todos os átomos.

Energias espirituais baixas podem significar que temos muitos fragmentos de alma em diversos lugares.

Tudo o Que É consumido na forma de alimentos fornece a você o conhecimento daquela comida. Todas as coisas que são ingeridas têm sua própria inteligência. Então, se você consumir alimentos de uma inteligência baixa, ou um alimento de escravizados, como o trigo, você pode tomar para si aquela consciência. "Alimentos de escravizados" refere-se ao alimento que foi dado aos povos conquistados e subjugados. Pão foi dado aos nativos norte-americanos e escravos africanos; a partir do momento que eles foram conquistados, receberam alimentos que não estavam acostumados a comer. Por outro lado, a realeza comia pão branco como um luxo. Assim, certos alimentos foram estigmatizados. Sempre remova a consciência coletiva que estigmatiza os alimentos como o trigo. Um equilíbrio pode ser encontrado com o uso da aveia, uma vez que esta tem uma consciência diferente. Abençoe sempre seu alimento.

A EQUAÇÃO DOS PLANOS DA EXISTÊNCIA

Curadores sempre usam mais de um plano da existência de cada vez. Isso é chamado de *equação*. O curador tem um papel importante nessa equação enquanto testemunha:

Criador
\+
Pessoa a ser trabalhada = Resultado
\+
Testemunha

Muitas pessoas curam usando muitos planos. Eles fazem isso por meio da mistura de planos. Quando os médicos realizam cirurgias, elas são executadas a partir do terceiro plano da existência utilizando a imaginação, a capacidade de resolver problemas e a aplicação física. Mesmo que eles estejam agindo no Terceiro Plano, estão usando a Lei da Causa e Efeito do Sexto Plano da Existência. Eles também estão usando anestesia e antibióticos vindos do Segundo Plano da Existência e equipamentos cirúrgicos feitos de materiais do Primeiro Plano da Existência.

Nas velhas formas, era esperado que uma pessoa dominasse um plano de cada vez. Toda vez que havia avanço – o que muitas vezes ocorria como uma experiência de quase morte – o indivíduo tinha de fazer uma enorme mudança mental, uma "iniciação". Por causa do drama mantido em todos esses planos, o início poderia ser traumático. O verdadeiro propósito da iniciação é simplesmente recompensar alguém por todos os seus esforços e suas ações conscientes, bem como para inspirá-los a progredir e evoluir. No ThetaHealing, temos aprendido a não estarmos vinculados a esses planos, para libertar nossas mentes e avançar de forma menos traumática. Com o trabalho de crenças, somos capazes de passar pelas iniciações com tranquilidade, sem termos de nos sacrificar ou morrer para a realização. Na verdade, o trabalho de crença, em si, é uma iniciação. Quando uma pessoa começa a usar a técnica Theta, ela se conecta com diferentes planos de poder e é possível que esteja incerta a respeito de em qual deles se encontra. Uma vez que todos os planos estão conectados com o Divino, eles podem, às vezes, ficar confusos. A melhor maneira de reconhecer os planos é se conectar e experimentá-los. Sempre vá para o Sétimo Plano primeiramente, para que você não fique vinculado aos comprometimentos dos outros planos.

LIMPAR JURAMENTOS OU COMPROMETIMENTOS PARA UTILIZAR O SÉTIMO PLANO

Alguns de nós somos impedidos de utilizar o Sétimo Plano em decorrência de juramentos que fazemos sem perceber, tais como:

"Eu tenho de estar morto para me conectar a Deus".
"Eu tenho de sofrer para estar com Deus".
"Eu tenho de sofrer para crescer espiritualmente".
"Eu tenho de morrer e voltar para crescer espiritualmente".

Desde que você começou a ser um curador, você ganhou peso? Se você consegue sentir a experiência de vida de todas as outras pessoas mais do que a sua própria, ou se começa a se desmoronar fisicamente, pode ser por causa desses juramentos e comprometimentos que ainda estão em vigor em algum nível de seu ser. Eles podem estar nos níveis emocional, físico, mental ou espiritual.

Pense em quantas vezes foi preciso apenas começar a se desenvolver como curador para começar a perder outras coisas em sua vida, tais como seu carro, seu marido ou sua esposa. Essa é uma questão de "sacrifício por poder". Conforme você se conecta de novo com o poder de Quinto Plano, seu espírito reage à lembrança daquele poder, que ele uma vez já teve. Isso significa que você pode estar preso àqueles comprometimentos de outros lugares e tempos e continuará a se sacrificar para obter a cura e a informação.

O objetivo, sem dúvida, é estar livre desses comprometimentos e ter a capacidade de usar todos os planos da existência sem quaisquer comprometimentos ou obrigações com eles.

Subir até o Criador nos dá a capacidade de fluir com todos os planos ao mesmo tempo. Entretanto, por estarmos tão entrelaçados com todos os planos inferiores, às vezes, mantemos comprometimentos e obrigações deles e não vamos primeiro ao Criador. Ficamos tão acostumados a usar somente certos níveis que ficamos vinculados às suas regras.

No ThetaHealing, acreditamos que estamos interconectados a todos os planos da existência. Cremos que nossas almas nascem como filhos do Quinto Plano, onde temos famílias com pai e mãe amorosos.

Acreditamos que os três primeiros planos de existência são tridimensionais e incluem a Terra. Consideramos o Quarto e o Terceiro Planos da existência uma escola para o desenvolvimento das crianças do Quinto Plano. Como uma criança do Quinto Plano pode criar com um pensamento, acreditamos que esses espíritos vão para o Quarto Plano como uma espécie de creche para aprender a controlar habilidades que são da energia do Quinto Plano.

Também acreditamos que, uma vez que aprendemos o suficiente a respeito do Quarto Plano, podemos vir ao Terceiro Plano e ter um corpo humano. Isso inclui uma chance de desenvolver a sabedoria para controlar o poder de nossos pensamentos e retornar ao Quinto Plano.

Acreditamos que existem mestres ascensos despertos que vieram à Terra em uma missão para inspirar uma transformação mundial. Esses mestres ascensos já se graduaram nas escolas do Terceiro e Quarto Planos. Eles voltaram do Quinto Plano para ajudar a ensinar os filhos dos mestres na Terra neste tempo e espaço.

Acreditamos que a escola nesta Terra está pronta para se graduar, mas as almas aqui não estão tão preparadas quanto deveriam.

Cremos que os mestres ascensos nasceram para acelerar o processo de salvar o planeta. Os mestres ascensos estão nascendo em corpos humanos e vieram ensinar as pessoas no planeta a se amarem.

Os mestres despertos acreditam que tem um propósito maior. Eles sabem amar, mesmo que nunca tenham se amado. Há momentos em que sentem que estão no lugar errado e que a Terra é muito dura, mas ainda se levantam todas as manhãs acreditando que podem fazer a diferença. Com um desejo natural de ajudar os outros, eles lembram que todos no planeta têm um propósito divino.

Acreditamos que esses seres têm virtudes naturais e inerentes as quais eles ganharão nova maestria. Eles trarão às almas deste planeta o conhecimento para transcender, usando a energia clara do puro amor e inteligência do Sétimo Plano.

PROGRAMAS SEM LIMITES, PLANOS SEM FRONTEIRAS

Quando você foi criado, em sua família foi-lhe dito em que acreditar. Era esperado que você acreditasse nas mesmas coisas que sua família acreditava e, pelo fato de seu cérebro funcionar como um computador, você tomou o que lhe disseram como um programa ou então o rejeitou. A partir do momento em que você era um bebezinho, foi-lhe dito que, se você tocasse em um prato quente, ele o queimaria. Esse era um *sinal de pare*. Por ser uma criança, você concordou que essa era uma *verdade* e, assim, acreditou nela e tomou-a como um programa. Qualquer coisa mantida como uma crença será criada nessa ilusão do Terceiro Plano, na mente subconsciente. Assim, no ato de criar programas, a mente aceita o Terceiro Plano ilusório como sendo real, da mesma forma que um computador aceita dados.

Quando remove, substitui ou instala os programas de crenças e de sentimentos, você trabalha com todos os planos com que está atualmente conectado e em que você existe. Quando esses programas são removidos, você é capaz de usar todos os planos de uma só vez, em vez de estar preso a um ou dois, uma vez que todos os planos podem ser acessados em conjunto uns com os outros, e que todas as manifestações de poder podem ser usadas simultânea ou separadamente, conforme necessário. À medida que seus programas negativos são removidos e substituídos por *programas sem limites*, você pode começar a manifestar mudanças importantes.

O que perseguimos é a sensação aparentemente indescritível de estar junto ao Criador de Tudo o Que É. O que nós não reconhecemos é que isso é algo que já é nosso. Podemos reconhecer isso, no entanto, quando não temos programas nos bloqueando. Uma vez que esses programas são alterados, podemos viver no momento presente com amor absoluto e ver claramente o que, de fato, está acontecendo com as pessoas ao nosso redor. Apesar de estarmos em um "corpo" do Terceiro Plano da Existência, ainda podemos alcançar a verdade absoluta.

Antigamente se pensava que a única maneira de acessar a verdade ou os outros planos era morrendo para subir na direção deles. Mas agora sabemos que a chave para evoluir está *neste* espaço e tempo, *neste* corpo físico, e se tornar o mestre *nesta* encarnação. É importante não se deixar prender aos nossos sistemas de crenças emocionais do Terceiro Plano da Existência, ou aos sistemas de crenças de outros espíritos e energias dos primeiros cinco planos, bem como compreender os poderes desses planos e como eles dizem respeito à cura.

MANIFESTAÇÕES DE CRENÇA

Nós somos manifestações do que acreditamos e de como somos programados. Tudo o que somos nos faz o que somos em nosso corpo, no *agora*. O que acreditamos que somos, nós somos. Se temos crenças negativas demais, isso provoca uma fratura energética no que somos. A fim de curar essas fraturas energéticas, o Criador nos deu doenças para nos tornarmos conscientes de que elas existem.

Se você está lidando demais com culpa, por exemplo, atrairá bactérias nocivas (a maioria das bactérias é boa para seu corpo). Se você tem ressentimento em excesso, trará fungos para dentro do corpo. Da mesma forma, se você sente que é indigno, atrairá vírus. O trabalho de crenças pode limpar essas emoções e vibrações.

Quando uma pessoa está verdadeiramente mal, sempre dirá a você que está pronta para a mudança e que fará *qualquer coisa* para ficar melhor. Em alguns casos, no entanto, elas irão voltar aos seus velhos hábitos, porque não sabem viver sem as crenças negativas que sustentam sua doença. Alguns desses sentimentos são programas de rejeição ou programas de ressentimento. Se a pessoa não muda suas crenças ou não instala novas, o ciclo da doença recomeça. Por exemplo, um antibiótico tem a vibração correta para curar as bactérias, mas, se você fizesse o trabalho de crença necessário, antes de tudo, você não atrairia para si as bactérias ruins.

Por observar as pessoas, estamos começando a mapear doenças individuais e as crenças que estão ligadas a elas. Haverá um mapa de referência disponível no futuro.

Faça a pergunta: "O que está faltando nessa pessoa para ela atrair essas doenças? É amor?". Pode ser que haja *sentimentos* que estejam em falta, sentimentos que a pessoa nunca conheceu.

"EU SOU SEPARADO"

Algo que permite que doenças se instalem no corpo é o programa "Eu sou separado". Quando sua consciência deixa seu corpo para fazer uma cura em alguém, você percebe que todas as coisas são uma parte do Tudo o Que É. Mas quando voltamos para nosso espaço e percebemos que temos um corpo de pele e ossos, isso nos faz pensar que estamos separados.

A maioria dos problemas que ocorre nesta existência é causada por ilusões. Por exemplo, descobri que muitas pessoas têm a ilusão de "Separação do Criador" e a ilusão de que existimos fisicamente na carne.

É por isso que alguns curadores ganham peso. Em seu medo de se tornar Tudo o Que É, eles ganham peso para manter sua identidade e permanecer separados. Mas quando você move sua essência "para cima" para fazer a cura no corpo, percebe que o Criador se move através de todas as coisas e que você é uma parte de Tudo o Que É. Essa é uma sensação maravilhosa por aquele momento, mas estamos programados para ter uma *identidade*. A fim de manter a ilusão de individualidade, alguns curadores supercompensam quando voltam ao seu espaço. Eles se aterram neste plano tão rigidamente que seus corpos ganham peso para ancorá-los a essa ilusão. Essa pode ser uma resposta inconsciente por parte do curador. Eles têm um lado curador e um lado pessoal projetado para manter e possuir uma identidade. Com medo de perder essa identidade, constroem programas de que são separados. É por isso que, quando você traz a energia de volta para seu espaço, você deve descer para dentro da Terra, aterrar e, em seguida, trazer a energia de volta para cima, até o chacra da coroa. Isso é um treinamento para que seu corpo saiba que você é parte de Tudo o Que É.

A ideia de que a vida é uma ilusão é um conceito maravilhoso no qual acreditar, mas você deve *conhecê-lo* também. A ilusão é que você está separado, mas você não está separado de Deus, você é uma centelha d'Ele. Quando você *sabe* que pode estar conectado a essa energia e ainda viver em um corpo humano, é capaz de perceber que não tem nem mesmo de comer. Você conhece como uma filosofia e, depois, chega à real *realização da verdade* de que você não tem de comer.

Quando você tem uma realização como essa, cria seu próprio paradigma. Nada pode entrar naquela energia, porque você não está mais separado. Você não será atacado psiquicamente; você não desaparecerá no ar, a menos que queira.

CURANDO COM OS PLANOS

Como eu disse anteriormente, nós existimos nos sete planos de existência. Cada um dos planos tem um remédio para cada uma das emoções ou doenças no corpo. No Primeiro Plano, há uma combinação química ou uma combinação de minerais para curar cada doença. No Segundo Plano, há uma planta ou vitamina, ou, possivelmente, várias plantas ou vitaminas que atuarão como um remédio para cada doença especificamente. Nós vivemos no plano das proteínas, o que significa que há uma combinação de aminoácidos que irá curar qualquer doença.

Sabendo que você *pode* curar nesses três primeiros planos, assim como em todos os outros, isso explicará por que você entra em uma crise de cura. No processo de cura existe um período em que você passa por todos os tipos de emoções. Então, quando você estiver usando uma erva do Segundo Plano, a crise de cura o obriga a limpar o corpo, mas também o obriga a limpar emoções desnecessárias.

No Quarto Plano da Existência existem conselheiros espirituais e uma essência espiritual que irá curar qualquer doença no corpo. Xamãs casam o Quarto Plano com o Segundo, usando plantas e energias espirituais para curar. As essências desses dois planos normalmente farão você prometer fazer certas coisas que mudarão sua vibração.

No Quinto Plano da Existência, os pais celestiais e os anjos podem curar seu corpo. Você pode ter de fazer uma troca pelas curas ou realizar mudanças por elas, mas, no processo, elas limpam os sistemas de crenças.

Uma vez conectado ao Sexto Plano da Existência, você ouvirá músicas e tons. Vibrações são usadas para curar a partir desse plano.

Em suma, todos os planos tratam-se de *música* e *luz*. Todos estão tratando de *vibração*. Usar o mineral correto para curar trata-se de utilizar a vibração certa dentro do mineral. Usar a erva correta para curar significa adotar uma erva que tenha a vibração certa. Todas essas coisas físicas que você consome para cura têm a mesma vibração que o trabalho de crença que você faz. Uma erva antibiótica que tem a vibração certa para curá-lo de uma bactéria, por exemplo, também apresenta a vibração certa para curá-lo da culpa que chama a bactéria. É possível realizar um trabalho de crença com cada cura a partir de cada plano.

RECRIAÇÃO

Antes de ministrar um seminário em Seattle, tropecei na tigela de comida de meu cachorro e tive uma queda feia. Quando meu marido, Guy, me levou para dentro de casa, eu percebi que meu joelho estava deslocado. Meu primeiro pensamento foi: "Eu tenho de dar um seminário! Isso *não* acontecerá". Então subi e disse: "Não, isso não está aqui. Isso não aconteceu. Volte para o jeito que você estava!". Meu joelho voltou instantaneamente. Foi quando percebi que eu tinha quebrado meu dedo. Era bastante óbvio, já que estava torto para um lado. Coloquei minha mão sobre ele, porque não queria vê-lo. Comandei que ele fosse curado. Instantaneamente, eu estava sem dor e curada. Esta é a energia do Sétimo Plano e a forma de usá-la: negue que a situação esteja acontecendo e crie uma nova em sua vida.

Quando eu digo a você para ir ao Sétimo Plano, digo para você "descriar" a doença, e não amenizá-la. Isso significa que você deve criar a realidade de que não há doença; diga ao corpo que isso é negado e que há um novo cenário. Testemunhe isso. Para fazer isso, porém, você tem de liberar as crenças limitantes que dizem que você não pode fazê-lo.

LIMPE SUA MENTE

Tenho alunos que vêm até mim e dizem: "Eu estou trabalhando minhas crenças há um ano e ainda não estou completamente bom". Você quer saber por quê? Eles estão trabalhando nas *crenças erradas*. Eles deveriam, primeiramente, trabalhar nas crenças que limpam a mente. A crença que os cura pode ser uma crença pequenininha no campo áurico do corpo. Uma vez que eles tenham a mente limpa, serão capazes de vê-la e liberá-la. Eles serão capazes de acordar de manhã e estar melhores.

Pergunte ao Criador: "Quais crenças eu preciso limpar?". Mas você tem de fazer a pergunta correta, por exemplo: *"Em quais crenças eu preciso trabalhar para cuidar desse sintoma?"*. É possível que seja um desafio de natureza dupla. Você pode obter duas respostas: limpe sua mente e libere uma crença em particular.

Capítulo 17

"CURADOR, CURE A SI MESMO"

Eu sei que, nós que curamos, sabíamos antes mesmo de nascer que, em algum momento de nossas vidas, nos tornaríamos curadores. A questão é como fazê-lo da forma mais eficaz.

Para que você realize um trabalho eficaz nas pessoas, é importante que elas permitam que você entre no espaço delas. Seu sistema de crenças também é muito importante, pois algo pode ser mudado e curado simplesmente com auxílio da fé do curador. No entanto, o melhor é que você faça o trabalho de sentimentos na pessoa antes de proporcionar a cura. Por exemplo, baixar os sentimentos de "Eu sei qual é a sensação do amor do Criador", "É possível ser curado" e "Eu mereço ser curado". Uma vez que as pessoas tenham sido preparadas, acreditarão que merecem a cura instantânea e que não têm de sofrer.

Nesse processo, no momento da realização da cura, você irá "descriar" o que está no espaço da pessoa e criar algo novo. Nesse momento da "descriação" e recriação, você toca a essência pura do Criador. Nesse instante, você sentirá uma incrível onda de energia. Ela passará por seu corpo, adentrará o corpo do cliente e então fluirá através de ambos, juntos; depois, será dissolvida. Essa é a experiência da cura instantânea. É tão viciante como qualquer droga no planeta. Uma vez tendo experimentado isso, você desejará fazê-lo o tempo todo.

CURA INSTANTÂNEA

Cura instantânea é a "descriação" de um sistema de crenças e de sua energia, e a criação de uma nova crença. Isso acontece quando você acessa o Sétimo Plano e pode ver, de fato, a *criação*.

Desde 2003, venho testemunhando mais curas instantâneas do que nunca. A razão para isso é que, quanto mais pessoas se conectam à consciência coletiva de que a cura instantânea é possível, mais fácil é realizá-la. Quanto mais pessoas receberem as chaves que abrem as portas da iluminação, mais fortes serão nossas curas por intermédio do Criador. À medida que nos tornamos *um* em nossos pensamentos e criamos uma consciência de grupo, experimentaremos a cura instantânea.

Como curadores, queremos mudanças instantâneas, mas falhamos ao reconhecer tudo aquilo que faz com que o corpo seja o que é. O corpo é composto por milhões de células. Então, quando você quer realizar uma cura instantânea, exatamente nesse instante, você está pedindo para que milhares de mudanças celulares aconteçam. E todas essas células possuem inteligência própria. Da mesma maneira que podemos captar o pensamento das pessoas ao caminharmos em uma sala cheia, o mesmo se dá com as células. O importante é se aceitamos ou não esses pensamentos como verdade. A projeção da cura funciona da mesma maneira.

Espero uma cura do Criador, mas não me apego ao resultado. Se uma pessoa se cura, ela se cura. Se não, ela precisa de um trabalho de crenças. Se pessoas estão sendo enviadas a cirurgiões sensitivos em suas curas, é porque têm programas de crenças indicando que não é possível que se curem instantaneamente ou que pode levar algum tempo para se curarem.

Quando as pessoas não se curam instantaneamente, elas gostam de colocar a culpa nos outros e atribuir aos outros a responsabilidade de sua doença. Curadores precisam ter um discernimento adequado nessas questões, sabendo que Deus é o curador, e não eles. O curador é apenas o testemunho do que acontece entre uma pessoa e Deus. Portanto, não se apegue ao resultado de uma cura.

Algumas pessoas não estão prontas para a cura instantânea e, em vez disso, irão se curar de forma gradual. A capacidade de uma pessoa aceitar a cura tem muito a ver com sua melhora. Olhe-a e veja de onde vem seu sistema de crenças. Se ela acha que deve melhorar em três ou quatro meses, está dizendo que precisa de mais tempo para se curar. Se ela não acredita que merece a cura, talvez você precise trabalhar com ela em seus sentimentos e crenças antes que melhore. Por exemplo, você faz uma cura em alguém e comanda que suas células melhorem completamente, mas a pessoa vai para casa e continua doente. Nesse caso, eu diria que houve uma interferência na forma-pensamento da cura. Deve ser feito um trabalho de crenças e sentimentos nessa pessoa para que seu corpo aceite; desse modo, ela se cura.

Como já vimos, há pessoas que querem ser curadas e outras que desejam ficar doentes. Algumas pessoas virão até você, na tentativa de que você carregue suas doenças por elas. Algumas mantêm a doença porque ela serve para algo, ou porque foi sua experiência de toda a vida. Cada uma dessas pessoas precisa do amor equilibrado, que vem do Criador. O papel do curador é ser a testemunha, o canal do amor do Criador, mas não o responsável direto pela cura.

Uma pessoa pode não ser capaz de aceitar a cura instantânea. Pode ser que ela precise tomar alguma vitamina para melhorar, ou até mesmo passar por uma cirurgia. Mas você pode prepará-la para a cura instantânea.

PREPARANDO PARA A CURA INSTANTÂNEA

Quando você está com uma pessoa pronta para experimentar a cura instantânea, é preciso ensiná-la qual é a sensação de:

- perdoar aos outros e a si mesmo;
- ter alegria;
- ser amado pelo Criador;
- ser digno;

- ser capaz de aceitar a cura desde o momento em que estava no ventre.

Todas as pessoas que eu tenho visto experimentar a cura instantânea têm compartilhado certas crenças e sentimentos:

- "Eu sei qual é a sensação de ser digno do amor de Deus".
- "Eu sei qual é a sensação de ser saudável".
- "Eu sei qual é a sensação de ser amado".
- "Eu sei qual é a sensação de me amar".
- "Eu sei qual é a sensação de ter alegria".

CRENÇAS QUE BLOQUEIAM O CURADOR

Faça o teste energético em si mesmo para os seguintes programas:
"Curadores são maus". (Um medo ancestral.)
"Sensitivos são maus".
"Eu tenho medo da cura".
"Eu duvido das curas".
"Eu tenho limites com as curas".
"Minhas habilidades de cura estão bloqueadas".
"Eu serei morto por ser um curador".
"Eu devo sofrer para estar perto de Deus".

COMPREENDENDO A CURA

PROGRAMAS A RESPEITO DO AMOR

Quando eu era pequena, as pessoas sempre me decepcionavam. Eu sabia que elas não poderiam me amar, porque não sabiam como amar ou receber amor. Eu percebi que tinha de amá-las antes e, então, elas poderiam aprender a me amar. A razão pela qual a maioria das pessoas não pode ser boa ou gentil com você é porque não conhecem o sentimento de amor ou não sabem como amar.

Quando eu era criança, pensava que amar as pessoas significava ver apenas as partes boas delas, e não as más. Minha mente mudou quando eu vi a verdade sobre as pessoas nos Registros Akáshicos, assim como a verdade sobre o amor incondicional.

Todos nós pensamos que entendemos o sentimento de amor, mas muitos de nós não o compreendem. Assim, faça o Teste Energético para o programa "Para ser amado, eu tenho de ser constantemente necessário". Se seu teste der positivo para esse programa, reafirme a si mesmo "Eu tenho harmonia no amor" e "É seguro ser amado" ou "Eu amo a Deus e Deus me ama".

- Faça o teste energético para verificar se você sabe a definição do Criador de qual a sensação de ser rodeado por pessoas que você ama e que o amam em resposta, da forma mais alta e elevada. Comande: "Criador de Tudo o Que É, é comandado que eu entenda qual é a sensação de ser rodeado por pessoas que me amam".
- Cheque se você sabe a definição do Criador de qual é a sensação de estar rodeado por pessoas que são inteligentes, elevadas, e que elevam seu espírito e o ajudam a ascender. Em troca, você irá elevá-los e ajudá-los a ascender.

Se você se tornou um curador para que todos o amem, você está na profissão errada. As pessoas o procuram por razões próprias. Elas podem vir a você por causa de sua doença, mas, de fato, vêm para aprender com você, para aprender a respeito do Criador de Tudo o Que É. Pergunte-lhes o que você pode fazer por elas e, depois, utilize os processos de cura necessários para ajudá-las.

Instale:

"Eu sei a definição do Criador de amor".
"Eu sei a definição do Criador de amar meu corpo humano".
"Eu sei qual é a sensação de permitir que alguém me ame".
"Eu sei qual é a sensação de ter discernimento e amor".

Se o teste der negativo para esses programas, então traga o sentimento e o conhecimento do amor vindo do Criador para todos os níveis: físico, mental, emocional e espiritual.

VEJA A VERDADE – SAIBA QUE VOCÊ ESTÁ PROTEGIDO

Quando você entra em uma sala e sente a energia no ar, verifique se você tem o discernimento intuitivo preciso. Quando todas as suas habilidades estiverem desenvolvidas, será possível sentir cada bactéria no ar e todos os parasitas no solo. Psiquicamente, eu posso sentir cada verme no corpo de alguém. Mas, se eu fosse deixar me afetar, estaria paralisada e não seria capaz de atuar.

Sentidos físicos tornam-se muito receptivos para muitos sensitivos, e podemos sentir abertamente emoções e formas-pensamentos de outras pessoas. Ironicamente, passamos todo esse tempo tentando desenvolver nossas habilidades psíquicas e, quando finalmente as temos, podemos achar que os pensamentos de outra pessoa são muito severos. Então esteja ciente que você pode se ofender por pessoas sem saber por que; por isso, pode simplesmente querer ficar longe delas.

Você precisa ser capaz de reconhecer esses pensamentos e energias, e ainda estar imune a eles. Você precisa saber a verdade e ainda ser capaz de atuar. Muitos intuitivos criam muros de proteção, porque não querem sentir toda a energia selvagem em uma sala, ou no mundo. Quando eles fazem isso, não estão vendo a verdade, porque ela é filtrada pelos escudos de defesa que criaram. Mas, se você irradiar o brilho de sua energia, então nada pode tocá-lo. Se você irradiar energia do Criador, pode mudar qualquer energia. Você estará totalmente protegido por Deus e nada será ofensivo a você.

SUBA E VÁ PARA FORA

Há velhos processos psíquicos que o ensinam que você deve ficar completamente em seu próprio espaço. De acordo com esse ensinamento, você deve manter uma "bolha de proteção" em torno de si o tempo todo e nunca sair totalmente de seu espaço. Parece-me que isso é baseado no medo e que toma muito tempo e energia. Em vez disso, imagine-se irradiando a essência do amor através de sua aura. Deixe que qualquer energia negativa que venha em sua direção simplesmente flua ao seu redor e através de você, e seja transformada no amor e na luz que o nutrem e a envie para a luz de Deus. Quando você está conectado ao Criador, formas-pensamento negativas e ataques psíquicos derreterão como a neve na primavera para criar a água pura que irá limpá-lo.

Baixe a definição do Criador de:

"Eu sou imune ao mal".
"Eu sou imune a ataques".
"Eu sou imune aos pensamentos negativos dos outros".
"Eu sei como ver a verdade".

"Eu sei qual é a verdade".
"Eu sei que estou protegido".
"Eu sei a diferença entre meu pensamento e o do outro".
"Eu brilho a luz do Criador para o mundo".

VÍCIO EM CURA

De acordo com minha experiência, algumas pessoas criam doenças para obter atenção, carinho e amor. As pessoas se tornam dependentes do curador e têm medo de morrer sem ele. Houve momentos em que tive de recusar leituras e curas para algumas pessoas, porque estas esperavam que eu vivesse suas vidas por elas. O truque é trazer de volta o poder pessoal delas, poder que talvez nunca tenham tido.

Cada vez que um cliente passa por uma leitura, são liberadas endorfinas em seu sistema, e essa é uma das razões pelas quais ele volta.

Eu tomo muito cuidado para respeitar todos os que vêm para ser trabalhados, mesmo não concordando com o motivo pelos quais me procuraram.

PROGRAMAS ALÉM DA FÉ

No passado, os religiosos foram comidos por leões e curadores foram apedrejados ou queimados. Se você tiver a sensação de que essas podem ter sido suas experiências passadas ou suas memórias genéticas, faça o teste energético para:

"É errado me defender".
"Para testar minha fé, eu tenho de morrer".
"Eu tenho de sofrer como Jesus".
"Eu tenho de dar provas a Deus".

Substituir por:

"É seguro me defender".
"Eu já dei provas a Deus".
"Eu posso crer em Jesus e ainda me defender".
"Eu sei qual é a sensação de estar a serviço da humanidade".

Se uma pessoa diz: "Eu estou bloqueado. Eu não posso fazer esse trabalho", veja se ela trocou seu dom de visão ou de cura para obter ajuda de alguém em outro espaço ou tempo. Suba e comande que essa energia do passado seja limpa e finalizada, e que eles possam receber de volta seus dons.

PREPARANDO PARA A CURA

UM EXEMPLO DE COMO PREPARAR UM HOMEM PARA A CURA

Para ajudar alguém a se curar, é útil saber seus antecedentes. Isso lhe mostrará com o que você poderá se deparar. Digamos que um homem chegue até você para ser curado. Você entra em seu espaço e vê todas as coisas que estão acontecendo em sua vida. Ele tem 40 anos e está divorciado há um ano, e acabou de conhecer e se casar com uma jovem de 20 anos. Ele acha que sua ex-mulher é fria e insensível. Ele tem duas filhas adolescentes para as quais está pagando pensão. Ele tem um bom emprego e é próspero e ambicioso.

Sua jovem esposa quer uma casa no campo, e, porque ele a ama, pega um empréstimo para isso. A casa tem chumbo na tubulação antiga, foi realizado um teste para bactérias na água que vem da nascente, mas não para metais pesados. O que ele não sabe é que existem sinais de elementos arsênicos e nitratos. A casa tem um pouco de mofo nas paredes e está pintada com tinta que apresenta chumbo. Mas o novo casal se muda, e, em meio a um turbilhão de atividades, a nova esposa começa a renovar a casa.

As contas começam a aumentar com as duas esposas, a ex e a atual. O homem torna-se muito ocupado no trabalho para gerar renda, a fim de pagar todas essas contas, e começa a tomar muito café para se manter acordado ao dirigir da casa de campo. Ele se queixa a um amigo que está sem energia, e o amigo lhe dá alguns comprimidos para mantê-lo aceso. Pelo fato de passar tanto tempo no trabalho, a bela e jovem esposa tem um caso com o decorador de interiores.

Cerca de um mês depois, a jovem esposa se dá conta de que realmente ama seu marido e termina com o decorador. No remorso, ela confessa ao marido. Magoado e irritado por um tempo, ele finalmente decide perdoá-la. Infelizmente, o decorador deu ao nosso casal um presente: herpes. Para aumentar o problema, uma das filhas de nosso herói fica grávida, e a ex-mulher o está atormentando de forma incessante por causa dinheiro e apoio. Agora, incapaz de dormir, ele vai ao médico para obter alguns comprimidos.

Então, nosso herói está intoxicado por metais pesados, respirando fungos, usando estimulantes e tranquilizantes, tem herpes e mais estresse do que o corpo pode dar conta. O corpo atinge o nível de sobrecarga, e a fim de controlar e encapsular todas essas toxinas e emoções, cria um lugar para colocá-los: o câncer na próstata.

Depois disso tudo, ele vem até você para ser curado. Ele precisa de ajuda em sua percepção de vida. Em primeiro lugar, ensine-o qual é a sensação de ser amado. Talvez ele sinta que qualquer pessoa que ele ame irá traí-lo. Ensine-o que ele é digno de ser amado. Ensine-o qual é a sensação de ser saudável, de estar em equilíbrio. Além disso, ele terá de limpar os metais pesados, os fungos e os bolores, para não mencionar a dependência de drogas. Você pode testemunhar o Criador curar a pessoa, mas, se todos os outros fatores não forem equilíbrados, o câncer pode retornar.

UM EXEMPLO DE COMO PREPARAR UMA MULHER PARA A CURA

Uma mulher vem até você para ser curada. Você entra em seu espaço e vê as coisas que estão acontecendo em sua vida. Ela tem 40 anos e está separada há um ano de seu marido, que voltou a se casar com uma mulher jovem de 20 anos. Ela acha que seu ex-marido é um pouco insensível e odeia sua nova esposa. Tem duas filhas adolescentes e se sente quase a única responsável por elas. Ela nunca teve um emprego estável e agora tem de manter um. O divórcio deu-lhe uma casa grande, mas ainda assim tem contas a pagar.

As adolescentes se rebelaram; então, a mãe da mulher, com quem ela tem uma relação de amor e ódio, convidou-se para tomar conta delas.

Essa mulher começa a trabalhar, entrando cedo e saindo tarde, e começou a usar efedrina para ficar acordada enquanto dirige para casa. Ela se queixa a uma amiga que está sem energia e que ganhou peso, então a amiga lhe dá algumas pílulas para ajudá-la. Ela trabalha como secretária em uma fábrica de produtos químicos e, de vez em quando, está exposta a vapores tóxicos. Infelizmente, teve um caso amoroso no trabalho e acabou por descobrir que o homem era casado. Vamos chamá-lo de Peter.

A mulher foi magoada e ficou enfurecida por toda a eternidade, e jurou desligar-se para sempre dos homens. Infelizmente, Peter deu-lhe um presente de despedida: clamídia. Para aumentar o problema, uma de suas filhas ficou grávida e tornou-se necessário aborrecer seu ex-marido de maneira incessante para pedir dinheiro e apoio. Incapaz de dormir, ela foi ao médico obter alguns antibióticos (para a clamídia) e pílulas para dormir.

Então, nossa heroína tem envenenamento químico, usa estimulantes e tranquilizantes, acabou por ter clamídia, tem ódio interno e mais estresse do que o corpo pode aguentar. O corpo atinge o limite de sobrecarga, e para controlar e encapsular todas essas toxinas e emoções, cria um lugar para colocá-los: o câncer nos ovários.

Depois de tudo isso, ela vem até você para ser curada. Em primeiro lugar, precisamos ensiná-la qual é a sensação de ser amada. Talvez ela sinta que qualquer pessoa que a amar irá traí-la. Ensina-lhe que ela é digna de ser amada, qual é a sensação para ser saudável, estar em equilíbrio, bem como liberar todo o ódio de dentro de si. Além disso, ela terá de mudar de emprego e parar de usar drogas. Você pode testemunhar o Criador curando a pessoa, mas, se todos os outros fatores não são colocados em equilíbrio, o câncer pode retornar.

É interessante notar que eu tenho feito leituras em casais divorciados sem que eles nunca soubessem que o parceiro estava vindo a mim.

A NATUREZA DOS CURADORES

Falando de um modo geral, existem dois tipos diferentes de curadores com quem eu tenho lidado no ensino deste trabalho: aqueles que servem a todos e aqueles que pensam que todos irão servi-los quando se tornarem curadores poderosos (em ambos os casos, por sinal, há uma disfunção).

O primeiro tipo se esquece do amor-próprio. Eles estão constantemente procurando a alma perdida e solitária que precisa de ajuda (isso pode ser um trabalho de tempo integral). Eles querem ajudar toda a humanidade e choram quando os outros estão feridos. Permitem que os outros passem por cima deles, pois estão tão ocupados ajudando aos outros que não estabelecem limites. Geralmente, eles não sabem *qual é a sensação* de amar a si mesmos ou de saber que Deus os ama. Finalmente, o corpo físico é afetado e se encontram muito sozinhos quando precisam de amor. O perigo para esse tipo de pessoa é que pode se tornar doente, simplesmente como uma maneira de receber algum amor.

O outro tipo de curador está no outro lado da balança. Eles esperam que o mundo os cultue e os adore. Eles têm amor-próprio, o que é bom, só que eles se amam demais e esquecem de amar os outros. Esse tipo de pessoa só serve a si mesmo, e quer que todo o mundo o ame e o sirva. Precisa saber *qual é a sensação* de amar outra pessoa ou amar a Deus.

Esses dois tipos básicos de pessoas têm o mesmo sentimento, mas com motivações diferentes. Há aqueles que servem demais e os que servem de menos. Você pode se enquadrar em qualquer uma dessas categorias, dependendo do dia e de como você se sente no momento. Equilíbrio é a chave. Ambos os tipos de curadores precisam encontrar, em algum lugar, o meio-termo, no serviço e no amor à humanidade, mas sem esquecer de si mesmos.

Capítulo 18

MORTE, INICIAÇÕES E PORTAS DA MORTE

Intuitivos verdadeiros são sensíveis ao mundo que os rodeia, particularmente aos sentimentos e às emoções dos outros. Somos como cães farejadores: os primeiros a sentir os efeitos das influências venenosas em torno de nós. Essas influências podem ser físicas ou metafísicas; ambas são perigosas para as pessoas sensitivas, caso não tinham aprendido a liberar essas energias ou se tornar imunes a elas. Em uma cura, as emoções e os sentimentos dos outros podem ser devastadores, especialmente em pessoas que acreditam ser doentes terminais. Estar perante essas reações emocionais com a perspectiva da morte pode nos manter vivos ou apressar nossa morte.

A VONTADE DE VIVER... E MORRER

Eu sou e sempre fui uma defensora da vida, em detrimento da morte. Eu driblei a morte tantas vezes em minha vida que perdi a conta. Foi só depois de testemunhar milhares de curas que vim perceber que algumas pessoas chegam a um ponto em que não querem ser curadas. Esse é um dos fatos duros da vida. Você não pode curar uma pessoa que não quer ser curada. A cura passará direto, sem afetá-la.

Se seu cliente não aceitar uma cura em qualquer área do corpo, você sentirá. Esse é o momento de perguntar se ele realmente quer ou não estar bem. Se ele não quiser melhorar, apenas aceite. Algumas pessoas que estão morrendo assim desejam. Você deve permitir que assim seja.

Aqui estão dois exemplos de como aprendi que não é uma questão de eu me opor à morte na batalha da dualidade. A morte não é a inimiga, e sim a outra parte de Tudo o Que É.

VIVER PARA OUTRO

Eu tinha um grande amigo que estava com câncer. Eu estava sempre por perto e o amava muito. Ele vinha regularmente para receber curas quando começamos a desenvolver a técnica Theta. Ao trabalhar com ele, pude ver as mudanças que estavam ocorrendo, mas também pude sentir que ele não queria ser curado. Finalmente, eu o confrontei com esse sentimento. Isto é o que ele me disse: "Vianna, tenho vivido minha vida e tenho sido útil. Estou em meus 70 anos e agora ninguém me quer mais, eu estou cansado desta vida e quero ir para algo diferente. A única razão de eu vir aqui para receber essas curas é para que minha esposa pense que eu estou fazendo um esforço para ficar bem".

Certifique-se sempre de entender a motivação da pessoa com quem você está trabalhando. Você não tem culpa pelo fato de eles não desejarem ser curados. Uma vez que a cura vem do Criador, e não de você, nunca se sinta culpado ou assuma qualquer culpa por uma pessoa que não quer ser curada.

SHELLY: A FAÍSCA PARA O TRABALHO DE CRENÇAS

Essa história é sobre coragem, vontade de viver e de morrer, e como eu aprendi a aceitar a morte.

Eu aprendo algo com cada pessoa que entra em meu consultório. Tenho me deparado com muitas pessoas que têm realmente impactado minha vida, mas uma que deixou uma impressão duradoura foi Shelly. Até o momento em que ela entrou em minha vida, a mentalidade que eu tinha era de que era *eu contra a morte*. Quase morri e eu deixaria a morte levar qualquer um de meus clientes sem que eu pudesse ajudá-los. A morte era a inimiga até Shelly me mostrar um novo ponto de vista.

Shelly era uma pessoa incomum. Ela tinha duas filhas gêmeas de 3 anos de idade e fora mãe solteira. Ela apresentava uma espécie rara de câncer genético que fez com que tumores benignos e malignos crescessem em diferentes partes de seu corpo. Na verdade, a doença era tão rara que os médicos a estavam tratando de graça. Eles ficaram impressionados com o fato de ela ainda estar viva com todas as cirurgias que tinha feito e todos os tumores que estavam em seu corpo.

Quando a conheci, um tumor tinha sido recentemente removido de seu cérebro. Quando eles o retiraram, foi necessário que os cirurgiões substituíssem parte de seu crânio por uma placa de titânio. Infelizmente, ela teve uma reação à placa, a qual causou uma infecção, e os médicos tiveram de removê-la. Eles dobraram a pele acima da abertura no crânio e disseram para que ela tomasse cuidado para não bater a cabeça.

Shelly também teve tantos tumores nos rins, nesse período, que os médicos decidiram removê-los. Eu nunca pude entender isso porque, mesmo com todos os tumores, seus rins ainda estavam trabalhando. Os médicos disseram a Shelly que não era possível remover seus rins, porque eles tinham tantos tumores quanto em seus pulmões. Eles, em primeiro lugar, tiveram de diminuir os tumores nos pulmões, para que prescrevessem um novo remédio que pudesse ser administrado diariamente. Disseram a Shelly que ela se sentiria tão mal que ficaria acamada.

Isso tudo estava acontecendo quando eu a conheci. Durante esse período, fizemos repetidas curas nela, o que deve ter ajudado, porque ela estava bem com os remédios. Foi incrível ver seu progresso.

Shelly era fumante e eu pedi várias vezes para que parasse de fumar. Ela me disse, com aquele humor seco que tinha: "Bem, Vianna, eu gosto de fumar". Ela era uma figura engraçada!

Isso foi antes de nós fazermos o trabalho de crenças. Na verdade, foi Shelly quem me inspirou a desenvolver o trabalho de crenças. Foi por causa de minhas sessões com ela que nós descobrimos como retirar uma crença.

Ela vinha para a cura de vez em quando, depois ia embora e eu não a via por um período. Isso se seguiu por algum tempo. Ela viajava por todo o Estado e voltava para me contar tudo. Ela me disse que nunca tinha percebido quantos lugares bonitos havia em torno de Idaho. Ela levou as meninas para Yellowstone Park, Crateras da Lua e outros lugares. Ela fez tudo isso enquanto tomava o remédio experimental.

Shelly e sua irmã sabiam que meu marido, Guy, fazia cerimônia de tenda do suor dos nativos norte-americanos. Elas me procuraram e queriam ter a experiência. Guy concordou. Durante a cerimônia, ele recebeu toda a família e amigos de Shelly, e cada um, individualmente, orou por ela. Quem sabe o que é uma tenda do suor sabe que é fisicamente desafiador, mas Shelly fez isso muito bem. Sua saúde estava incrível naquele momento.

Então chegou um dia em que ela entrou em meu consultório e eu podia sentir que algo havia mudado. Ela chegou quando eu estava almoçando. Na época, eu precisava ter 20 clientes por dia para pagar minhas contas, e eu e minha filha Bobbi só tínhamos meia hora para comer. Shelly muitas vezes vinha para as curas ao meio-dia, quando eu estava disponível.

Nesse dia particular, ela se sentou à mesa e começou a falar. Ela disse: "Você sabe, Vianna, a vida é como um jogo de Yatzee".* Eu disse: "É?".

---

*N.E.: É um jogo em que são usados cinco dados e uma cartela, em que dois ou mais jogadores devem fazer combinações diversas.

Shelly disse: "Com certeza! Você sabe, meu primeiro marido era tetraplégico. Ele foi o pior homem que já conheci. Eu costumava jogar Yatzee com minha companheira de quarto esperando que ele chegasse. Eu achava que era errado deixá-lo, porque ele era tetraplégico. Finalmente, eu não aguentava mais e o deixei. Você sabe, o pai de minhas crianças me deixou quando descobriu que eu estava grávida. Então eu ficava lá sentada, grávida de gêmeas, jogando Yatzee com minha companheira de quarto. Agora eu vivo com minha mãe, e meus médicos não me deixam mais trabalhar. Eles me dizem que eu estou muito doente para trabalhar, então eu fico sentada em casa com minha mãe todas as noites jogando Yatzee". Ela olhou para mim. "Vianna, estou tão cansada de jogar Yatzee".

Com isso, ela deu um salto da mesa, me abraçou e saiu pela porta. Pensei comigo mesma: "Eu preciso entrar em uma sessão com ela. Algo não está certo".

Cerca de duas semanas depois, recebi um telefonema no escritório.

"É Vianna?"

"Sim".

"Vianna, sou a irmã de Shelly, ela está morrendo. Ela me deu uma lista de pessoas para quem queria dizer adeus, e você é a última pessoa da lista. Eu só tinha seu primeiro nome, então tenho perguntado de você por toda a cidade, e agora que eu a encontrei, quero saber se você gostaria de dizer adeus a Shelly".

Entre soluços, eu disse: "Sim, é claro que eu quero dizer adeus".

A irmã de Shelly me deu as instruções de como chegar a sua casa.

No caminho, peguei minha filha Bobbi e minha neta de 2 anos de idade, Jenaleighia (Jena, para abreviar), porque Bobbi queria vir junto. Quando paramos para abastecer, Bobbi saiu do carro para colocar gasolina para mim. Eu estava sozinha com a pequena Jenaleighia, que estava afivelada no assento do carro. Jena tinha começado a falar em uma idade avançada. Naquele momento, ela saltou do banco de trás, dizendo: "O que você está fazendo, vovó?".

Eu me virei e expliquei: "Estamos indo para a casa de Shelly. Estamos indo para fazer uma cura em Shelly".

Jena me perguntou: "Posso ajudar?".

Eu disse: "Claro que você pode ajudar".

Jena fechou os olhos e ficou quieta por tanto tempo que eu pensei que ela tinha dormido. Finalmente, ela abriu os olhos e disse: "Shelly está melhor agora, tudo feito! Tudo feito, vovó. Shelly está morrendo".

Achei isso estranho, e fiquei chocada que ela soubesse o que era "morrer", aos 2 anos de idade.

Seguimos as instruções e encontramos a casa onde Shelly estava morrendo. Descobrimos que ela estava em coma induzido por morfina e, seguindo as instruções, sem comida e água. A irmã dela disse que, se eu tivesse estado lá há dois dias, estaria acordada. Ela me contou que, poucos dias antes, havia motociclistas subindo e descendo a rua, fazendo algazarra. Shelly pediu à irmã para ajudá-la ir até a porta para que, quando passassem por ali, ela pudesse abrir seu roupão para "chocá-los". Shelly era um personagem!

Bobbi chorou incontrolavelmente, e vi como Jena enxugou suas lágrimas, dizendo: "Não chore, mãe, está quase acabado agora".

Foi naquele instante que eu percebi que Shelly não queria viver. Para ela, a morte não era amarga, era uma libertação.

Sentei ao lado de Shelly na cama e subi ao Sétimo Plano para ver como ela estava. Eu vi seu espírito flutuando sobre seu corpo. Ela me viu e disse: "Vianna, onde está a luz? Não consigo encontrar a luz!".

Eu disse a ela: "Está tudo bem, Shelly, é aqui mesmo". Então mostrei a ela um grande pilar de luz que a conduziu para o Criador, e disse adeus. Eu tinha feito tudo o que eu podia por minha amiga e saí da casa em lágrimas.

Daquele dia em diante, para mim, a morte não era mais uma coisa ruim; era simplesmente o que era. Isso não me ajudava quando eu perdia alguém que morria, mas isso me fez perceber que, às vezes, a morte era um amigo bem-vindo.

Foi por causa da vida e da morte de Shelly e de muitos outros que faleceram que começamos a desenvolver o trabalho de crenças. Eu não posso afirmar quantas noites fiquei chorando por mim mesma, orando e queimando meu cérebro, procurando uma forma de mudar a maneira com que as pessoas doentes se sentiam sobre si mesmas e sobre o mundo ao seu redor. Então, o trabalho de crenças e sentimentos veio até mim, e eu senti que poderia fazer a diferença. Com esse trabalho eu poderia ajudar mais pessoas a viver. Eu posso não ser capaz de salvar a todas da morte, mas certamente poderia prepará-las.

PORTAS DA MORTE

Portas da morte são as oportunidades dadas pelo Criador para voltarmos para casa. Quando nos são dadas essas oportunidades, podemos aceitá-las ou recusá-las. Essa escolha é dada ao Eu Superior e, dele, para a alma. A alma escolhe se ele irá ou não para a luz de Deus.

Quando uma pessoa recusa uma porta da morte, sua vida muda e ela cresce espiritualmente. Também se torna mais intuitiva. Com essa transição, novos anjos da guarda são nomeados para o indivíduo. Essa é uma iniciação para a evolução.

Uma pessoa que tem recorrentes portas da morte pode ter programas negativos relacionados à morte, ao crescimento espiritual e ao Criador. Para alterar esses programas, use os trabalhos de crenças. Teste energeticamente a pessoa, retire e substitua todos os programas que não sejam para seu bem maior.

"A NOITE ESCURA DA ALMA"

A "Noite Escura da Alma" é um conceito vindo dos escritos de São João da Cruz. Esses escritos foram redigidos em 1547, quando São João foi preso por meses a fio em um calabouço por sua própria ordem cristã em virtude de suas crenças. Na escuridão de sua cela, tudo o que lhe restava era Deus. Este conceito – de que, por meio de grande sofrimento e privação, algo maior pode ser alcançado, que traz o indivíduo mais próximo de Deus – agora se tornou dominante na consciência coletiva.

A experiência da "Noite Escura da Alma" soa ameaçadora. No entanto, muitos intuitivos e pessoas com natureza espiritual parecem experimentar esse fenômeno, durante o trajeto em direção à consciência superior. A recompensa que vem depois da noite escura parece ser encontrar a alegria profunda de sua verdadeira natureza.

O sofrimento parece interminável para uma pessoa que atravessa a "Noite Escura da Alma". É uma ausência prolongada e profunda de luz e esperança. A pessoa se sente profundamente sozinha. Ela experimenta grande dificuldade na vida e tem de enfrentar seu maior medo. Às vezes, cria-se essa grande dificuldade, porque essa é a única maneira que se conhece de crescer espiritualmente.

Na maioria dos casos, a "Noite Escura da Alma" só ocorre uma vez na vida. Ele é usada como uma ferramenta de crescimento cármico para a alma.

Faça o teste energético para:

"Estou em uma noite escura da alma".

Substitua por:

"Eu sei qual é a sensação de ser completamente aceito por Deus".
"Eu sei como ser completamente aceito por Deus".
"Eu sei como viver meu dia a dia sendo completamente aceito por Deus".
"Eu sei qual é a perspectiva de ser completamente aceito por Deus através do Criador de Tudo o Que É".
"Eu sei que é possível ser completamente aceito por Deus".

Faça o teste energético para:

"Eu sei como evoluir espiritualmente sem criar sofrimento".
"Eu tenho de 'sacrificar' um de meus sentidos para estar próximo do Criador de Tudo o Que É".

Substitua por:

"Estou sempre conectado ao Criador de Tudo o Que É".

Faça o teste energético para:

"Eu tenho de sofrer para estar próximo do Criador de Tudo o Que É".

Substitua por:

"Eu sei como viver sem sofrimento".

Faça o teste energético para:

"Tenho de morrer para provar meu amor ao Criador de Tudo o Que É".

Substitua por:

"O Criador de Tudo o Que É me ama incondicionalmente".

Capítulo 19

ANJOS DA GUARDA

Um anjo da guarda é um espírito designado a proteger e guiar uma pessoa específica. O conceito de anjos vem de tão longe quanto os registros históricos. Para os sumérios e ao longo da história tem sido um sistema de crença recorrente. A crença de que o Criador envia um espírito para dar assistência a cada indivíduo era comum na antiga filosofia grega e no Antigo Testamento, embora não houvesse referências específicas. No Novo Testamento, Jesus diz que os filhos estão protegidos por anjos da guarda:

> *"Nunca despreze um desses pequeninos; eu vos digo, eles têm seus anjos da guarda no céu, que buscam continuamente a face de meu Pai Celestial".*

Eu tenho tido tantas experiências com anjos da guarda que é impossível contar. Um bom exemplo aconteceu anos atrás, em uma leitura que fiz em uma mulher. Eu pude sentir que ela tinha um forte espírito feminino olhando por ela. Quando adentrei seu espaço, foi-me dito que esse espírito era seu anjo da guarda. O anjo da guarda me disse: "Diga a ela que eu a abracei quando seu filho morreu". Eu disse isso à mulher e ela caiu em lágrimas. Quando ela se recompôs, disse-me que o filho havia morrido havia alguns anos e ela tinha ficado tão chateada e tão ofuscada pelo luto que tinha ido para seu quarto e chorado incontrolavelmente. Enquanto ela estava chorando, sentiu como se os braços de alguém estivessem ao seu redor, balançando-a suavemente de um lado para outro. A partir desse momento, ela sabia que não estava sozinha e começou a se sentir melhor.

Sempre me impressiono com o incrível apoio que os anjos da guarda nos trazem. Eu os tenho encontrado com todas as pessoas, em toda religião e nacionalidade que a humanidade conhece. Toda pessoa tem, pelo menos, dois anjos da guarda, um macho e uma fêmea. Eu descobri que há de dois a quatro anjos da guarda por pessoa. Cada um desses anjos da guarda tem um nome e uma energia específicos. Aprendi que nem sempre são compatíveis e podem discordar uns dos outros. No entanto, tenho percebido que eles só têm em seus corações as melhores intenções para com a pessoa.

Anjos da guarda nunca deixam uma pessoa a não ser que ela se recuse a passar por uma porta da morte. Nesse caso, como já mencionado, sua vida irá mudar e evoluir, e novos anjos guardiões poderão ser designados a ela.

Anjos da guarda também podem deixar uma pessoa quando ela atravessa a "Noite Escura da Alma", momento em que os anjos podem ser substituídos por outra legião que estará lá para seguir com a pessoa durante sua vida.

Guias espirituais, por outro lado, podem ser um tipo diferente de anjo do Quarto ou Quinto Planos e podem entrar e sair da vida da pessoa quando necessário. As pessoas podem ter muitos, muitos guias de uma vez. Sempre que há mais de 20 guias no espaço de uma pessoa, é um sinal de que ela está à beira de uma grande transição ou iniciando seu propósito de vida.

Se, em algum momento, você vir um anjo da guarda ou guia que parece ter 2 anos de idade, provavelmente está vendo uma criança que aguarda para entrar na vida daquela pessoa. Elas aparecerão no lado esquerdo da pessoa (seu lado direito, caso esteja de frente para eles). Eles podem ser filhos ou netos que estão prestes a nascer na vida delas ou na de alguém próximo.

Todas as informações que você recebe de um anjo da guarda devem ser apuradas pelo Criador, pois os anjos e guias espirituais têm suas próprias opiniões sobre o que é certo e errado. Mesmo que eles tenham suas melhores intenções no coração, a verdade pura é apenas com o Criador.

Se você pedir uma ajuda específica ou uma cura aos anjos, torna-se obrigado a seguir as regras do Quinto Plano da Existência. De acordo com a ilusão estabelecida nesse plano, deve haver uma negociação para a cura. No entanto, se você vai para o Sétimo Plano da Existência e pede o mesmo, o Criador de Tudo o Que É pode enviar um anjo do Quinto Plano para fazer o trabalho e, nesse caso, você não está vinculado a qualquer das regras do Quinto Plano. Isso não é para depreciar os anjos. Experimentar a energia de um anjo é um evento magnífico.

OS PRINCÍPIOS DO ANJO DA GUARDA

- Os anjos da guarda podem aparecer como espíritos humanos, ancestrais, totens de animais, espíritos, fadas ou espíritos da natureza.
- Uma pessoa geralmente tem de dois a quatro anjos da guarda.
- Um guia espiritual é diferente de um anjo da guarda. Um guia espiritual entra e sai da vida de uma pessoa, enquanto um anjo da guarda vai ficar até a porta da morte se abrir ou até a pessoa vivenciar a "Noite Escura da Alma".

  Nesse momento, um anjo da guarda mais elevado vem para ajudar. Isso nos mostra que nunca estamos sozinhos em nosso campo e temos assistência em todos os momentos.
- A técnica de anjo da guarda (veja a seguir) permitirá que você entre em contato com um anjo da guarda da pessoa (ou o seu próprio) e também lhe mostrará quando as crianças estão entrando em sua vida. O espírito terá a aparência de um bebê ou de uma pessoa jovem ao lado esquerdo do indivíduo que está sendo lido.
- Para diferenciar anjos da guarda de espíritos errantes (ver Capítulo 20), basta verificar com o Criador o que você está vendo e ouvindo, anjos da guarda ficarão felizes se você verificar a informação com Deus, enquanto os espíritos errantes o atacarão.

Saiba que tanto os anjos da guarda quantos outros espíritos têm suas opiniões, estas podem não ser a pura verdade.

CONECTANDO-SE AOS ANJOS DA GUARDA

A técnica de anjo da guarda é uma introdução ao mundo dos espíritos que estão à nossa volta. O aspecto mais importante dessa técnica é que ela revela a diferença entre as vozes do Criador de Tudo o Que É e de espíritos inferiores. Também mostra que não estamos sozinhos em nosso próprio reino espiritual, ou até mesmo em nosso próprio campo áurico eletromagnético.

Esse exercício também lhe dá a oportunidade de praticar o discernimento das diferentes energias em uma leitura e reconhecer a diferença entre vozes e energias positivas e negativas de espíritos.

Para ver e falar com os anjos da guarda, você usará os mesmos passos de antes, com pequenas variações:

A TÉCNICA DO ANJO DA GUARDA

1. Peça permissão para ver os anjos da guarda da pessoa.
2. Centre-se em seu coração e visualize-se descendo em direção à Mãe Terra, que é uma parte de Tudo o Que É.
3. Visualize-se trazendo a energia para cima através de seus pés, abrindo cada chacra até o chacra da coroa. Em uma linda bola de luz, vá para o Universo.
4. Vá além do Universo, além das luzes claras, além das luzes escuras, além das luzes claras, além da luz dourada, além da substância gelatinosa que são as Leis, até uma luz branca perolada iridescente, no Sétimo Plano da Existência.
5. Afirme o seguinte: "Criador de Tudo o Que É, é comandado ou pedido ver e falar com os anjos da guarda de (nome da pessoa) agora. Grato! Está feito. Está feito. Está feito".
6. Mova sua consciência sobre a cabeça do cliente, em seu chacra da coroa, e adentre seu espaço até o chacra do coração.
7. Quando estiver em seu espaço, eleve-se e olhe por cima de seus ombros. Você pode ver bolas de luzes. Então comande

ou peça para ver rostos e peça o nome do anjo da guarda e sua finalidade.

8. Diga à pessoa o que você tem visto e ouvido.
9. Assim que o processo estiver terminado, enxágue-se com a energia do Sétimo Plano da Existência e permaneça conectado a ela.

Θ *Você pode subir e ver seus próprios anjos da guarda com esses mesmos passos, sentando em frente a um espelho e entrando em Theta.*

Capítulo 20

ESPÍRITOS ERRANTES, CAÍDOS, POSSESSÃO, GANCHOS PSÍQUICOS, MALDIÇÕES E IMPLANTES

É importante que tenhamos uma percepção clara do conceito de mal. Esse conceito está relacionado ao medo e ao ódio, e foi um marco importante na evolução da consciência da humanidade. Ele é usado como desculpa para explicar as enchentes, a fome, os terremotos e os desastres naturais. No que se refere ao comportamento humano, ele foi criado para explicar comportamentos ou atos que, em algum momento da história, se tornaram moralmente inaceitáveis. Em algum momento da história, a ideia de dualidade foi formada – o Bem e o Mal lutando pela supremacia na natureza e na humanidade.

Com o trabalho de crenças, é possível encontrar e liberar programas do mal que podem estar criando atritos em nossa existência. Lembre-se, o mal é alimentado pelo medo. Quando falamos do bem e do mal, voltamos para os programas da infância como: "Eu tenho medo". Eu não acho que devemos realmente usar os termos "bem" e "mal"; é uma questão de *equilíbrio*. Sempre que há uma batalha ou uma controvérsia, há um desequilíbrio, e sempre que há um desequilíbrio, é provável que haja uma deficiência física. Assim, precisamos criar um equilíbrio em nossa vida.

Faça o teste energético para:

"Eu tenho de lutar constantemente contra as forças do mal do Universo".
"Sou contra o mal".
"Eu tenho de combater as forças do mal".
"Eu sei como estar seguro".

Use o trabalho de crenças e o substitua por:

"Eu posso escolher combater o mal".
"Eu sou imune ao mal".
"Eu estou seguro".
"A verdade é puro equilíbrio".

Ou use o programa que melhor se adapte às suas vibrações.

A remoção e a substituição desses programas mostrarão a verdade sobre o bem e o mal.

No mundo moderno da metafísica também tem havido uma grande histeria em relação a espíritos negativos, extraterrestres, implantes, ataque psíquico, energias reptilianas e condições similares, e, para algumas pessoas, eles representam o mal. Substitua esses programas por "Estou seguro" dessas influências.

No ThetaHealing também é ensinado que esses aspectos não são nada comparados à pureza do Criador de Tudo o Que É. O Sétimo Plano está além do conceito de "bem" ou "mal", e lá você encontrará apenas a pureza do Criador.

Faça o teste energético para:

"A vida é chata se não houver a luta contra o mal".

Substitua por:

"Eu sou entretido pela vida".

ERRANTES

Quando você começa a experimentar o estado Theta, passa a entrar em um estado de sonho. Nesse estado de sonho, você começa a ser receptivo às energias que antes eram invisíveis para você. Como suas habilidades psíquicas se abrem, muitas pessoas se tornam receptivas às energias metafísica e espiritual. Essas energias podem se mostrar como espíritos. Alguns desses espíritos são bons, e alguns não são.

Alguns desses espíritos são chamados errantes. Essa é uma palavra que eu aprendi com uma mulher maravilhosa chamada Barbara Hughs, a qual morava perto de mim, em Idaho. Barbara era uma professora aposentada que, além de seus outros trabalhos de cura, passava boa parte de sua vida retirando espíritos infelizes das pessoas. Ela me explicou que errante é um espírito que deixou o corpo na morte e não soube para onde ir. Barbara era uma curadora talentosa e que se foi para a mesma luz de Deus à qual enviava todos aqueles espíritos errantes.

COMOS OS ESPÍRITOS ERRANTES SE PERDEM

Nossas vidas são construídas em um sistema de rede invisível, um sistema de rede do Universo. Isso segue as leis naturais, como a rotação da Terra e a gravidade. É tão real que até mesmo a NASA espera por um "portal" antes de enviar foguetes para o espaço, para que possam chegar ao destino que estão buscando.

Há aberturas na malha do sistema de rede que nos conduzem de volta ao Criador; que são as portas da morte. Estamos totalmente conectados ao Criador a todo instante. No entanto, são concedidas a nós muitas portas da morte, e cada um de nós tem suas próprias oportunidades para usá-las. Mais uma vez, estamos falando sobre o livre-arbítrio do espírito.

A porta da morte torna-se uma "portal" quando a alma está pronta para ir ao Criador. O "portal" fica aberto por cerca de nove dias após a morte de uma pessoa. Quando as pessoas perdem esse portal de luz, o sistema de rede se fecha de novo e elas ficam presas pela atração magnética da Terra, e então seus espíritos ficam perambulando neste planeta. Elas voltam a lugares em que estavam mais acostumadas na Terra, ou a pessoas que amavam, ou ao seu local de morte. Elas não vivem nesses lugares de fato, mas ficam presas a um padrão de espaço e tempo entre o Terceiro e Quarto Planos da Existência.

O Criador não abandonou esses indivíduos; e, na hora certa, eles encontrarão o caminho para Sua morada. No entanto, o conceito de tempo do Criador é totalmente diferente do nosso. O que para nós parece um tempo longo, pode ser um tempo muito curto na perspectiva de Deus.

Entretanto, esses espíritos perdidos, à procura da luz de Deus, usarão nossas irradiações como sinalizadores para orientá-los ao caminho de volta a Deus. É por isso que os espíritos errantes podem se atrair por você. Algumas vezes, eles podem se acoplar a você para se alimentar de sua energia, e isso pode lhe causar problemas.

Uma pessoa que carrega consigo um espírito errante por um longo tempo pode ter sua energia drenada, o que pode resultar em uma doença física. Assim que esse espírito se vai, os sintomas podem desaparecer completamente. Pode haver mais de um espírito errante ligado a uma pessoa e, se ela usa drogas ou é alcoólatra, tem mais aberturas em seu campo áurico e tende a atrair mais espíritos errantes.

Não converse com espíritos errantes, pois eles podem ser manipuladores, raivosos e loucos. Envie-os para a luz de Deus. Uma vez encaminhados para a luz, passam por um processo de filtragem que libera todas as emoções e programas negativos e, então, quando voltam ao Criador, estão equilibrados de novo, daí sim é permitido convidá-los para conversar.

Se você decidir falar com um espírito, nunca permita que ele entre em seu corpo. Permitir um espírito em seu corpo pode ser prejudicial a você, mental e fisicamente, causando obesidade e doenças psiquiátricas. Você pode permitir que o espírito entre em seu campo áurico, em torno de seu corpo, a fim de falar com ele, mas nunca, jamais, permita que espíritos entrem ou "assumam" seu corpo.

Espíritos desencarnados são tão comuns que caracterizam muitas práticas religiosas. Alguns ensinamentos de nativos norte-americanos afirmam que, se um espírito vai para a luz, ele perde sua identidade e se torna parte da luz. Então, em alguns casos, um espírito pode sentir a necessidade de ficar na Terra para manter sua identidade. Há também espíritos nativos que optam por ficar e se tornar espíritos guardiões de locais sagrados.

Pessoas que cometem suicídio têm, muitas vezes, medo de ir para a luz do Criador, temendo a punição do inferno. Com medo, o espírito rejeita a luz do Criador. Pessoas que morreram tragicamente, em casos de assassinatos ou acidentes estranhos, por exemplo, podem também se tornar tão desorientadas ou tão chateadas com a forma na qual morreram que perdem seu Portal para a luz.

Um amor verdadeiro também pode fazer com que um espírito perca o Portal, para ficar perto de sua amada. O espírito pode achar que a pessoa não pode ficar sem ele. Isso faz do luto um sentimento pesado na casa. Se você enviar um espírito solitário como esse para a luz do Criador, muito provavelmente ele retornará, só que evoluído e com menos pesar.

Há uma lei que afirma que os espíritos errantes devem obedecer quando o curador solicitar o Criador. Portanto, use sua conexão com a luz de Deus para enviar espíritos errantes ao Criador de Tudo o Que É do Sétimo Plano, da seguinte forma:

O PROCESSO PARA A LIBERTAÇÃO DOS ESPIRÍTOS ERRANTES

1. Centre-se em seu coração e visualize-se descendo em direção à Mãe Terra, que é parte de Tudo o Que É.
2. Visualize-se trazendo a energia da Terra, que entra pela planta de seus pés, abrindo cada chacra até o chacra da coroa. Em uma linda bola de luz, vá para o Universo.
3. Vá além do Universo, além das luzes claras, além das luzes escuras, além das luzes claras, além da luz dourada, além da substância gelatinosa que são as Leis, até uma luz branca perolada iridescente, no Sétimo Plano da Existência.
4. Faça o comando ou pedido: "Criador de Tudo o Que É, é comandado ou pedido que todos os espíritos errantes que estiverem em torno de (nome da pessoa) sejam enviados para a

luz de Deus, para serem transformados. Grato! Está feito. Está feito. Está feito".

5. Mova sua consciência sobre o chacra da coroa da pessoa. Testemunhe o espírito errante sendo enviado para a luz do Criador, utilizando sua conexão ou a do cliente com a Fonte. Certifique-se de segui-los até a luz do Criador, para que não tentem escapar.
6. Assim que o processo estiver terminado, enxágue-se com a energia do Sétimo Plano da Existência e permaneça conectado a ela.

ESPÍRITOS CAÍDOS

Há um outro grupo de espíritos chamado "os Caídos". Esses espíritos eram seres do Quinto Plano que perderam seu lugar porque tentaram mudar a lei do livre-arbítrio. Estes são diferentes dos errantes. Eles são espíritos e entidades que não deveriam estar aqui na Terra. Em geral, são um pouco piores do que os errantes.

Você pode enviar os espíritos caídos à luz do Criador de uma forma semelhante à aplicada aos errantes. Uma vez conectado ao Criador para fazer isso, segundo uma das Leis da Natureza, eles devem obedecer ao comando.

O PROCESSO PARA A LIBERTAÇÃO DOS ESPÍRITOS CAÍDOS

1. Centre-se em seu coração e visualize-se descendo em direção à Mãe Terra, que é parte de Tudo o Que É.
2. Visualize-se trazendo a energia da Terra, que entra pela planta de seus pés, abrindo cada chacra até o chacra da coroa. Em uma linda bola de luz, vá para o Universo.
3. Vá além do Universo, além das luzes claras, além das luzes escuras, além das luzes claras, além da luz dourada, além da substância gelatinosa que são as Leis, até uma luz branca perolada iridescente, no Sétimo Plano da Existência.
4. Faça o comando ou pedido: "Criador de Tudo o Que É, é comandado ou pedido que que me seja revelado o nome da entidade. Grato! Está feito. Está feito. Está feito".

5. Direcione-se ao chacra da coroa da pessoa.
6. Encontre o espírito caído ou entidade dentro ou em torno do corpo e, usando seu nome, comande que ele seja enviado para a luz de Deus.
7. Testemunhe-o sendo enviado para a luz de Deus através de sua conexão ou da conexão do cliente com a Fonte. O espírito deve obedecer à lei universal.
8. Assim que o processo estiver terminado, enxágue-se com a energia do Sétimo Plano da Existência e permaneça conectado a ela.

POSSESSÃO

Nunca dei muita atenção à possessão até eu tê-la experimentado diretamente. Essa experiência ocorreu em uma feira psíquica em Twin Falls, Idaho. A sala não tinha nenhuma divisória para separar as leituras e manter a privacidade, por isso, todos nós fizemos nossas leituras ao ar livre. Havia sete terapeutas fazendo leituras simultaneamente. Amigos conhecidos e meu ex-marido, Blake, estavam na sala assistindo aos acontecimentos. Duas dessas pessoas eram jovens missionários mórmons, parentes de Blake. A sala estava quente e abafada, e pensei em ir para casa. Mas, já que tínhamos vindo de tão longe, decidi ficar.

De repente, houve uma comoção de uma senhora que estava recebendo uma leitura. Ela começou a falar com vozes diferentes e rolar no chão, como no filme *O Exorcista*. Bem, eu nunca em minha vida vi tantas pessoas desaparecem tão rapidamente, incluindo os missionários! Todos que estavam na sala fugiram aterrorizados, deixando-me sozinha para lidar com a situação!

Enquanto eu me aproximava para ajudar, os olhos da mulher viravam, seu rosto e corpo convulsionavam, e ela falava palavrões. Tocando seu ombro, sabia que ela estava possuída e eu instintivamente me coloquei em um estado Theta para enviar os espíritos errantes para a luz de Deus. Surpreendentemente, ela tinha mais de um espírito em seu corpo. Na verdade, ela tinha mais espíritos do que eu jamais tinha visto. Nesse caso, todos os espíritos errantes que a estavam possuindo foram enviados para a luz de Deus. Um pouco depois disso, ela estava bem.

Muitas pessoas que foram diagnosticadas com problemas mentais são propensas à possessão, por isso é bom verificar se há espíritos possessivos quando você realiza sua varredura intuitiva do corpo.

Outro tipo de possessão por entidades é "criada" pelo abuso de drogas ou álcool (ver item abaixo). A remoção dessas entidades da pessoa, nesse caso, pode ajudar em sua recuperação.

O espírito que está possuindo o corpo da pessoa deve obedecer ao comando que você dá a ele em conexão com o Criador de Tudo o Que É.

O PROCESSO PARA LIBERAR A POSSESSÃO

1. Centre-se em seu coração e visualize-se descendo em direção à Mãe Terra, que é parte de Tudo o Que É.
2. Visualize-se trazendo a energia da Terra, que entra pela planta de seus pés, abrindo cada chacra até o chacra da coroa. Em uma linda bola de luz, vá para o Universo.
3. Vá além do Universo, além das luzes claras, além das luzes escuras, além das luzes claras, além da luz dourada, além da substância gelatinosa que são as Leis, até uma luz branca perolada iridescente, no Sétimo Plano da Existência.
4. Faça o comando ou pedido: "Criador de Tudo o Que É, é comandado ou pedido saber o nome desse espírito que está no corpo de (nome da pessoa). Grato! Está feito. Está feito. Está feito".
5. Mova sua consciência sobre o espaço da pessoa.
6. Nomeie o espírito e comande que seja empurrado para baixo, saindo pelos pés do cliente.
7. Comande ou peça que o espírito seja enviado à luz do Criador por meio de sua conexão ou da conexão do cliente com a Fonte. Testemunhe o espírito direcionando-se para a luz do Criador.
8. Assim que o processo estiver terminado, enxágue-se com a energia do Sétimo Plano da Existência e permaneça conectado a ela.

ENERGIA DE ENTIDADES EM ABUSOS DE DROGAS

Dependência tóxica e alcoolismo podem deixar as pessoas abertas a entidades. O vício provoca um escape de energia espiritual que abre a pessoa para a energia parasitária, e uma entidade é capaz de invadir o "espaço" enfraquecido – ou aura – do indivíduo.

Todas as pessoas viciadas em drogas com quem eu tenho psiquicamente me conectado tiveram estranhas entidades ligadas a elas. Cada droga parece ter uma entidade que lhe é peculiar e intuitivamente parecem ser a mesma, em cada pessoa.

Para ajudar um cliente viciado, aumente seu nível de serotonina (ver página 353) enquanto o Criador o orienta, e você entra em seu espaço para ver se algo precisa ser retirado e enviado para a luz de Deus. Se as pessoas forem drogadas, uma entidade estará conectada a elas. Essas entidades espirituais irão se juntar à pessoa viciada, obter o domínio de sua mente e instigá-la a se manter viciada na substância. As entidades devem ser enviadas à luz de Deus para que o sofrimento da pessoa viciada seja aliviado e para dar-lhes uma chance de recuperação.

Estas são algumas das formas nas quais a energia do vício pode se apresentar:

- Um espírito de heroína se parece com um homem velho enrugado, com os olhos ocos.
- Um espírito de maconha se parece uma mulher de cabelos castanhos.
- Um espírito de cocaína se parece com uma mulher de cabelos loiros muito claros, com olhos azuis elétricos. Sua energia fluirá em torno da pessoa viciada.
- Um espírito de metanfetamina cristal se parece com uma mulher de cabelos loiros muito claros, com buracos brancos nos olhos.
- Cada tipo de álcool tem uma energia espiritual diferente ligada a ele. Um tipo de álcool parece ser diferente de outro. Por que você acha que eles se chamam "espíritos"?

IMPRESSÕES FANTASMAS

A energia dos seres vivos projeta memórias em lugares e objetos por meio de impressões fantasmas. A energia é captada a partir de eventos emocionais ou coletados de pessoas que estiveram nesses lugares ou utilizaram esses objetos. Mobília, joias, quadros e instrumentos musicais – todos podem carregar impressões fantasmas. Há lugares, também, como casas, locais sagrados, campos de batalha, barcos e cemitérios, que têm sua própria personalidade em razão das impressões fantasmas. Todos eles podem "ganhar vida" como resultado da interação com as formas de vida biológica. Assim, tornam-se uma casa "assombrada" por si só, independentemente de quaisquer espíritos que os habitam. Eles podem ranger, gemer e mover partes por vontade própria, por exemplo, abrir janelas e portas. Assim, a "assombração" em uma casa pode não ser causada por espíritos, mas sim pela sensibilidade coletada pela própria casa.

Portanto, uma terra pode reter impressões dos eventos que aconteceram lá. Assim, as pessoas podem ter "visões" da guerra e da carnificina se estendendo em um velho campo de batalha, por exemplo. Essas são impressões deixadas ao longo do tempo pelas emoções fortes vividas por pessoas envolvidas no conflito. Tais impressões criam um vórtice, um redemoinho, ou abertura – no espaço e no tempo – e, por isso, é possível ver os eventos passados.

Para sentir uma impressão fantasma em um objeto físico, basta tocá-lo ou segurá-lo. Abra seus sentidos psíquicos para permitir a energia do artigo em suas mãos fluir através de você. Essa técnica é uma leitura empática, e você pode ver, sentir, tocar e testar sensações do objeto, bem como ouvi-lo falar com você.

Espíritos errantes também podem juntar-se a objetos inanimados, tais como cartas de tarô, porque damos energia para as cartas, que se tornam então uma entidade viva com sensibilidade própria. Lembre-se de limpar artigos especiais, ou seja, cristais, varinhas, objetos cerimoniais e antiguidades, com a luz cristalina do Criador.

LIMPEZA E TRABALHO DE CRENÇA EM MATERIAL NÃO ORGÂNICO

Como objetos podem conter memórias, emoções e sentimentos, muitas vezes ganham sensibilidade e consciência própria. Com o trabalho de crenças, você pode tirar maldições que estejam na Terra ou trazer de volta os fragmentos de alma que a Terra perdeu, da mesma maneira que faria com uma pessoa. Você pode até mesmo ensinar à sua casa qual é a sensação de ser uma casa.

O PROCESSO DE LIMPEZA E TRABALHO DE CRENÇA EM MATERIAL NÃO ORGÂNICO

Variações desse exercício podem ser usadas em qualquer objeto.

1. Centre-se em seu coração e visualize-se descendo em direção à Mãe Terra, que é parte de Tudo o Que É.
2. Visualize-se trazendo a energia da Terra, que entra pela planta de seus pés, abrindo cada chacra até o chacra da coroa. Em uma linda bola de luz, vá para o Universo.
3. Vá além do Universo, além das luzes claras, além das luzes escuras, além das luzes claras, além da substância gelatinosa que são as Leis, até uma luz branca perolada iridescente, no Sétimo Plano da Existência.
4. Conecte-se com o amor incondicional, faça o comando: "Criador de Tudo o Que É, é comandado que seja ensinado a esta casa a sensação de (o que você quer ensinar à casa), para o bem maior. Grato! Está feito. Está feito. Está feito".
5. Assim que tiver terminado, enxágue-se. Ponha-se de volta em seu espaço, enraíze-se em conexão com a Mãe Terra, traga a energia da Terra passando por todos os seus chacras, até o chacra da coroa, e faça a quebra energética.

GANCHOS PSÍQUICOS

Um "gancho psíquico" pode surgir quando existe um apego emocional em relação a outra pessoa. Quando você sente simpatia, preocupação ou piedade por outra pessoa, um vínculo energético pode ser criado entre vocês. Uma vez que pensamentos e emoções apresentam uma substância física, essa energia é liberada voluntariamente para ajudar o outro. Em um teste científico realizado em um hospital, ficou comprovado que havia energia de uma mãe sendo direcionada para seu filho quando esta se encontrava doente. A mãe estava alimentando a criança com parte da energia de sua alma por livre vontade. Raiva, ódio e amor obsessivo também podem criar ganchos psíquicos. Todos esses tipos de apegos emocionais, de ambas as naturezas – positiva e negativa –, podem ser desfavoráveis para o bem-estar de um indivíduo.

Ganchos psíquicos existem em vários graus de profundidade. Por meio de um apego emocional extremamente intenso, um fragmento de alma pode ser deixado com outra pessoa. Um fragmento de alma, como já mencionado, é um pedacinho de nossa força vital essencial. É essencial recuperar os fragmentos de alma que foram perdidos.

GANCHOS PSÍQUICOS E O CURADOR

É importante para um curador ter certo grau de objetividade em relação a seu cliente. Se começa a sentir pena descontrolada por todas as pessoas com quem trabalha, gastará muita energia, até chegar um momento em que estará esgotado e não poderá mais ajudar ninguém. Como curador, a ideia é ter compaixão equilibrada, e não piedade descontrolada com as pessoas com quem estará associado. Esses indivíduos estão criando suas próprias vidas. Por intermédio da verdadeira compaixão, faz-se o que é melhor para cada um, em vez de alimentar os dramas emocionais. Mas, mesmo o melhor de nós pode criar ganchos psíquicos. Veja como quebrá-los:

1. Centre-se em seu coração e visualize-se descendo em direção à Mãe Terra, que é parte de Tudo o Que É.
2. Visualize-se trazendo a energia da Terra, que entra pela planta de seus pés, abrindo cada chacra, até o chacra da coroa. Em uma linda bola de luz, vá para o Universo.
3. Vá acima do seu chacra da coroa, suba e projete sua consciência afora passando as estrelas, o Universo. Vá além do Universo, além das luzes claras, além das luzes escuras, além das luzes claras, além da luz dourada, além da substância gelatinosa que são as Leis, até uma luz branca perolada iridescente, no Sétimo Plano da Existência.
4. Conecte-se com o amor incondicional, faça o comando ou pedido: "Criador de Tudo o Que É, é comandado ou pedido que limpe esse objeto e que instale o sentimento de (o que você quer ensinar ao objeto), da forma melhor e mais elevada. Grato! Está feito. Está feito. Está feito".
5. Assim que o processo estiver terminado, enxágue-se com a energia do Sétimo Plano da Existência e permaneça conectado a ela.

ATAQUES PSÍQUICOS

Ataques psíquicos se originam de formas-pensamento de outras pessoas. Nós, naturalmente, rejeitamos a maioria das formas-pensamento que nos são enviadas, com exceção as daquelas pessoas que estão perto de nós, mas algumas formas-pensamento podem constituir um ataque psíquico. Em muitos casos, a pessoa que envia o ataque não tem ideia de que está causando dor para alguém que é intuitivo. Se quem direciona os pensamentos é um membro da família, o campo áurico da pessoa que recebe não irá protegê-la de maneira eficaz, pois as pessoas estão mais abertas para as formas-pensamento que são familiares.

Espíritos errantes e extraterrestres também podem causar ataques psíquicos. Comande que o espírito errante seja enviado para a luz de Deus da Criação (ver página 258).

Se você suspeitar que é vítima de um ataque psíquico, faça o teste energético para:

"Eu tenho de lutar o tempo todo contra o mal".

Substitua por:

"Eu sou imune ao mal".

Θ Ao se tornar familiarizado com o Sétimo Plano da Existência e o Criador de Tudo o Que É, será impossível ser afetado por energia de ataques psíquicos.

O PROCESSO PARA O ATAQUE PSÍQUICO

1. Centre-se em seu coração e visualize-se descendo em direção à Mãe Terra, que é parte de Tudo o Que É.
2. Visualize-se trazendo a energia da Terra, que entra pela planta de seus pés, abrindo cada chacra, até o chacra da coroa. Em uma linda bola de luz, vá para o Universo.
3. Vá além do Universo, além das luzes claras, além das luzes escuras, além das luzes claras, além da luz dourada, além da substância gelatinosa que são as Leis, até uma luz branca perolada iridescente, no Sétimo Plano da Existência.

4. Faça o comando ou pedido: "Criador de Tudo o Que É, é comandado ou pedido que esse gancho psíquico que está me apegando a (nome da pessoa) seja liberado, enviado para a luz de Deus e seja transformado em amor e luz. Grato! Está feito. Está feito. Está feito".
5. Testemunhe os ataques psíquicos sendo enviados para a luz do Criador.
6. Assim que o processo estiver terminado, enxágue-se com a energia do Sétimo Plano da Existência e permaneça conectado a ela.

JURAMENTOS, VOTOS E MALDIÇÕES

Desde que comecei a fazer leituras, as pessoas têm vindo a mim carregando maldições de todos os tipos – maldições mexicanas, maldições de gerações, magias e assim por diante. Algumas pessoas sabem que as têm, outras não.

Uma das experiências mais profundas que eu já tive com uma maldição veio de uma senhora simpática que chegou a mim com um problema único. Ela estava fisicamente doente e tudo estava desabando ao seu redor. Ela havia acabado de encontrar sua sogra e tinha acidentalmente a insultado. Eu pude ver que sua sogra havia lançado uma maldição sobre ela, pois não gostava da nora. Quando fui em seu campo, pude ver que era uma maldição vodu que havia sido lançada sobre ela. Foi na forma de um homem alto e negro que foi se aproximando lentamente e sufocando sua vida. Isso aconteceu quando eu ainda não sabia qual era a melhor maneira de lidar com as maldições. Instintivamente, canalizei a luz de Deus e a enviei, através de cada célula de seu corpo, e empurrei a maldição para fora através de seus pés. Então eu a juntei e enviei de volta para a praticante do vodu que a havia lançado primordialmente. Eu dei um abraço de adeus na senhora, confiante de que a maldição tinha desaparecido.

Poucos minutos depois, tive uma sensação estranha e pesada começando a subir por meus braços. Era a maldição, e eu sabia que a praticante de vodu a tinha enviado de volta para mim. Foi tão forte que começou a tomar meu corpo e eu pude senti-la começando a assumir o controle. Em pânico, comandei que fosse enviada para a luz de Deus e que isso fosse feito através do Criador. A maldição recuou lentamente de meus braços até que se foi. Então senti uma presença em meu campo. Era o homem negro da maldição. Ele chegou através da luz de Deus, tinha retornado. Ele me agradeceu por libertá-lo de seu cativeiro. A senhora se recuperou de sua doença e seus problemas acabaram.

Foi assim que aprendi que você nunca deve enviar uma maldição de volta ao remetente. Isso só causa uma guerra. Envie a maldição para a luz de Deus e use o trabalho de crenças para instalar na pessoa o programa de "Eu sou imune à maldição".

MALDIÇÕES DE GERAÇÕES

Um tipo de maldição é a do tipo genética ou de gerações. Essa é uma maldição que tem sido transmitida de um ancestral que consciente ou inconscientemente aceitou aquela forma-pensamento. A pessoa atormentada por uma maldição terá dificuldades repetitivas em que tudo parece atacá-las. Alguns exemplos disso são acidentes, insanidade, alcoolismo e má sorte contínua.

Um bom exemplo disso vem da Bíblia, quando Moisés abordou os israelitas ao estarem se preparando para entrar na Terra Prometida. Ele disse à nova geração que não podiam entrar, a menos que lidassem com seus próprios pecados pessoais e os de seus pais. A narrativa pode ser encontrada em Levítico 26:39-42:

"E aqueles que entre vós ficarem se consumirão por sua iniquidade nas terras de vossos inimigos, e pela iniquidade de seus pais com eles se consumirão. Então confessarão sua iniquidade, e a iniquidade de seus pais, com suas transgressões, com que transgrediram contra mim; como também eles andaram contrariamente para comigo. Eu também andei para com eles contrariamente, e os fiz entrar na terra de seus inimigos; se então seu coração incircunciso se humilhar, e então tomarem por bem o castigo de sua iniquidade, também eu me lembrarei de minha aliança com Jacó, e também de minha aliança com Isaque, e também de minha aliança com Abraão me lembrarei, e da terra me lembrarei".

MALDIÇÕES LANÇADAS

Bem como maldições ancestrais que estão sendo passadas adiante dentro de uma linhagem, uma maldição pode ser "lançada" de uma pessoa, no tempo presente. No entanto, é somente quando a pessoa tem culpa, medo ou um programa negativo que irá receber e aceitar uma maldição.

Maldições lançadas parecem ser uma prática tão antiga quanto a civilização, talvez mais. Aqui estão alguns exemplos interessantes.

Maldições gregas e romanas

Maldições gregas e romanas eram um tanto formais e oficiais. Chamado *katadesmoi* pelos gregos e *tabulae defixiones* pelos romanos, elas eram escritas em placas de chumbo ou outros materiais e, em geral, invocavam um espírito (uma divindade, um demônio ou um dos mortos) para ajudá-los a realizar seu objetivo. Esses escritos eram colocados em um lugar considerado propício à sua ativação, como um túmulo, cemitério, fonte sagrada ou um poço. No texto de *katadesmoi* e *detixiones*, a pessoa proferia uma oração ou um decreto em que o inimigo sofreria danos de forma específica, e incluía a justificativa para que a maldição fosse lançada, como em caso de roubo ou perda de respeito. Os romanos, etruscos e gregos na Itália, todos praticaram esse costume. Felizmente para nós, eles enterraram as maldições tão bem que hoje temos um registro dessas inscrições de maldição para nos dizer como eles praticavam seus encantamentos mágicos.

Maldições vodu

O vodu é uma religião que originalmente veio da África para o Haiti, e depois passou do Haiti para Nova Orleans. Duzentos anos atrás, foi transformada e aprimorada por um praticante muito poderoso. Em Nova Orleans, tornou-se o que é chamado Gris-Gris. Com Gris-Gris, o praticante pode enviar uma maldição ou uma bênção sobre uma pessoa de várias maneiras. Na maioria dos casos, o vodu é uma filosofia respeitada; muito poucos a praticam de uma forma negativa.

BÊNÇÃOS

Uma bênção é o oposto de uma maldição. Estes são aspectos de duas forças opostas de crenças que permeiam a dualidade: as forças da "luz" (bem) contra as da "escuridão" (o mal). Ambas se iniciam como formas-pensamento condensadas. A grande diferença entre as duas é que as bênçãos podem ter o suporte do Criador, enquanto as maldições só têm o apoio de elementos que estão abaixo do divino. Bênçãos são mais fortes do que maldições.

JURAMENTOS E VOTOS

Um juramento pode ser também uma promessa ou uma declaração de fatos que invoca como testemunha algo ou alguém que o feitor do juramento considera sagrado – geralmente um deus. O fato declarado é considerado verdade. Fazer um juramento é jurar por ou sobre alguma coisa, como quando uma pessoa jura sobre a Bíblia no tribunal. Um juramento é mais profundo do que uma promessa e conecta a pessoa a um nível mais profundo.

Há uma confusão entre juramentos e outras declarações ou promessas. Por exemplo, o juramento olímpico atual é realmente uma promessa e não propriamente um juramento, uma vez que existe apenas uma "promessa" e não apela para um testemunho sagrado. Juramentos também são confundidos com votos, mas, na verdade, um voto é um tipo especial de juramento. Juramentos e votos podem vir também de gerações, e mesmo que eles possam ter sido criados por um motivo positivo, podem causar dificuldades para a pessoa no aqui e agora.

Um juramento autoproclamado ou um voto falado por um indivíduo pode ter efeitos de longo alcance, semelhantes aos efeitos de uma maldição. Enquanto você investiga a causa do desafio de um cliente, use testes energéticos para descobrir se eles têm feito um juramento que está causando problemas a ele.

1. Centre-se em seu coração e visualize-se descendo em direção à Mãe Terra, que é parte de Tudo o Que É.
2. Visualize-se trazendo a energia da Terra, que entra pela planta de seus pés, abrindo cada chacra até o chacra da coroa. Em uma linda bola de luz, vá para o Universo.

3. Vá além do Universo, além das luzes claras, além das luzes escuras, além das luzes claras, além da luz dourada, além da substância gelatinosa que são as Leis, até uma luz branca perolada iridescente, no Sétimo Plano da Existência.
4. Faça o comando ou pedido: "Criador de Tudo o Que É, é comandado ou pedido que todas as maldições ou votos que (nome da pessoa) tenha sejam removidos dela e de todos em que estiver. Que eles sejam concluídos e não mais necessários. Grato! Está feito. Está feito. Está feito".Mova sua consciência sobre seu espaço.
5. Vá para o campo da pessoa e diga à maldição que ela está concluída e terminada. Testemunhe a energia da maldição sendo removida de todos os quatro níveis de crença, a partir do DNA físico até seu campo áurico. Testemunhe a maldição sendo empurrada para fora através de seus pés. Recolha-a e a envie para a luz de Deus, para nunca mais voltar e ser transformada em amor e luz.
6. Assim que tiver terminado, enxágue-se. Ponha-se de volta em seu espaço, enraíze-se em conexão com a Mãe Terra, traga a energia da Terra, passando por todos os seus chacras, até o chacra da coroa, e faça a quebra energética.
7. Assim que o processo estiver terminado, enxágue-se com a energia do Sétimo Plano da Existência e permaneça conectado a ela

IMPLANTES

Sete em cada dez pessoas que dizem terem sido abduzidas ou terem implantes alienígenas também tiveram experiências traumáticas muito assustadoras em suas vidas. Quando elas me contam suas histórias, parecem realmente ser afetados por alguma coisa.

Quando alguém me diz que teve experiências com alienígenas ou implantes, coloco as informações em minha mente na minha prateleira inexplicável e não me apego a elas. Aqui está a conclusão: eles acreditam e nós podemos trabalhar nisso. Não fico tão convencido de que não posso trabalhar nisso. Não somos as únicas espécies deste universo.

A solução é simples: vou até o Criador, retiro os implantes e os envio à luz de Deus. Talvez eu precise fazer um trabalho de crença neles para que eles não sintam que podem ser vítimas, mas sempre funciona.

Antes de comandar que os implantes saiam do corpo de alguém, pergunte ao cliente se eles têm implantes de dentes, seios ou joelhos, etc., porque quando você faz uma leitura, esse material estranho pode ser confundido com “implantes”. Em uma leitura, muitos iniciantes podem confundir vírus e bactérias nos corpos com "implantes". Até um vírus pode parecer um implante alienígena, pois, na verdade, é um invasor externo no corpo.

Na minha opinião, enquanto coloco as coisas na minha prateleira do inexplicável que criei em minha mente e me concentro no Criador de Tudo o Que É, eu não fico atraída pelo medo.

Certa vez, tínhamos uma sala de bate-papo para os praticantes de Theta conversarem entre si e compartilharem ideias. Uma praticante, alarmada com o que viu no corpo, escreveu um post que dizia: “Cuidado! Existe em todas as células do corpo de todas as pessoas um implante alienígena que se parece com um robô no DNA!”.

Convencida de que essas teorias estavam erradas, outra pessoa escreveu de volta e disse: "Isso é medo, e o ThetaHealing não é sobre medo. Não há alienígenas no corpo de todos!”.

Mas nem tudo é o que parece. Eu escrevi de volta a eles e disse: ‘Parabéns, você acabou de ver o vírus Epstein-Barr e pode ser confundido com um robô. Bom trabalho! Está em cerca de 70% dos norte-americanos. '

O PROCESSO PARA IMPLANTES

1. Centre-se em seu coração e visualize-se descendo em direção à Mãe Terra, que é parte de Tudo o Que É.

2. Visualize-se trazendo a energia da Terra, que entra pela planta de seus pés, abrindo cada chacra, até o chacra da coroa. Em uma linda bola de luz, vá para o Universo.

3. Vá além do Universo, além das luzes claras, além das luzes escuras, além das luzes claras, além da luz dourada, além da

substância gelatinosa que são as Leis, até uma luz branca perolada iridescente, no Sétimo Plano da Existência.

4. Faça o comando ou pedido: "Criador de Tudo o Que É, é comandado ou pedido que eu conheça e ouça o tom que destrói esse implante que está em (nome de pessoa). Grato! Está feito. Está feito. Está feito".
5. Mova sua consciência sobre o chacra da coroa da pessoa. Entre em seu corpo e testemunhe o implante. Testemunhe o tom sendo enviado para o implante e destruindo-o, e então, testemunhe o envio dos restos para a luz de Deus.
6. Assim que o processo estiver terminado, enxágue-se com a energia do Sétimo Plano da Existência e permaneça conectado a ela.

Para acabar de vez com os implantes em uma pessoa, use o trabalho de crenças.

Faça um teste energético para:

"Eu sou imune a ataques".
"Eu sei como viver sem ser uma vítima".

Capítulo 21

CURA E COMUNICAÇÃO COM ANIMAIS

Nossos animais de estimação são alguns dos melhores amigos que muitos de nós temos. Eles são a própria essência do amor incondicional. Algumas pessoas ficam tão apegadas a seus animais de estimação que eles são como filhos.

Quando você "vai" para falar com um animal, é preciso perceber que a maioria deles não compreende a palavra falada. Uma maneira muito mais realista para se comunicar com um animal é formar uma imagem e, depois, transferi-la telepaticamente para a mente do animal. A maioria dos animais intuitivamente não envia palavras, mas usa sentimentos, emoções e imagens.

É também muito importante entender que enviar um sentimento é muito diferente de enviar palavras. Você está enviando uma emoção para o animal.

Na selva, os animais podem sentir seu medo, por isso é importante enviar-lhes sentimentos de que eles estão seguros e de que você está seguro. É fácil para eles aceitar o amor intuitivo.

Se você se encontra em uma situação em que se sente ameaçado por um animal, não projete o pensamento: "Não me morda". Ao projetar qualquer tipo de imagem sobre mordida, ela pode ser mal interpretada, e você pode acabar sendo mordido. Em vez disso, se você se encontra em uma situação com um animal agressivo, projete o puro amor para o animal e afaste-se lentamente. No entanto, mesmo enviando a projeção de amor por telepatia, provavelmente não funcionará para todos os animais. Discernimento é certamente mais importante do que a coragem quando se lida com animais.

Alguém disse uma vez que os animais agem por puro instinto e somente os humanos possuem imaginação. Essa pessoa não deve ter estudado sobre os animais. Os animais têm grandes imaginações e capacidades de resolver problemas. Eles sonham tanto quanto nós. Além disso, alguns animais, como cães e alguns gatos, entendem palavras – e não apenas algumas palavras ocasionais, mas frases inteiras.

Os animais podem se tornar cronicamente deprimidos, assim como os humanos. Se você tiver um cão que está deprimido e apático, por exemplo, você deve projetar na mente do animal a imagem dele em uma situação feliz, tendo o dono como seu amigo, dando-lhe amor.

É fácil trabalhar com animais, mesmo a longas distâncias. Eles respondem bem à cura. Mas, em primeiro lugar, suba e peça permissão para seu Eu Superior para fazer o trabalho de cura e de crença. Retire a doença do animal e envie-a ao Criador de Tudo o Que É. Projete a emoção ou a sensação do animal se sentindo forte e saudável.

Outra forma de trabalhar com animais é entrar no espaço deles e projetar ao animal uma visualização onde ele é forte e saudável.

Cavalos se curam rapidamente, mas eles não gostam de sentir dor. Pode ser necessário aliviar sua dor antes de presenciar sua cura.

Você deve trabalhar no dono do animal também, visto que o animal muitas vezes absorve a doença deles. Na relação simbiótica entre o animal de estimação e o dono, o animal de estimação tentará curar seu dono, tomando suas emoções ou sua doença física. Embora os animais sejam capazes de absorver a doença, eles são muitas vezes incapazes de se livrar dela. É por isso que é muito importante limpar seu animal das energias negativas com regularidade. Para fazer isso, basta ir até o Sétimo Plano e comandar que essa energia vá embora.

Animais, em geral, respondem rapidamente, mas, se não o fizerem, pode ser que precisem do trabalho de crenças ou de sentimentos.

Alguns dos sentimentos que os animais podem necessitar são:

"Eu sei qual é a sensação de receber e aceitar amor".
"Eu sei qual é a sensação de ser amado".
"Eu sei qual é a sensação de ser importante".
"Eu sei como viver sem me sentir abandonado".

Capítulo 22

ENCONTROS DE ALMA

Durante anos, sonhei com um homem que chegaria algum dia em minha vida. Eu sabia que ele teria cabelos castanhos e olhos azuis. Com o tempo, eu soube que ele seria de Montana. Sabia que ele seria rancheiro ou fazendeiro; eu não conseguia decidir qual deles poderia ser, mas sabia que era um dos dois, e sabia que ele teria um filho. Quando sonhei com ele pela primeira vez, sabia que ele era casado, mas que iria se divorciar. Depois, soube que ele estaria dirigindo um velho caminhão azul e branco e que seu filho era um menino.

Por alguma razão inexplicável, eu não podia ter acesso direto a esse homem. Foi através dos sonhos do menino que eu tentei acessá-lo. Queria que o menino contasse ao seu pai que eu estava chegando. Durante anos, tive sonhos intermitentes em que me tornava um grande lobo fêmea e corria com uma matilha. Na forma desse lobo, podia correr para dentro dos sonhos do menino e tentava dizer que eu estava chegando para encontrar seu pai. Soube mais tarde que os sonhos periódicos aterrorizavam o menino e ele acordava gritando e chorando. Esses sonhos se prolongaram por alguns anos, sem sucesso na comunicação.

Nesse meio-tempo, eu pude sempre chamar o homem "Meu rapaz (*guy*) de Montana". Perguntei ao Criador repetidas vezes qual era seu nome, mas me dizia simplesmente que ele era "Meu rapaz (*guy*) de Montana".

Gostaria de dizer aos meus amigos sobre o tipo de homem que eu queria, esperando que meu homem fosse "o cara" de Montana. Uma vez eu estava tendo uma conversa com uma de minhas amigas e, depois, percebi que estava manifestando minha alma gêmea, porque comecei a especificar a ela exatamente o que precisava em um homem. Eu disse a ela que queria um que fosse alto, de olhos azuis e cabelos castanhos. Disse a ela que ele teria de ser estável e eu realmente queria o homem como eu sonhei, meu homem de Montana.

Em 1997, conheci um homem cujo nome era Guy Stibal. (Percebeu? Stibal soa como "*stable*" – estável.) Quando vi minha amiga de novo, ela ouviu o sobrenome de Guy e disse: "Nossa, você pode se manifestar!". Guy era fazendeiro e rancheiro. Ele cultivava na fazenda da família, em Idaho, a maior parte do ano e trabalhava em um rancho em Montana, no verão. Ele me disse que seu filho tinha sonhado durante muito tempo com lobos que chegavam em seus sonhos e o acordavam. Eu já tinha visto esse homem com detalhes quando o conheci, e pensei que o Criador estava pregando uma peça em mim, pois certamente não poderia ser tão fácil.

Até hoje sei que o Criador dá todas as respostas de que você precisa. O nome do meu marido é Guy, e ele é de Montana: "Meu cara (Guy) de Montana". Ele é meu parceiro nesta jornada e me apoia completamente na criação do ThetaHealing enquanto viajamos ensinando pessoas em diferentes lugares do mundo. Essa história é dedicada a ele, e eu também a conto para lembrá-lo de confiar em sua intuição.

ALMAS GÊMEAS

Muitas pessoas ficam confusas com a frase "alma gêmea". A maior parte dessa confusão é causada porque há mais de uma alma gêmea para cada pessoa na Terra. Alma gêmea é alguém que você conhece de algum outro lugar no tempo – a preexistência. Almas gêmeas, às vezes, são compatíveis com você, e outras não, mas seu coração irá instintivamente lembrar e amá-las. Uma alma gêmea tem uma atração magnética que faz seu coração bater mais rápido e suas palmas das mãos ficarem suadas. Elas têm algo especial dentro delas. Seu coração se anima em vê-las e, quando você está distante, não pode esperar para revê-las.

Acredito que, desde o ano de 1998, mais almas gêmeas têm se encontrado do que em qualquer outro tempo da história. Por causa da mudança na atração eletromagnética da Terra e do desenvolvimento espiritual que estamos atingindo, estamos começando a, finalmente, nos amar. Quando você pode verdadeiramente amar a si mesmo, está pronto para uma alma gêmea. Porque uma alma gêmea pode fazê-lo feliz ou destruí-lo, dependendo de como você se sente sobre si mesmo. Se você ainda não chegou a um momento em que pode verdadeiramente amar a si mesmo, uma relação de almas gêmeas "irá fazê-lo penar".

Assim que você começar a amar a si mesmo, uma energia interessante se abre no chacra do coração. Essa energia aciona o chacra sexual, que chama sua alma gêmea. Quando você começa a chamar por sua alma gêmea, pode achar que chamou outras pessoas que se atraem por sua energia. Nem todo mundo que se atrai até você é sua alma gêmea. É muito importante que você traga para si o parceiro ideal para caminhar com você em sua vida.

Seja extremamente cuidadoso quando você pedir uma alma gêmea; saiba exatamente o que você está pedindo, para que você possa reconhecer aquela pessoa quando encontrá-la. Além disso, quando pedir ao Criador uma alma gêmea, certifique-se de que você pediu uma alma gêmea compatível. Algumas pessoas são confusas e pedem ao Criador uma chama gêmea. A chama gêmea é alguém que é exatamente como você; se você não gosta realmente de si mesmo, não achará essa pessoa compatível.

Lembre-se também de que outra pessoa nunca pode completá-la; é necessário ser completo consigo mesmo antes. Se você não é uma pessoa plena em si mesmo, então não tem nada para trazer a um relacionamento.

Almas gêmeas fazem parte da evolução da Terra. Parte de nossa evolução como seres humanos é aprender a aceitar os outros por quem e pelo que eles são. É muito importante que você não romantize tanto sobre um companheiro, a ponto de não ver quem ele é. O termo "o amor é cego" aplica-se para as almas gêmeas também. É imperativo que, ao encontrar sua alma gêmea, você a aceite pelo que ela é. Como verdadeiros parceiros, um casal pode evoluir e mudar juntos.

Muitas pessoas são generosas por natureza e têm uma tendência a se doar o tempo todo. Por causa disso, irão atrair almas gêmeas que não são generosas e que querem receber mais do que doar. Esteja certo de que você está pronto para uma alma gêmea que o doe de volta o amor que você dá a ela. Certifique-se sempre de que você pode aceitar e receber alegria, e de que você pode aceitar e receber amor. Faça o teste energético para o programa "O amor machuca" e substitua-o pelo programa que o Criador lhe disser para substituir.

A melhor maneira de descobrir se você está pronto para uma alma gêmea é com o trabalho de crenças.

Faça o teste energético para:

"Acredito que posso ser amado por outra pessoa".
"Eu posso receber o amor de outra pessoa".
"Há alguém neste mundo para mim".

Esses programas devem estar presentes também na outra pessoa, para que seja sua alma gêmea mais compatível. Em sessões de leitura, vejo mulheres que dizem o tempo inteiro: "Não há nada neste mundo além de homens que não prestam". Como consequência, tudo o que sempre encontram são homens que não prestam. Eu ouço a mesma coisa dos homens com quem falo. Eles dizem: "Não há nada neste mundo além de mulheres que usam os homens". Por acreditarem nisso, é isso o que encontram. Seu subconsciente trará a você o que é dito.

Há uma grande polêmica sobre se uma pessoa pode ou não amar mais de uma. Depois de trabalhar com milhares de pessoas, descobri que há um gene para a monogamia, assim como um gene para a poligamia, e eu acredito que uma pessoa pode amar mais do que uma pessoa. Mas também acredito que a maior evolução de um ser é amar total e completamente uma pessoa. Acredito que dizer que você ama mais de uma pessoa é uma espécie de desculpa, porque então você não é obrigado a conhecer uma pessoa completamente e se comprometer com ela como uma companheira.

É importante saber que almas gêmeas estão no mundo e que provavelmente estão procurando por você. É possível encontrar a alma gêmea perfeita para a jornada de sua vida.

OS PRINCÍPIOS DAS ALMAS GÊMEAS

- Família de alma e almas gêmeas são pessoas cujos espíritos reconhecemos de outros lugares e tempos. Parece que os conhecemos e podemos ler suas mentes facilmente. Famílias de alma tendem a viajar juntos através do tempo.
- Atualmente existem mais almas gêmeas para escolher do que nunca. Um indivíduo tem mais de uma alma gêmea compatível. Uma pessoa pode ter dezenas de almas gêmeas, de diferentes idades, formas e tamanhos.
- Você deve amar a si mesmo antes de chamar uma alma gêmea. Uma vez que você manifeste uma alma gêmea, seu nível de evolução irá determinar a alma gêmea que você atrai para si a partir da Força Criadora.
- As pessoas são atraídas pelas outras pelo negativo, bem como pelo positivo que elas têm em comum. Você deve remover o maior número possível de crenças negativas e fazer o trabalho de sentimentos em si mesmo para atrair para si a melhor pessoa que puder.
- A chama gêmea é alguém exatamente como você. Ela o espelha exatamente, e isso pode não ser bom.
- Quando você atrai sua alma gêmea por meio da técnica Theta ou outra técnica de manifestação, esteja ciente de que irá atrair outras pessoas para você também, já que seu chacra sexual estará aberto. No processo de comando, é importante dizer: “Eu

tenho minha alma gêmea mais compatível", em vez de dizer: "Eu preciso da minha alma gêmea mais compatível".

- Você deve especificar que quer uma pessoa do sexo oposto ou do mesmo, dependendo da preferência.
- Faça uma lista dos critérios que você deseja atrair em uma a alma gêmea e pronuncie a lista completa em seu comando.
- A alma gêmea irá fluir com você. Você se envolverá com essa pessoa com pouco ou nenhum conflito. Normalmente vocês terão trabalho de crenças para fazer juntos.
- A vida é feita de escolhas. Se você deseja deixar seu relacionamento atual, isso é entre você e Deus. Pergunte a Deus se seu relacionamento pode (ou deve) ser salvo e como; em seguida, decida pedir uma nova alma gêmea.
- Não peça uma alma gêmea perfeita, pois essa pessoa pode ser muito perfeita. Em vez disso, peça sua alma gêmea mais compatível.
- Se preferir alguém fiel sexualmente, especifique que ele tenha o gene de monogamia (que nem todo mundo carrega).

CHAMAR POR SUA ALMA GÊMEA MAIS COMPATÍVEL

1. Centre-se em seu coração e visualize-se descendo em direção à Mãe Terra, que é parte de Tudo o Que É.
2. Visualize-se trazendo a energia da terra, que entra pela planta de seus pés, abrindo cada chacra, até o chacra da coroa. Em uma linda bola de luz, vá para o Universo.
3. Vá além do Universo, além das luzes claras, além das luzes escuras, além das luzes claras, além da luz dourada, além da substância gelatinosa que são as Leis, até uma luz branca perolada iridescente, no Sétimo Plano da Existência.
4. Faça o comando ou pedido: "Criador de Tudo o Que É, é comandado ou pedido que minha alma gêmea mais compatível seja trazida para mim, e que ela tenha estes atributos: (diga os atributos). Grato! Está feito. Está feito. Está feito".
5. Testemunhe a chamada para sua alma gêmea mais compatível sendo enviada para fora.
6. Assim que o processo estiver terminado, enxágue-se com a energia do Sétimo Plano da Existência e permaneça conectado a ela.

FRAGMENTOS DA ALMA

Como já vimos, um fragmento de alma é um pedaço da energia vital essencial que é perdida em encontros emocionais intensos. Fragmentos de alma podem ser trocados através do nível histórico. Um fragmento de alma é mais complexo do que um gancho psíquico. É um fragmento que você adquiriu da força vital de outro indivíduo ou um fragmento seu que foi dado a outro indivíduo. Essa troca pode ser negativa ou positiva e pode estar drenando a energia da psique da pessoa.

Fragmentos de alma podem ser perdidos ou trocados das seguintes formas:

- Eles podem ser perdidos com a morte de um amado com quem tenhamos compartilhado muito.
- Eles podem ser perdidos em casamentos ou parcerias em que demos muito de nós mesmos. Quando você traz de volta seus fragmentos de alma de um parceiro sexual passado, também traz de volta todas as trocas de conhecimento de DNA passado realizadas entre vocês.
- Quando alguém está doente, podemos consciente ou inconscientemente dar algo de nós mesmos à pessoa, em um esforço instintivo de curá-la.
- Fragmentos de alma podem ser perdidos em casos de estupro ou abuso.

Fragmentos de alma podem ser a razão pela qual ainda se pensa em alguém por anos após deixá-los sem que se possa fazer uma pausa saudável das memórias. Por exemplo, se você pensar continuamente em um ex-marido, pode haver uma razão para isso. Pode ser que você ainda traga um fragmento da alma daquela pessoa. Por favor, entenda que não há nada de errado em pensar nele, mas não se esqueça que você continua dando seu poder a ele e que não está trazendo seu poder que está com seu ex-parceiro de volta.

Para liberar e substituir fragmentos de alma de uma pessoa em particular, faça o comando para que todos os fragmentos de alma trocados entre vocês sejam lavados e limpos e retornem para ambas as partes, como a seguir:

O PROCESSO DE RECUPERAÇÃO DOS FRAGMENTOS DA ALMA

Este exercício trará uma tremenda força espiritual a você.

Dois processos são apresentados aqui. Um é para outra pessoa, o outro é para si mesmo.

1. Centre-se em seu coração e visualize-se descendo em direção à Mãe Terra, que é parte de Tudo o Que É.
2. Visualize-se trazendo a energia da terra, que entra pela planta de seus pés, abrindo cada chacra, até o chacra da coroa. Em uma linda bola de luz, vá para o Universo.
3. Vá além do Universo, além das luzes claras, além das luzes escuras, além das luzes claras, além da luz dourada, além da substância gelatinosa que são as Leis, até uma luz branca perolada iridescente, no Sétimo Plano da Existência.
4. Faça o comando ou pedido:

   Para alguém: "Criador de Tudo o Que É, é comandado ou pedido que todos os fragmentos de alma de todas as gerações de tempo, eternidade, e entre tempos de (nome da pessoa A) sejam liberados, purificados e devolvidos para (nome da pessoa B). É comandado ou pedido que todos os fragmentos de alma pertencentes a (nome da pessoa B) sejam liberados, purificados e devolvidos a (nome da pessoa A). Grato! Está feito. Está feito. Está feito".

   Para si mesmo: "Criador de Tudo o Que É, é comandado ou pedido que todos os fragmentos de alma de todas as gerações de tempo, eternidade e entre tempos de (nome da pessoa) sejam liberados dele(a), purificados e devolvidos a mim (seu nome). É comandado ou pedido que todos os fragmentos de alma pertencentes a (o nome da pessoa) sejam liberados de mim (seu nome), purificados e devolvidos a ele como adequado neste momento. Grato! Está feito. Está feito. Está feito"..
5. Testemunhe os fragmentos enquanto retornam.
6. Assim que o processo estiver terminado, enxágue-se com a energia do Sétimo Plano da Existência e permaneça conectado a ela

DIVÓRCIO ENERGÉTICO DE RELACIONAMENTOS PASSADOS

Um programa oculto que muitas pessoas têm é de ainda acreditar que estão casadas com uma pessoa, mesmo quando estão separadas ou divorciadas fisicamente delas. Se elas se tornam profundamente ligadas a outra pessoa, podem não se importar se são casadas ou não, mas, em um nível inconsciente, ainda acreditam que o são. Faça o teste energético para descobrir se elas ainda acreditam que são casadas energeticamente com a pessoa. O programa que irá aparecer é "Eu sou casado com (nome da pessoa)". Você ficará surpreso com a quantidade de pessoas que ainda não romperam seu compromisso enérgico com um amor do passado.

O PROCESSO PARA DIVÓRCIO ENERGÉTICO

1. Centre-se em seu coração e visualize-se descendo em direção à Mãe Terra, que é parte de Tudo o Que É.
2. Visualize-se trazendo a energia da terra, que entra pela planta de seus pés, abrindo cada chacra, até o chacra da coroa. Em uma linda bola de luz, vá para o Universo.
3. Vá além do Universo, além das luzes claras, além das luzes escuras, além das luzes claras, além da luz dourada, além da substância gelatinosa que são as Leis, até uma luz branca perolada iridescente, no Sétimo Plano da Existência.
4. Faça o comando ou pedido: "Criador de Tudo o Que É, é comandado ou pedido que (nome da pessoa) seja liberado do compromisso deste casamento da forma melhor e mais elevada. Grato! Está feito. Está feito. Está feito".
5. Testemunhe a energia da ligação entre as duas pessoas sendo enviada para a luz de Deus.
6. Assim que o processo estiver terminado, enxágue-se com a energia do Sétimo Plano da Existência e permaneça conectado a ela.

Capítulo 23

MANIFESTAÇÃO

Você é quem cria sua vida? Ou, como alguns dizem, tudo está predestinado e não temos outra opção a não ser simplesmente existir sem a capacidade de escolher nosso destino?

Há milhões de pessoas em todo o planeta que seguem a ideologia de que a trajetória de sua vida está predestinada e não pode ser alterada. Esse sistema de crenças pode ser genético, transmitido de geração em geração. Para aqueles de nós que se recusam a seguir o fio do destino que é tecido sem o consentimento da alma, é impossível aceitar tal ideologia. Nós aceitamos que temos um corpo físico, mas apenas no sentido de que esta é uma pequena parte de nós. Insistimos que a maior parte de tudo o que somos é de natureza espiritual e não é inteiramente ditada pelo destino.

Primeiramente, vamos clarear nosso conceito de realidade. A ideia dominante é que o espiritual é a ilusão, e o físico, a realidade. Mas o que aconteceria se tivéssemos de dar uma reviravolta nesse conceito, ao afirmar que é justamente o contrário, que o espiritual é a única coisa real na existência e que o físico é a ilusão? E se a gente só pensa que está aqui porque nossas crenças nos mantêm aqui? Se o físico é a ilusão, então a realidade espiritual pode criar mudanças nessa ilusão. Se todos nós pudéssemos ver a essência infinita da alma, o conceito de manifestação no mundo físico não seria tão absurdo.

No ThetaHealing, o conceito de manifestação é a crença de que é possível criar algo para o mundo físico usando o poder do Criador de Tudo o Que É.

Cada declaração, pensamento e ação é refletido naquilo que estamos manifestando em nossas vidas. Toda decisão tomada é o reflexo do espelho do que escolhemos criar. O que pensamos e dizemos tem influência direta sobre se nossas manifestações são para nosso benefício ou detrimento. Se você disser constantemente que é pobre, você o será. Se você disser e pensar constantemente que é financeiramente abundante, você o será. É de extrema importância estar em uma mentalidade positiva.

O maior desafio ao decidir o que quer manifestar em sua vida é saber o que você realmente quer. Muitas pessoas não sabem o que querem em sua vida, pois eles nunca a criaram. Outras pessoas acreditam que sua vida as está levando, e não o contrário. Essas pessoas seguem o fluxo e esperam para ver o que acontece.

A verdade é que estamos criando nossa própria realidade, e é possível manifestar o melhor que o mundo tem para oferecer. Mas você deve, em primeiro lugar, decidir o que quer em sua vida.

Quando pedi ao Criador de Tudo o Que É para ver a verdade, eu recebi mais do que esperava, como eu já disse. Foi-me mostrada a verdade mais profunda, a de que temos a capacidade de mudar nossa própria realidade. A Lei da Verdade me mostrou que era possível me manifestar através do Criador de Tudo o Que É. Fui levada para o Sétimo Plano da Existência, de onde eu podia olhar para a energia de minha vida. A Lei disse: "Olhe! Você pode mudar qualquer coisa! Tudo que tem a fazer é subir. Agora olhe para si mesma, para baixo, para a energia de sua vida, e comande a mudança e isso será feito".

Daquele lugar alto e majestoso que vim a conhecer como o Sétimo Plano da Existência, eu, de modo relutante, adentrei profundamente a energia de minha vida, e as mudanças que eu queria se manifestaram. Testemunhei as mudanças começando a tomar forma e a Lei foi embora. Eu voltei ao meu corpo para refletir sobre os estranhos acontecimentos da noite. O surpreendente para mim foi que, durante um curto período de tempo, tudo o que eu tinha manifestado veio a acontecer.

Todos nós vivemos em nosso próprio mundinho, em nossa própria versão da realidade. Estamos todos ocupados fazendo nossas próprias coisas, tentando nos encaixar e ser como todos os outros. Nós pensamos que as outras pessoas são como nós, mas elas não são; talvez parecidas, mas não exatamente como nós. Cada um é único. Quando você vai até o Sétimo Plano da Existência, pode ver a si mesmo e seu mundo e o que está acontecendo em sua vida. A partir dessa perspectiva, você pode comandar mudanças para o bem maior (*veja a seguir*).

MANIFESTAÇÕES ESPONTÂNEAS

Após a Lei da Verdade ter me mostrado como se manifestar, eu comecei a gerar manifestações espontâneas. Quanto mais eu fazia leituras, com maior frequência eu me encontrava em um estado Theta profundo. Mesmo quando eu não estava realizando leituras, estava em um estado moderado de onda Theta, e parecia que muito do que eu dizia e pensava iria acontecer em um futuro próximo. Essas manifestações espontâneas começaram a ocorrer antes do que eu pensava e, às vezes, imediatamente após terem sido faladas. Elas começavam quando eu mencionava as coisas que eu desejava durante as leituras.

O ANEL DE TOPÁZIO

Fiz uma leitura em uma mulher e perguntei onde ela tinha conseguido o belo anel de ametista que estava usando. Eu mencionei que adoraria ter um anel de topázio azul. Eu estava, sem dúvida, em um estado Theta quando fiz essa declaração. Lembro-me de ter pensado que era um anel muito bonito, mas deixei por isso mesmo. Dois dias depois, de uma fonte distinta, eu recebi de presente um anel de topázio azul!

GEODO DE AMETISTA

Pouco tempo depois do incidente do anel, eu estava conversando com uma amiga e mencionei que queria um geodo de ametista grande para colocar no canto de meu quarto de cura. Disse a ela que queria que tivesse dois metros de altura. Dois dias depois, um cavalheiro entrou em meu escritório e me disse que tinha algo que pertencia a mim. Era um geodo de ametista. Ele precisava de alguém para ir com ele ajudá-lo a pegar e entregar. Ele disse que não podia levantá-lo sozinho, porque ele pesava cem quilos e media cerca de 60 centímetros de altura por 76 centímetros de largura.

Depois disso, as manifestações começaram a aumentar de intensidade. Recipientes de líquido se enchiam sozinhos e as coisas que eu pensava e falava começaram a acontecer em minha vida. Meu tanque de gasolina até se enchia sozinho e um amassado em meu carro voltou ao normal. Esses acontecimentos foram testemunhados por outras pessoas.

A Lei da Verdade, que entrou em minha sala de estar há tantos anos, ainda vem me visitar, pelo menos, duas ou três vezes por ano para ver o que eu manifestei em minha vida e me dar mais orientações. O que a Lei vem me lembrar é que você pode manifestar qualquer coisa. Ela me mostrou que a maneira pela qual percebemos o mundo é uma ilusão e que só pensamos que estamos aqui. Nosso DNA só precisa ser reprogramado para que possamos criar e recriar nossa existência com luz em múltiplas células a cada 16 bilhonésimos de segundo.

AS DIFERENTES FORMAS DE MANIFESTAÇÕES

Às vezes, só de falar certas coisas, elas poderão se manifestar em sua vida; as chances de isso acontecer são de 30% a 40%. Visualizando, suas chances aumentam em 50%. Mas em um estado Theta, a probabilidade aumenta incrivelmente. Estar em um estado Theta enquanto se manifesta irá aumentar suas chances de manifestação em cerca de 80% a 90%.

OS PRINCÍPIOS DA MANIFESTAÇÃO

Você só está autorizado a manifestar para sua vida. Não está autorizado a manifestar para os outros. Por exemplo, você não pode manifestar um emprego para seu marido, tampouco pode fazer com que alguém o ame. Não importa o quanto você os queira, isso está fora do livre-arbítrio deles.

Você também pode usar essa técnica para manifestar novos guias em sua vida. No entanto, ao fazer isso, sempre peça a um guia que seja mais inteligente do que você é, mas não tão inteligente que você não consiga entender o que diz.

Uma coisa importante a lembrar quando estiver fazendo qualquer tipo de manifestação é que você obterá exatamente o que pedir. Sempre peça para o bem maior. Se você precisar de dinheiro, esteja consciente de pedir para o bem maior. Por exemplo, você não quer ter um monte de dinheiro vindo de um seguro de acidentes registrado em seu nome.

Para resumir:

- Nós criamos nossa própria realidade.
- Você não pode manifestar o amor de uma pessoa específica.
- Você só está autorizado a manifestar em sua própria vida.
- Você pode manifestar para trazer novos guias espirituais.
- Seja específico sobre o que pedir. Se você pedir por um monte de dinheiro, deve especificar que venha a você da mais elevada e melhor maneira.
- Saber exatamente o que você quer, "palavra por palavra", e especificar "palavra por palavra", em sua oração de manifestação.
- Tenha cuidado com a palavra falada e formas-pensamento dirigidas, pois isso pode trazer manifestações, tanto boas quanto más, para sua vida. O que você diz e o que você pensa criam sua vida.
- Declare a manifestação de forma positiva e no presente: "Eu tenho isso agora!".
- Não comande que você mude para ser como outra pessoa, mas sim comande para ser o melhor que você pode.
- Existem duas técnicas de manifestação que, de tempos em tempos, vêm se provando eficientes para mim. A primeira é a que a

Lei da Verdade me mostrou, e a outra é a Manifestação Kahuna *Maná* do Havaí.

A seguir, duas técnicas de manifestação. A primeira me foi mostrada pela Lei da Verdade e o outra é manifestação com uma lista de realizações.

MANIFESTANDO-SE COM O SÉTIMO PLANO DA EXISTÊNCIA

Se você quer criar algo para si mesmo, faça o seguinte:

O PROCESSO DE MANIFESTAÇÃO DO SÉTIMO PLANO DA EXISTÊNCIA

1. Centre-se em seu coração e visualize-se descendo em direção à Mãe Terra, que é parte de Tudo o Que É.
2. Visualize-se trazendo a energia da terra, que entra pela planta de seus pés, abrindo cada chacra até o chacra da coroa. Em uma linda bola de luz, vá para o Universo.
3. Centre-se em seu coração e visualize-se descendo em direção à Mãe Terra, que é parte de Tudo o Que É. Vá além do Universo, além das luzes claras, além das luzes escuras, além das luzes claras, além da luz dourada, além da substância gelatinosa que são as Leis, até uma luz branca perolada iridescente, no Sétimo Plano da Existência.
4. Olhe para sua vida e veja o que está acontecendo, veja as coisas que precisam ser alteradas.
5. Veja sua vida como uma bolha de energia, e você como um gigante cujo braço vem desde o Sétimo Plano para dentro da bolha. Com seu braço imaginário, imagine-se movendo sua vida para criar as mudanças.
6. Enquanto você faz isso, comande as mudanças que você deseja.
7. Sinta a essência daquilo que você acabou de comandar; experimente como se já estivesse feito.
8. Assim que tiver terminado o processo, enxágue-se. Ponha-se de volta em seu espaço, aterre-se em conexão com a Mãe Terra, traga a energia da Terra, passando por todos os seus chacras, até o chacra da coroa, e faça a quebra energética.

Lembre-se de ter cuidado com o que pede, pois você poderá obtê-lo!

MEDITAÇÃO DA MANIFESTAÇÃO – A LISTA DE REALIZAÇÕES

O próximo passo na manifestação é dar ao seu cérebro mais do que uma coisa para aceitar e alcançar. Cada conquista deve sempre ser expandida com outra. Crie uma lista de dez coisas que você deseja e diga a si mesmo que as possui em sua vida.

O subconsciente tratará a lista de manifestação como uma "lista de compras" e marcará os tópicos um por um, fazendo com que eles aconteçam. Essa mentalidade permite que seu subconsciente sempre avance e o expanda para além do ponto de sobrevivência diária indo a uma consciência de abundância.

O PROCESSO PARA A MEDITAÇÃO DA MANIFESTAÇÃO

1. Comece enviando sua consciência para o centro da Mãe Terra, que faz parte de Tudo o Que É.
2. Visualize-se trazendo a energia da terra, que entra pela planta de seus pés, abrindo cada chacra até o chacra da coroa. Em uma linda bola de luz, vá para o Universo.
3. Vá além do Universo, além das luzes claras, além das luzes escuras, além das luzes claras, além da luz dourada, além da substância gelatinosa que são as Leis, até uma luz branca perolada iridescente, no Sétimo Plano da Existência.)
4. Imagine que você está no Sétimo Plano da Existência, segurando a lista das suas manifestações.
5. Faça o comando ou pedido: "Criador de Tudo O Que É, eu comando ou peço que tudo nesta lista esteja em minha vida agora e eu já o tenho. Grato! Está feito. Está feito. Está feito".
6. Imagine ter tudo da lista ...
   Como é segurar a mão da sua alma gêmea?
   Como é saber que você é completamente amado?
   Como é saber que você pagou sua casa?
   Como é a sensação de ter a energia do amor passando por todas as células do seu corpo?
   Imagine como é ser completamente amado.
7. Quando você terminar de imaginar como é realmente ter as coisas da sua lista, enxágue-se com a energia do Sétimo Plano da Existência e fique conectado a ela.

Esteja ciente de que você pode ter bloqueios sobre o que deseja manifestar. Uma das melhores maneiras de descobrir o que está bloqueando as manifestações é imaginar ter sua manifestação realizada em sua vida agora e o que aconteceria se ela aparecesse em sua vida. Pergunte a si mesmo: "Qual a pior coisa que aconteceria se eu tivesse isso?". Ou "O que aconteceria se eu tivesse isso?".

Se sua manifestação lhe trouxer problemas ou medos, faça um trabalho de escavação (*digging*) para encontrar e substituir as crenças. Ensine a si mesmo como é ter a manifestação sem os problemas e os medos.

Capítulo 24

A LEITURA DO FUTURO

Você lembra do medo Y2K, no ano de 1999? Afirmou-se que todos os computadores do mundo seriam destruídos em 2000. Assim, muitas pessoas pensavam que o mundo entraria em caos, confusão, anarquia em massa e falhas elétricas, para não mencionar os tumultos nas ruas. Isso tudo foi porque os computadores poderiam não reconhecer um número.

Todos os meus clientes me perguntaram sobre o resultado desse suposto desastre iminente. Quando eu subi e perguntei sobre Y2K, Deus disse que tudo ficaria bem. Eu fiz uma pergunta específica e recebi a resposta específica: “Não, isso não acontecerá e tudo ficará bem, mas em seguida haverá uma grande venda de geradores”. Aceitar essa resposta foi um passo de fé para mim, porque a consciência coletiva havia criado uma histeria que dizia: “Estamos todos condenados!”. Meu amigo Kevin estava certo de que o Y2K aconteceria. Até uma cliente que era esposa de um general do Exército disse-me para tomar cuidado e ficar em casa. Mas eu confiei na mensagem e disse a todos que sabia que tudo ficaria bem. Eu até planejei um jantar para a véspera de Ano-Novo, convidando todos os meus amigos da metafísica. Quase todos eles me ligaram, esquivando-se graciosamente, com medo de deixar suas casas. Apenas quatro vieram. A maioria estava com medo de que algo acontecesse quando o relógio marcasse 24 horas.

Meia-noite veio – e sem contratempos –, e assim o fez Y2K, como Deus disse que seria. Isso mostra que não devemos deixar que nossos medos nos governem, nossos computadores nos controlem ou a consciência coletiva interfira em sua verdade em uma leitura futura.

Apenas a jornada está escrita, não o destino. O futuro não está escrito nas estrelas e muda constantemente com as escolhas que fazemos.

A verdade sobre a leitura do futuro é que uma pessoa está criando seu próprio futuro com seus pensamentos, atos e ações. O praticante pode apenas dizer o que está criando naquele momento. O que foi visto pelo praticante pode ser alterado se o cliente mudar seu estilo de vida e padrões. Por exemplo, se uma pessoa está à beira de perder o emprego, ela sempre pode mudar a energia que está fazendo com que isso aconteça e manter seu trabalho. Da mesma forma, se você vir um divórcio no futuro de seu cliente, avise-o sobre isso, para que ele tenha a oportunidade de impedir que se torne realidade.

É importante que você explique isso a seus clientes. O que você vê é o caminho que estão trilhando naquele momento. Mas a vida tem infinitas possibilidades e o futuro é sempre mutável. Sempre que você avisa o cliente e ele muda seu estilo de vida e padrões por causa disso, o futuro original foi alterado por um novo.

Uma leitura do futuro é uma coisa muito importante, muito poderosa. Você deve ser extremamente cuidadoso para não enganar seus clientes tomando decisões por eles. Você não pode dizer-lhes que escolhas fazer ou como viver sua vida. Pois não é de sua responsabilidade, e sim deles. Você não pode dizer a eles para deixar alguém que o está prejudicando, você só pode dizer a eles o que você vê como suas possibilidades ou mais provável futuro. Todas as decisões sobre o que eles vão fazer em relação a uma situação devem ser feitas por eles. Cada um de nós está tecendo um padrão, um mosaico que representa nossa vida.

FÉ NA RESPOSTA

Ao fazer uma leitura do futuro, é muito importante saber que suas perguntas serão respondidas de forma específica pelo Criador. Por exemplo, havia uma mulher que insistia em me perguntar de onde viria seu próximo seu companheiro, e toda vez que eu fazia a leitura de futuro para ela, recebia todas as vezes a resposta de que o homem que ela estava procurando a convidaria para tomar café por três vezes. O pai dele estaria em uma cadeira de rodas e ela cuidaria do pai, e o homem a quem ela estava procurando estava bem atrás dela. Ela esperou muito impaciente para esse homem chegar.

Ela trabalhou em um hospital, e uma de suas tarefas era cuidar de um homem na cadeira de rodas. Até que ela encontrou seu filho. Durante as visitas ao seu pai, ele a convidou por três vezes para tomar café. Ele também pediu várias vezes seu número de telefone e, por fim, relutantemente, ela cedeu. Em seguida, ele perdeu o número de telefone, assim, procurou seu nome na lista telefônica. Ela ficou surpresa quando ele a ligou para dizer: "Oh meu Deus! Você nunca irá acreditar, mas você mora atrás de mim. Na verdade, a janela de seu quarto fica de frente para meu quintal".

Quando eu perguntei onde o homem estava, o Criador respondeu: "Bem atrás dela". Eu fiz uma pergunta precisa e, em retorno, obtive uma resposta precisa. No momento em que tinha perguntado, não fazia sentido para ninguém, mas não poderia ter sido mais precisa.

Quanto mais você utilizar essa técnica, melhor irá formular suas perguntas. Com a experiência, você irá se aprimorar em fazer perguntas específicas e interpretar as respostas. E é preciso lembrar que, para o ThetaHealing trabalhar a seu favor, você deve guardar suas opiniões para si, o que é um desafio por si só.

OS PRINCÍPIOS DA LEITURA DO FUTURO

Em algum momento, você irá se deparar com um cliente que apresenta questões relativas ao futuro. Essa não é a questão, pois sempre há a conexão com o Criador, e é Ele que faz a leitura. No entanto, existem algumas orientações a seguir.

Explique ao cliente que o futuro não está definido e que há muitos futuros possíveis para qualquer pessoa. As mudanças futuras vêm com nossas escolhas e com as de outras pessoas. Todos nós temos o livre-arbítrio para criar um bom ou, talvez, um futuro difícil. Quando você faz uma leitura futura de um cliente, está dando à pessoa o cenário mais provável com base na escolha específica que ela faz.

Exemplos de perguntas: "Serei despedido de meu trabalho?". Resposta: "Sim, se você não fizer seu trabalho, você será. Se você quiser manter seu emprego, deve se dedicar".

O PROCESSO DE LEITURA DO FUTURO

1. Centre-se em seu coração e visualize-se descendo em direção à Mãe Terra, que é parte de Tudo o Que É.
2. Visualize-se trazendo a energia da Terra, que entra pela planta de seus pés, abrindo cada chacra até o chacra da coroa. Em uma linda bola de luz, vá para o Universo.
3. Vá além do Universo, além das luzes claras, além das luzes escuras, além das luzes claras, além da luz dourada, além da substância gelatinosa que são as Leis, até uma luz branca perolada iridescente, no Sétimo Plano da Existência.
4. Faça o comando ou pedido: "Criador de Tudo o Que É, é comandado ou pedido que me conceda uma leitura do futuro de (nome da pessoa). Grato! Está feito. Está feito. Está feito".
5. Vá através do chacra da coroa do cliente, para dentro do corpo dele. Traga sua consciência para o alto e mantenha sua visão do lado esquerdo de corpo dele (seu lado direito).
6. O cliente pode fazer perguntas que dizem respeito à sua vida. Você verá *flashes* de acontecimentos da vida dele no passado, no presente e no futuro. Peça ao Criador para especificar o que é passado, presente e futuro, e será mostrado. Será dada uma explicação real do que está acontecendo.

7. Assim que o processo estiver terminado, enxágue-se com a energia do Sétimo Plano da Existência e permaneça conectado a ela.

Θ O futuro do cliente mudará automaticamente quando ele tiver programas e crenças removidos e substituídos. É uma boa ideia fazer uma leitura do futuro após uma sessão de trabalho de crenças.

Capítulo 25

DNA

Eu incluí esta explicação de DNA para ajudá-lo a entender a mecânica e o mistério que está dentro de cada ser vivo neste planeta. Alguns anos atrás, o conceito de cura energética em relação ao DNA me foi revelado na ativação deste e no processo de substituição dos genes (ver os dois capítulos seguintes). Ambas as técnicas empregam ThetaHealing para curar a um nível submicroscópico, em um mundo tão infinitamente pequeno que é um Universo em si.

DNA (ácido desoxirribonucleico) pode ser percebido como uma biblioteca que contém todas as informações genéticas que uma célula deve manter e reproduzir. É, de fato, o projeto para as funções da célula. A fim de realizar essas funções, o DNA deve conter um projeto detalhado a fim de sintetizar as enzimas necessárias para executar todas as atividades da célula. Se qualquer parte desse projeto está perdida ou imprecisa, a célula não funcionará corretamente e poderá até morrer. Então, o DNA pode ser pensado como o projeto para a vida.

O DNA é encontrado no núcleo e nas mitocôndrias das células do tecido. No núcleo, pode ser encontrado em duas formas: como cromatina ou como cromossomos. A cromatina é feita de filamentos de DNA desenrolados e envolvidos em torno de núcleos de proteínas histonas. Assemelha-se a um cordão com missangas. A estrutura da missanga é chamada de nucleossomo. Quando uma célula inicia o processo reprodutivo, a cromatina se enrosca com mais firmeza e se transforma em minúsculos cromossomos em forma de bastonete.

O DNA é composto de duas longas cadeias de moléculas de ácido nucleico trançados entre si, na forma de uma hélice dupla. Esses filamentos são feitos em estruturas chamadas nucleotídeos, que consistem de um grupo de fosfato, cinco carbonos de açúcar desoxirribose e uma base orgânica. A base orgânica de uma fita de DNA pode ser de quatro tipos: G-guanina, C-citosina, A-adenina ou T-timina. Em função de sua forma molecular especial e de padrões elétricos, guanina se ligará apenas a citosina e adenina se ligará apenas a timina. A desoxirribose e o grupo de fosfato se unem para formar o filamento da cadeia de moléculas. As bases orgânicas estão anexadas ao açúcar desoxirribose desse suporte de filamento de DNA. Tais bases orgânicas são ligadas por frágeis pontes de hidrogênio até as bases da segunda cadeia de moléculas de DNA.

Um conjunto de três nucleotídeos consecutivos em um filamento de DNA é chamado de um trio ou um códon. Cada trio contém o código para um dos 20 aminoácidos, as estruturas que formam as proteínas. Às vezes, várias combinações de trios são necessárias para projetar um aminoácido. A sequência em cada segmento de DNA determina qual proteína é sintetizada.

O DNA contém o código genético, que informa quais os compostos químicos controlam quais funções celulares específicas na síntese das proteínas. Um gene é um segmento de uma molécula de DNA. A sequência de nucleotídeos de cada segmento contém a informação genética para constituir um tipo de molécula de proteína. Os genes informam à célula como sintetizar moléculas de proteínas que funcionam como materiais estruturais, enzimas e outras substâncias vitais. Portanto, os genes determinam gênero de uma pessoa, cor dos olhos e cor da pele, cor do cabelo, tipo sanguíneo, e assim por diante.

Os cromossomos estão localizados no núcleo de uma célula. Um cromossomo é formado por moléculas de DNA e é enrolado em uma estrutura de proteínas. O número de cromossomos dentro das células de um organismo varia de espécie para espécie. Por exemplo, células de um gato doméstico contêm 38 cromossomos, as células de um cão, 78, e as células de um ser humano, 46.

O genoma humano é o conjunto de informação genética codificada nos 46 cromossomos encontrados no núcleo de cada célula. Os cromossomos são organizados em 23 pares – um cromossomo de cada par é herdado do pai, e outro, da mãe.

Assim, o genoma humano é composto por longas moléculas de DNA correspondentes a cada cromossomo. Dispostos ao longo dessas moléculas de DNA estão os genes. A busca do projeto do genoma humano é determinar a sequência de nucleotídeos, a localização e a identidade de cada um dos genes humanos. A tarefa tem contado com máquinas automatizadas que dão sequência ao DNA e programas de computador que procuram e identificam os genes. Um rascunho do genoma humano foi concluído no verão de 2000.

Se você desenrolar o DNA de uma célula, ele pode se estender por dois metros de comprimento e dez átomos de largura. Esse filamento é 1 bilhão de vezes maior que sua largura. É 120 vezes mais estreito do que o menor comprimento de onda da luz visível e não pode ser visto com microscópios comuns. Esse filamento de dois metros de comprimento fica enrolado em uma célula cujo núcleo apresenta volume de dois milionésimos de uma cabeça de alfinete. Um ser humano possui no corpo uma estimativa de 100 trilhões de células e, provavelmente, de 200 bilhões de quilômetros de DNA. Esse comprimento poderia envolver a Terra 5 milhões de vezes!

Os cientistas não compreendem pelo menos um terço do DNA no genoma humano, o que no passado eles denominaram de "DNA lixo". Isso significa que esse DNA extra é uma incógnita ou, se preferir, um enigma.

No início dos anos 1980, os cientistas desenvolveram um dispositivo de medição sofisticado para demonstrar que as células dos seres vivos emitem fótons. Eles descobriram que as células emitem até cem unidades de fótons por segundo, por centímetro quadrado de superfície. Eles também mostraram que o DNA era a fonte de emissão desse fóton. Isso significa que o DNA está emitindo um *quantum* de *luz visível*.

Em volume, o DNA possui a capacidade de armazenar informações 1 trilhão de vezes maior do que nosso mais sofisticado dispositivo. É tecnologia biológica de ponta.

O DNA e seus mecanismos são os mesmos para todas as criaturas, sejam grandes ou pequenas. A única coisa que muda de espécie para espécie é a ordem das letras (açúcares). Pensa-se que o DNA tem permanecido o mesmo há pelo menos 3 bilhões de anos. Por exemplo, 400 genes humanos combinam genes similares em levedura. Isso significa que toda a vida neste planeta tem a mesma estrutura, desde a menor bactéria a um elefante de oito toneladas.

Francis Crick, quem codescobriu o DNA, escreveu um livro intitulado *Life Itself: Its Origin and Nature*. Nesta obra, Crick afirma que a molécula de DNA é incapaz de construir-se por conta própria. Para isso, proteínas são necessárias. Mas as proteínas sozinhas são incapazes de se reproduzir sem o projeto do DNA. Para que haja vida, deve haver uma síntese desses dois sistemas moleculares. Crick avalia como improváveis, e nem mesmo remotas, as chances do surgimento de uma única proteína que constituiria o primeiro DNA. Além disso, a complexa cadeia de eventos que levaram ao que conhecemos hoje como DNA não poderia ter acontecido por acaso. Crick sugere que o DNA é de origem cósmica.

A ciência descobriu que há sequências genéticas conhecidas como "genes mestres" que controlam centenas de outros genes como uma chave "liga-desliga". Esses genes mestres enviam mensagens para criar, por exemplo, as complexas estruturas do olho humano.

No ThetaHealing, o DNA é o microcosmo para curar o macrocosmo do corpo humano. A *cura* é feita não só para o bem do corpo, mas também da mente e do espírito. Isso é feito alterando as mensagens que são enviadas ao DNA.

Capítulo 26

A TÉCNICA DA ATIVAÇÃO DO DNA

A ativação do DNA é um presente do Criador, como uma abertura aos nossos dons intuitivos. Ela nos permite sobreviver aos venenos ambientais criados pela humanidade, bem como aprimorar nossos sentidos psíquicos. Como espécie, estamos evoluindo e acordando as partes adormecidas de nosso DNA espiritual. A ativação do DNA está se tornando parte da consciência coletiva da Terra. O número suficiente de pessoas já foi ativado para que isso aconteça de forma espontânea, sem a ajuda de um praticante. Muitas pessoas já se ativaram intuitivamente.

TRANSFORMANDO O SONHO EM REALIDADE

Foi-me dito pelo Criador que, quando um número suficiente de pessoas tiver sido ativado, toda a consciência da Terra irá se elevar em sua vibração. Quando isso acontecer, as pessoas irão, automaticamente, ser ativadas a partir da consciência coletiva que todos nós compartilhamos. Acredito que essa ativação acontecerá de modo automático no futuro, nos próximos 12 a 24 anos. Com a ativação e outras técnicas deste livro, o Criador nos dá a oportunidade de usar nossas habilidades intuitivas nessa próxima fase da nossa evolução. Essa evolução é o próximo nível da consciência humana.

Na ativação, estamos ativando os filamentos do DNA e seus 46 cromossomos existentes, na célula mestre do cérebro, como será explicado. O DNA mitocondrial também é ativado.

A partir do momento que fiz a ativação em mim, em 1996, minha vida começou a mudar. Lembro-me de estar em minha maca de massagem testemunhando a ativação em minha cabeça. Quando terminou, levantei-me e eu sabia que estava mudada para sempre. Meu primeiro pensamento foi que eu me divorciaria (a ativação não é uma licença para o divórcio!). Foi depois disso que encontrei minha alma gêmea, Guy. Nos dias e nas semanas seguintes, tive estranhas experiências metafísicas. Quando eu estava fazendo massagens e leituras, minhas mãos desapareciam. Testemunhei recipientes em minha geladeira se enchendo sozinhos. Vi a garrafa de álcool se enchendo sozinha em segundos, entre o tempo de pegá-la e guardá-la. A maioria das pessoas que teve a ativação do DNA vivenciaram experiências semelhantes.

A GLÂNDULA PINEAL

Há uma pequena glândula chamada *glândula pineal*, localizada no meio do cérebro. Essa glândula tem sido chamado de "casa da alma" e referida como tal por milhares de anos.

Inicialmente, a ciência moderna acreditava que a glândula pineal fosse uma glândula totalmente não funcional ou que suas funções não fossem compreendidas. Pensava-se que a glândula pituitária controlava tudo no corpo. O mundo científico mudou de opinião desde o descobrimento de que a glândula pineal libera muitas substâncias que dirigem a pituitária em sua função. Foi somente após a década de 1960 que os cientistas descobriram que a glândula pineal é responsável pela produção de melatonina, a qual é regulada pelo ritmo circadiano (relógio do corpo). A melatonina é um derivado do aminoácido triptofano, que também tem outras funções no sistema nervoso central. A produção de melatonina pela glândula pineal é estimulada pela escuridão e inibida pela luz.

Você não tem de ser um cientista para realizar a técnica de ativação do DNA, mas deve saber que a glândula pineal está localizada exatamente no centro do cérebro, diretamente abaixo do chacra da coroa, no fundo do terceiro olho.

A CÉLULA MESTRE

Dentro da glândula pineal existe o que acredito que seja a chamada célula mestre, e é esta o centro de operação de todas as outras células no corpo. A célula mestre é o ponto de partida de cura para muitas das funções que o corpo executa. Dentro dela está o cromossomo do DNA, que é o coração da ativação do DNA.

Dentro da célula mestre há um pequeno Universo próprio que é uma chave mestra para nossa função. Controla tudo no corpo, desde a cor de nosso cabelo até a maneira como mexemos nossos pés. Todas as partes do corpo são controladas pelos programas nos cromossomos e no DNA. E no interior da célula mestre estão os cromossomos da juventude e da vitalidade.

O CROMOSSOMO DA JUVENTUDE E DA VITALIDADE

Você tem 46 cromossomos (23 pares de filamentos) em seu corpo, e cada um desses cromossomos possui dois filamentos de DNA. Os dois primeiros que você trabalhará no interior da célula mestre são chamados de cromossomos da juventude e da vitalidade. Esses cromossomos estão sempre em pares, ou seja, se você ativar um, obviamente terá de trabalhar no outro.

Eu acredito que os cromossomos da juventude e da vitalidade se chamam "chronos", e eles acompanham no corpo os segundos, os minutos e as horas do dia. Neles estão contidos os materiais da memória que são chamados de filamentos fantasmas.

OS FILAMENTOS FANTASMAS

Quando você estiver dentro da célula mestre, testemunhará o Criador construindo e dando forma física às partes da escada do DNA em que estão os filamentos fantasmas. Estas são as memórias invisíveis dos cromossomos da juventude e vitalidade, esperando para ser formados e despertados, trazendo-nos de volta para o Criador de Tudo o Que É. Na evolução da humanidade, a acumulação de memórias e sentimentos negativos mudaram parte dos cromossomos e do DNA. Isso reduziu nossa resistência a diferentes doenças. Apenas uma lembrança dessas mudanças permaneceu, na forma de filamentos fantasmas.

Na ativação do DNA, você irá testemunhar os filamentos fantasmas formando novas peças para a escada cromossômica. Essas novas peças da escada são formadas de aminoácidos (açúcar) que constroem novos filamentos a partir da memória antiga. Você verá à medida que eles se constroem, um a um, até que tenham subido os oito degraus da escada. Cada lado é contado como uma única etapa, então há um total de 16 etapas. Após esse processo de escalada e de construção, você verá filamentos de *luz do arco-íris* entrarem no cromossomo e ser coroados no topo com uma linda tampa branca perolada iridescente que se parece com a ponta de um cadarço de sapatos. Esse é o chamado telômero, que é responsável por permanecermos jovens.

O TELÔMERO

Telômeros são compostos de sequências repetitivas e várias proteínas, e agem para proteger as extremidades terminais dos cromossomos. Isso evita os desgastes cromossômicos e previne que as extremidades dos cromossomos sejam processadas como uma ruptura do duplo filamento de DNA. Os telômeros são estendidos pelas telomerases, enzimas reversas especializadas que estão envolvidas na síntese dos telômeros em seres humanos e em muitos outros organismos, mas não em todos.

À medida que envelhecemos, os telômeros se tornam mais finos e se desgastam. Se eles se tornam muito curtos, potencialmente se abrirão de sua estrutura fechada. Pensa-se que a célula detecta esse destampar como danos ao DNA e, em seguida, acontecerá o envelhecimento celular, o fim do crescimento ou apoptose, dependendo dos antecedentes genéticos da célula. A apoptose é uma forma de morte celular necessária para abrir caminho para novas células e para remover as células cujo DNA tenha sido danificado a ponto de ficar suscetível a mudanças cancerosas. Telômeros destampados também resultam de fusões cromossômicas. Uma vez que esse dano não pode ser reparado em células somáticas normais, a célula pode até entrar em apoptose.

Muitas doenças relacionadas à idade estão ligadas aos telômeros encurtados. Órgãos se deterioram à medida que mais e mais de suas células morrem ou entram no envelhecimento celular. É por isso que é tão importante testemunhar o telômero sendo formado na extremidade do cromossomo.

AS LEIS DO TEMPO

Quando o comando para a ativação é feito, o Criador mostra o processo em uma versão que sua mente pode aceitar. No instante em que você se conecta com a célula mestre, está desviando as Leis do Tempo. O trabalho que você está realizando leva uma fração de segundos, então, para que você realmente possa vê-lo, seu cérebro tem de ralentá-lo a fim de que a visualização ocorra. Tudo que você tem a dizer para visualizá-lo é "Criador, mostre-me".

O PROCESSO DA ATIVAÇÃO

Este é o processo que me foi revelado:

PRIMEIRA PARTE: PROCESSO DE COMANDO DA ATIVAÇÃO DOS CROMOSSOMOS DA JUVENTUDE E DA VITALIDADE

1. Centre-se em seu coração e visualize-se descendo em direção à Mãe Terra, que é parte de Tudo o Que É.
2. Visualize-se trazendo a energia da terra, que entra pela planta de seus pés, abrindo cada chacra, até o chacra da coroa. Em uma linda bola de luz, vá para o Universo.

3. Vá além do Universo, além das luzes claras, além das luzes escuras, além das luzes claras, além da luz dourada, além da substância gelatinosa que são as Leis, até uma luz branca perolada iridescente, no Sétimo Plano da Existência.
4. Em silêncio, faça o comando ou pedido: "Criador de Tudo o Que É, é comandado ou pedido que as ativações dos cromossomos da juventude e da vitalidade de (nome do cliente) aconteçam agora. Grato! Está feito! Está feito! Está é feito! Mostre-me a célula mestre na glândula pineal".
5. Observe a série de filamentos de DNA em pares, uns sobre os outros, com uma capa de telômeros nas extremidades. Às vezes, isso acontece tão rápido que você poderá ter de pedir ao Criador que repita logo em seguida.
6. Assim que o processo estiver terminado, enxágue-se com a energia do Sétimo Plano da Existência e permaneça conectado a ela.

A primeira parte da ativação do DNA está completa agora.

Uma vez que nesse primeiro procedimento você esteja fazendo alterações celulares em seu corpo a partir da célula mestre, este começará a limpar toxinas. Algumas pessoas podem experimentar uma limpeza de cura, um período de desintoxicação e purificação. Outros podem experimentar toxinas que saem de seu sistema, em todos os níveis – espiritual, mental, emocional e físico.

Geralmente, deve haver um espaço de tempo entre as duas ativações. Algumas pessoas, no entanto, estão prontas para ambas simultaneamente. Com essas pessoas que estão prontas, você deve realizar a segunda etapa imediatamente após o primeira. O modo de saber se elas estão prontas para receber imediatamente a segunda parte da ativação é ficando em seu espaço quando a primeira parte estiver terminando. Como você está em sua glândula pineal, testemunhará os cromossomos restantes começarem a ganhar vida por conta própria. Se você vir isso, a pessoa está pronta para a ativação da segunda parte. Você irá testemunhar a adição de dez novos filamentos aos 44 restantes.

MITOCÔNDRIA

No segundo processo, você ativará também as mitocôndrias, o que acelera o andamento. Na biologia celular, a mitocôndria (no plural: mitocôndrias) é uma organela, variante encontrada na maioria das células eucarióticas. As mitocôndrias possuem seus próprios materiais genéticos e as ferramentas para a fabricação de seus próprios RNAs e proteínas. Os 46 cromossomos no núcleo da célula são o projeto, mas a mitocôndria mantém a energia, o ATP que faz tudo funcionar. As mitocôndrias são, por vezes, descritas como "usinas celulares", pois sua principal função é converter materiais orgânicos em energia, na forma de ATP.

Normalmente, há em uma célula centenas ou milhares de mitocôndrias, as quais podem ocupar até 25% do citoplasma da célula. As mitocôndrias têm seu próprio DNA e aceita-se a teoria endossimbiótica para explicar que sua descendência provém de bactérias que estão livres no corpo.

SEGUNDA PARTE: ATIVAÇÃO DO RESTANTE DOS CROMOSSOMOS

O próximo passo do processo é o seguinte:

1. Centre-se em seu coração e visualize-se descendo em direção à Mãe Terra, que é parte de Tudo o Que É.
2. Visualize-se trazendo a energia da Terra, que entra pela planta de seus pés, abrindo cada chacra, até o chacra da coroa. Em uma linda bola de luz, vá para o Universo.
3. Vá além do Universo, além das luzes claras, além das luzes escuras, além das luzes claras, além da luz dourada, além da substância gelatinosa que são as Leis, até uma luz branca perolada iridescente, no Sétimo Plano da Existência.
4. Em silêncio, faça o comando ou pedido: "Criador de Tudo o Que É, é comandado ou pedido ativar o restante dos cromossomos (isso desperta a mitocôndria). Grato! Está feito! Está feito! Está é feito! Mostre-me a célula mestre, na glândula pineal".

5. Assim que o processo estiver terminado, enxágue-se com a energia do Sétimo Plano da Existência e permaneça conectado a ela.

EFEITOS COLATERAIS

Dependendo da saúde do indivíduo, pode haver um período de desintoxicação após a ativação do DNA. A maioria das pessoas experimenta uma limpeza leve com sintomas gripais e, em algumas pessoas, todo o corpo dói. Sugiro como remédio que tomem um pouco de cálcio e talvez um pouco de zinco quelatado.

PALAVRAS TORNAM-SE REALIDADE

Algo que eu descobri ser consequência da ativação é que, depois que ela é realizada, a probabilidade de a palavra pronunciada e de a força do pensamento se tornarem realidade aumenta incrivelmente. Assim, uma vez que a ativação começar a fazer efeito, é importante manter o pensamento positivo e afirmar que você tem a abundância em sua vida. Não afirme falta em sua vida, porque, depois da ativação, suas palavras e pensamentos serão dez vezes mais poderosos e devem ser focados na direção certa.

Quando você estiver trabalhando com a energia do DNA, os aspectos negativos de sua vida começarão a ser substituídos pelos positivos.

AS COMPANHIAS QUE VOCÊ MANTÉM

A ativação do DNA nos leva a uma maior vibração espiritual. Nossa família e amigos podem não estar no mesmo nível vibracional, e a ativação aumenta nossa consciência das influências negativas dos outros. Então, se você tem um sócio ou um amigo que não são para seu bem maior, você pode, de maneira fácil, suave e natural, afastar-se deles. Se você estiver em um relacionamento infeliz ou sairá dessa relação ou a tornará melhor.

Uma vez que a ativação tiver sido realizada em você, ela também deve ser feita em seu parceiro, porque vocês têm de estar na mesma vibração espiritual, caso contrário, é possível que se separem. Ao dormir com seu parceiro, a ativação possivelmente acontece

– isso porque as células se comunicam umas com as outras. Porém, você deve ter paciência, pois, às vezes, pode demorar muitos meses.

DESPERTAR DOS MESTRES

A ativação do DNA é uma parte do despertar dos mestres na Terra. Essa é a história de como fui orientada a ensinar esse trabalho aos mestres.

Ao longo dos anos, recebi muitos presentes vindos da energia das ilhas havaianas. Um deles veio do fracasso de um seminário. Um de meus primeiros professores mudou-se para Honolulu e produziu um curso para mim com uma mulher com quem ele já vinha trabalhando, cujo nome era Teresa. Ela era uma osteopata que sempre teve interesse por metafísica e espiritualidade. Essa era para ser minha primeira viagem para a ilha de Oahu. Então, um pequeno desastre aconteceu. Duas semanas antes do seminário, recebi um telefonema de Teresa. Parecia que o professor havia tido alguns desentendimentos com ela e desistiu do seminário, deixando Teresa e seu parceiro, Larry, na mão. Teresa disse-me tudo o que tinha acontecido e perguntou se eu iria, apesar da situação.

Eu sabia que provavelmente seria uma turma pequena, mas Deus me disse que havia uma boa razão para eu ir. Foi-me dito que mais coisas ocorreriam a partir da viagem e, no final, foi o que aconteceu.

Por ter sido desorganizado, o seminário teve uma pequena turma de sete pessoas. Quase todas eram maravilhosas, no entanto, havia algumas que eram difíceis. Uma das mulheres era uma pessoa detestável que tentou me atacar a cada oportunidade. Ela até tentou humilhar meu marido. Ela era o tipo de pessoa que se engrandecia à custa dos outros. Eu estava tentada a simplesmente ir embora e voltar para casa, mas algo me disse para terminar a aula, mesmo sendo difícil. Desnecessário dizer que eu estava um pouco desanimada com a conduta de alguns dos alunos da turma.

Quando a aula acabou, fui a Hana, em Maui, para visitar alguns amigos. Ficamos como seus hóspedes, e era uma bela casa com a vista impressionante da flora e da fauna típicas de Hana. A noite chegou e, com ela, a intemporalidade mágica peculiar do Havaí. Os ventos alísios levantavam as cortinas a noite toda, e continuaram a fazê-lo mesmo quando fechamos firmemente as portas de vidro. Guy e eu tivemos sonhos estranhos durante a noite inteira.

Amanheceu e eu estava no banheiro, quando uma voz que parecia falar ao meu redor veio até mim. Era alguém que eu já conhecia. Era Pele, a deusa do Havaí. Ela me disse: "Vianna, você sabe que só deve ensinar esse trabalho *aos mestres*. Você disse ao Criador que poderia ensinar a qualquer pessoa que precisa desse trabalho. Mas ensine somente aos mestres que o apreciarão e o respeitarão. Só porque as pessoas precisam não significa que elas o entendam ou o apreciem. Mude sua intenção". Percebi então que eu estava pedindo pessoas que precisavam do trabalho, em vez de pessoas que estavam prontas para o trabalho. Essa visita fez com quem eu me sentisse melhor em minha vida.

Mais tarde naquele dia, minha amiga Lani desceu de sua montanha para me ver. Ela raramente deixa a montanha. Ela é uma curadora maravilhosa e parecia uma deusa enquanto caminhava até mim, dizendo: "Vianna, tenho uma mensagem para você da deusa Pele: 'só ensine esse trabalho aos mestres que o apreciam e o respeitam'".

Essa foi uma verdadeira validação para mim – receber a mensagem tanto física quanto espiritualmente. A partir desse momento, pedi ao Criador que enviasse apenas mestres que apreciassem e aceitassem esse trabalho. Meus alunos mudaram imediatamente e se tornaram menos guiados pelo ego e mais pela divindade. Desde então, professores e alunos que chegaram para aprender o ThetaHealing têm sido, em sua maioria, mestres ascensos em forma humana que amam e têm carinho pelo trabalho.

É por isso que ThetaHealing é tão fácil para as pessoas que chegam para aprendê-lo – muitos são mestres despertos que foram designados a desenvolver a bondade na humanidade. Eles voltaram à Terra para se certificar de que estamos prontos para graduar para a bondade. Como já mencionado, é mais fácil para um mestre nascer como um ser humano neste plano do que diminuir sua vibração a partir de outro plano. Dessa forma, sua energia está em conexão com este tempo e espaço. O mestre então é capaz de completar sua missão aqui. É mais fácil aumentar a energia vibracional do que rebaixá-la.

Capítulo 27

SUBSTITUIÇÃO DE GENES

Não foi por dificuldade de execução o motivo pelo qual eu coloquei o trabalho de genes próximo ao fim deste livro. Uma vez que você o entenda, ele se torna fácil. No entanto, é necessário que você tenha entendido a leitura, a cura e o trabalho de crenças antes de realizar a substituição de genes. O trabalho de crenças, por si só, pode influenciar os genes e irá *indiretamente* reparar os danos do DNA físico. O processo de substituição de genes é um guia para alterar *diretamente* um defeito físico genético no DNA. É realmente a técnica mais fácil de se realizar com o ThetaHealing.

O DNA físico é composto por ligações de hidrogênio. Em química, a ligação de hidrogênio é a mais fácil de se alterar. Isso significa que os pensamentos focados de maneira correta podem afetar o DNA.

Quando você altera um gene físico, o processo ocorre tão rapidamente que é possível que você não perceba o que foi feito. Provavelmente, você verá um *flash* de luz. A mudança real do gene leva apenas uma fração de segundo. A chave do ThetaHealing é testemunhar a cura então, se você quiser ver mais detalhes, peça que seja repassado em câmara lenta. No entanto, o *flash já* é o testemunho *trazido para a realidade*.

OS PRINCÍPIOS DA SUBSTITUIÇÃO DOS GENES

1. Para mudar ou reestruturar todo o código genético físico, você deve ter permissão verbal da pessoa.
2. Dentro do DNA estão os registros das funções do sistema do corpo. Esses registros afetam as memórias, os sentimentos e os defeitos, que, por sua vez, afetam partes específicas do corpo que fazem o sistema funcionar. Defeitos genéticos são mantidos em alguns desses registros.
3. Visualize os registros no interior da glândula pineal na célula mestre. Esse é o lugar onde as alterações são feitas.
4. Na célula mestre da glândula pineal, visualize a coluna de DNA. Faça o comando para que seja retirada a parte do DNA que deve ser alterada.
5. Visualize a parte afetada ou defeituosa do DNA sendo retirada. Além disso, observe o quadrado de quatro partes que será mostrado a você.

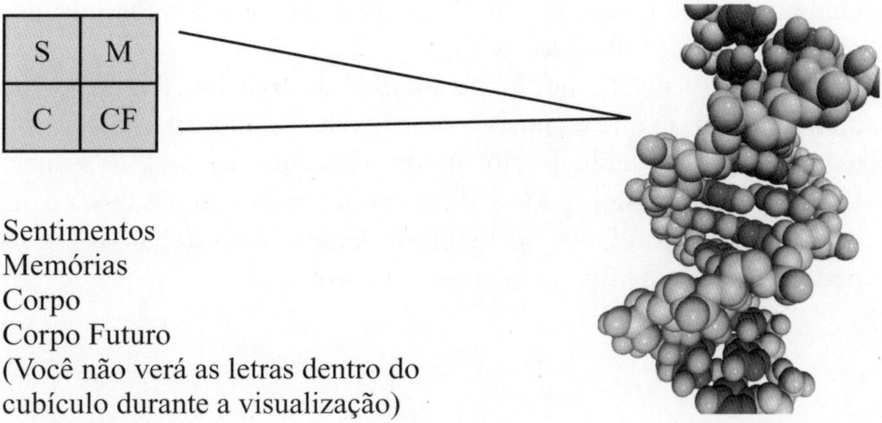

Sentimentos
Memórias
Corpo
Corpo Futuro
(Você não verá as letras dentro do cubículo durante a visualização)

As alterações feitas na célula mestre serão replicadas por todo o corpo.

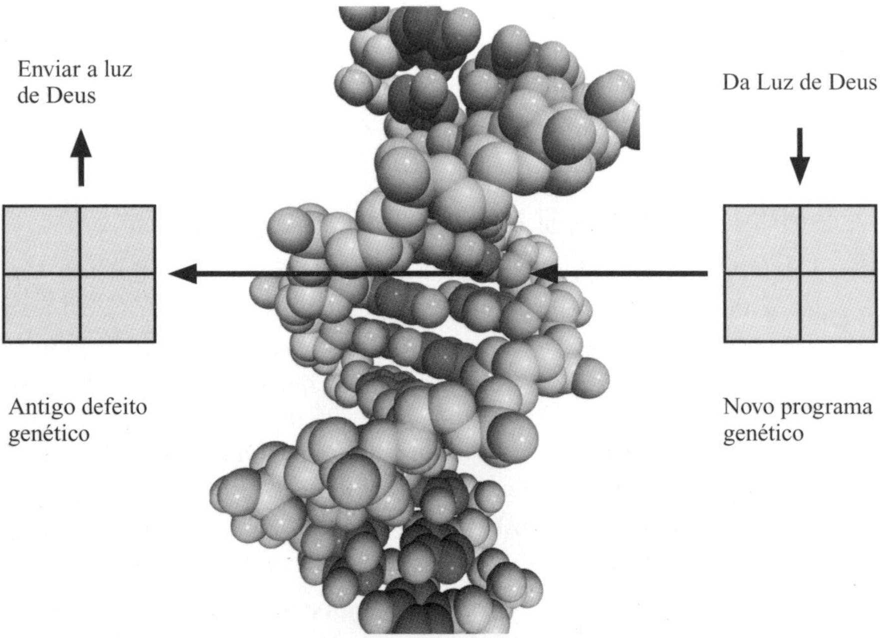

Em respeito às condições médicas, tudo o que você precisa fazer é testemunhar o Criador reorganizando os genes e a estrutura nucleica do DNA. Uma vez que todos os defeitos vêm em pares, os dois genes do par precisam ser mudados. Para realizar as mudanças nucleicas e nos genes, comande que seja feito o rearranjo correto e observe o Criador fazê-lo.

Esteja ciente de que os resultados do trabalho dos genes podem demorar, já que os novos códigos não estarão em vigor até que as novas células tenham substituído as antigas na área defeituosa. Condições ambientais podem dificultar a codificação do DNA e mudar a estrutura do DNA ao longo do tempo. Para trabalhar em um pedaço de gene disfuncional, siga este processo:

O PROCESSO DE SUBSTITUIÇÃO DE GENES

Peça permissão verbal e faça o seguinte:

1. Centre-se em seu coração e visualize-se descendo em direção à Mãe Terra, que é parte de Tudo o Que É.
2. Visualize-se trazendo a energia da terra, que entra pela planta de seus pés, abrindo cada chacra até o chacra da coroa. Em uma linda bola de luz, vá para o Universo.
3. Vá além do Universo, além das luzes claras, além das luzes escuras, além das luzes claras, além da luz dourada, além da substância gelatinosa que são as Leis, até uma luz branca perolada iridescente, no Sétimo Plano da Existência.
4. Faça o comando ou pedido: "Criador de Tudo o Que É, é comandado ou pedido curar este gene em (nome da pessoa) e mudá-lo para o Bem Maior. Mostre-me".
5. Agora vá até o espaço da pessoa.
6. Primeiro, peça ao Criador que mostre a você o gene defeituoso. Em seguida, vá para a célula mestre, na glândula pineal.

Se você vir isto,

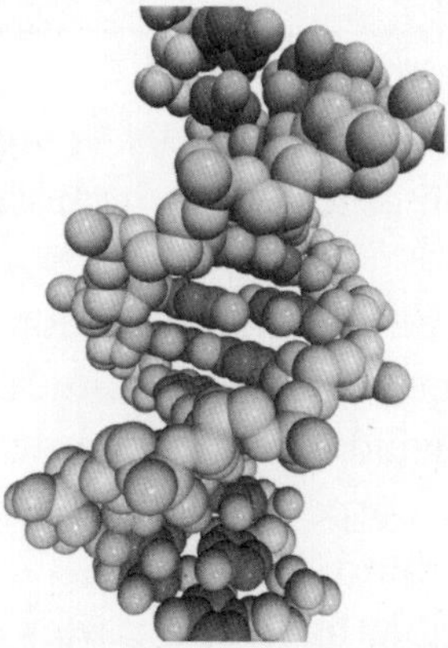

é a visualização de uma hélice de DNA, portanto, é uma questão de reorganização do ácido nucleico. Isso nos diz que é um defeito físico causado por um poluente no código genético da mãe ou do pai. Os fatores que podem ter causado o defeito são cocaína, drogas, álcool, agente laranja, metais pesados ou outros fatores destrutivos como a radiação. É possível que você não saiba quais os genes deverão ser mudados para corrigir o defeito, mas o Criador sabe.

Faça o comando: "Criador de Tudo o Que É, mostre-me o que precisa ser feito para que esse problema seja corrigido. Agora, deixe--o mudar. Grato! Está feito. Está feito. Está feito".

Para cada gene defeituoso, há sempre um gene defeituoso correspondente, uma vez que vêm em pares. Sempre haverá pelo menos dois. Diga: "Criador de Tudo o Que É, mostre-me o par com defeito e altere-os".

Testemunhe a alteração feita pelo Criador e, então, o trabalho está feito.

Se você vir isto,

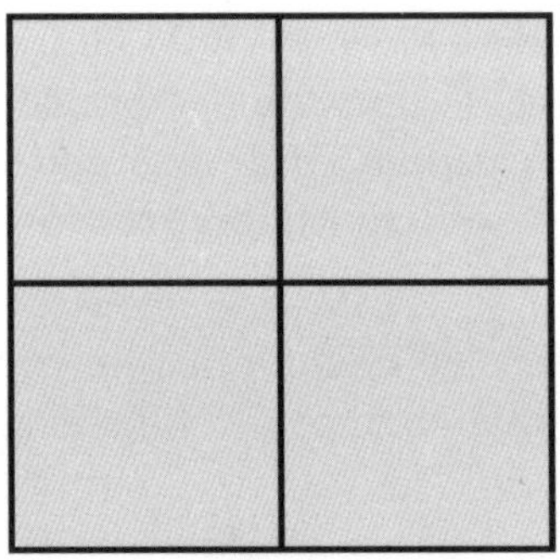

é a visualização do "recorte" de DNA; significa que o defeito foi causado por um sentimento, e é a memória ocasionando defeitos no corpo.

Faça o comando ou pedido: "Criador de Tudo o Que É, é comandado ou pedido que as partes defeituosas do DNA sejam removidas, canceladas e enviadas para a luz de Deus e substituídas por sentimento, memória, corpo e corpo futuro positivos adequados. Grato! Está feito. Está feito. Está feito".

Você irá testemunhar as quatro partes do quadrado e quaisquer outras partes também afetadas. Ele aparecerá como se você estivesse assistindo páginas de um fichário voando e sendo substituídas. O processo acontece muito rapidamente. Se for muito rápido e você não perceber, é possível um "*replay*", ou para que ele se ralente. Você deve testemunhar essa ação até que as mudanças, em todos os cromossomos de todos os quatro níveis, sejam feitas: do sentimento, da memória, do corpo e do corpo futuro.

A primeira parte do quadrado é o sentimento.

Observe como a energia emocional defeituosa dessa parte é retirada e enviada para a luz de Deus. Observe a nova energia vinda do Criador e substituindo a anterior.

A segunda parte do quadrado é a memória.

Em seguida, observe a parte defeituosa da memória no quadrado sendo retirada e enviada para a luz de Deus. Testemunhe a nova energia vinda do Criador e substituindo as memórias adequadas para a situação.

A terceira parte do quadrado é o corpo.

Observe a parte defeituosa do corpo, no quadrado, sendo enviada para a luz de Deus. Testemunhe a nova energia vinda do Criador. Observe como o corpo é treinado para aceitar as alterações feitas nele em relação a doenças específicas do nível físico.

A quarta parte do quadrado é o corpo futuro.

Testemunhe, no quadrado, o corpo futuro com defeito sendo enviado para a luz de Deus. Testemunhe a nova energia vir do Criador. Observe como o novo corpo futuro é substituído e certifique-se de que o corpo não regenera o programa antigo.

O quadrado de quatro partes também terá um defeito oposto ou correspondente. Faça um processo de comando idêntico. Diga: "Criador de Tudo o Que É, mostre-me o defeito correspondente e mude-o também". Testemunhe o Criador refazendo-o, e o trabalho está feito. Assim que o processo estiver terminado, enxágue-se com a energia do Sétimo Plano da Existência e permaneça conectado a ela.

A qualquer momento que realiza o trabalho de crença em uma pessoa, você está fazendo um tipo de substituição de gene nela. Se você alcançar e remover o número suficiente de questões-raízes de um cliente, então a questão física será curada também. Todas as coisas estão conectadas e inter-relacionadas.

Lembre-se: a substituição do gene é fácil de realizar. Você simplesmente testemunha os processos sendo feitos. A maioria das mudanças acontece tão rapidamente que apenas um *flash* de luz é visto.

Você deve acompanhar esse processo com o trabalho de crenças. O trabalho de crenças, por si só, pode curar o corpo; ele é a chave.

MUDANDO PROGRAMAS GENÉTICOS DE ENVELHECIMENTO

As pessoas que me chamam para as leituras o fazem por diferentes razões. Algumas me chamam para ser curadas, outras, para conselhos, outras, ainda, para validar algo, e assim por diante. Algumas dessas pessoas são perfeitamente saudáveis e querem permanecer saudáveis. Por exemplo, um senhor idoso me chamou para uma leitura. Quando entrei em seu espaço, pude ver que seu corpo era muito saudável e, quando falei para o senhor, ele me disse que era mais jovem do que realmente aparentava. Eu fiz um escaneamento do corpo inteiro, mas não consegui encontrar nada de errado. Eu disse a ele que estava perfeitamente saudável e perguntei por que havia pedido uma leitura. Ele me disse que sabia que era saudável e que sempre se cuidou muito. Durante anos, ele vinha comendo um determinado tipo de argila que tinha alto conteúdo de minerais, para promover a boa saúde. A razão pela qual ele tinha me chamado era porque queria mudar seus programas genéticos de envelhecimento. Pausei por um momento, e então eu pensei: "Por que não?". Perguntei se ele aceitaria as consequências. Quando ele concordou, fui até o Criador de Tudo o Que É e fiz o comando para que seus programas genéticos de envelhecimento fossem liberados e enviados para a luz de Deus. Este foi o processo que testemunhei:

O PROCESSO PARA MUDAR PROGRAMAS GENÉTICOS DE ENVELHECIMENTO

1. Centre-se em seu coração e visualize-se descendo em direção à Mãe Terra, que é parte de Tudo o Que É.
2. Visualize-se trazendo a energia da terra, que entra pela planta de seus pés, abrindo cada chacra até o chacra da coroa. Em uma linda bola de luz, vá para o Universo.
3. Vá além do Universo, além das luzes claras, além das luzes escuras, além das luzes claras, além da luz dourada, além da

substância gelatinosa que são as Leis, até uma luz branca perolada iridescente, no Sétimo Plano da Existência.

4. Faça o comando ou pedido: "Criador de Tudo o Que É, é comandado ou pedido que seja realizado o trabalho do gene em (nome da pessoa). Grato! Está feito. Está feito. Está feito".
5. Vá para o espaço da pessoa, até a glândula pineal, para a célula mestre.
6. Faça o comando ou pedido: "Criador de Tudo o Que É, é comandado ou pedido que todos os programas genéticos de envelhecimento de (nome da pessoa) sejam retirados e cancelados, enviados para a luz de Deus e substituídos pelo programa "Eu sou jovem e sem idade, para sempre regenerado", para que sejam substituídos em to- dos os seus corpos presentes e futuros. Grato! Está feito. Está feito. Está feito. Mostre-me".
7. Testemunhe o processo. Fique no espaço da pessoa até terminar.
8. Assim que o processo estiver terminado, enxágue-se com a energia do Sétimo Plano da Existência e permaneça conectado a ela.

Após esse processo, a pessoa pode sentir-se mal por alguns dias, pois o corpo passará por um processo de desintoxicação. Para evitar isso, pode-se usar cálcio, magnésio e zinco quelatado.

Capítulo 28

A ANATOMIA INTUITIVA DE VIANNA

Este capítulo contém trechos da *Apostila do Curso de Anatomia Intuitiva*. Nesse curso é ensinado que cada sistema do corpo pode conter emoções e programas causados por abuso e outras influências negativas. Cada um dos sistemas do corpo é esmiuçado no curso em conjunto com as influências psicoenergéticas e as prováveis crenças negativas que estão associadas a cada um.

Este é o primeiro e o último capítulo do curso, o qual explica as influências parasitárias e o escaneamento avançado do corpo.

MICRÓBIOS E OUTRAS INFLUÊNCIAS TÓXICAS NO CORPO

Ao estudarmos os sistemas do corpo, falaremos repetidamente de micróbios e de toxinas causadoras de doenças. Todos esses micróbios e toxinas influenciam o corpo e são atraídos para você por diferentes crenças.

PARASITAS

É essencial saber que uma pessoa infestada de parasitas está recebendo influências além do nível físico. Os parasitas são atraídos por processos de pensamento que bloqueiam nosso desenvolvimento em todos os níveis: físico, emocional, mental e espiritual. Eles anseiam pelo que necessitam e transmitem essas necessidades para nós, exigindo que comamos determinados alimentos. Eles também nos transmitem sentimentos para garantir sua própria sobrevivência, em especial quando morrem, transmitem sentimentos de "eu estou morrendo" para o hospedeiro, liberando esse sentimento no sistema e fazendo com que o hospedeiro acredite que esteja morrendo. Isso geralmente ocorre quando o hospedeiro humano está fazendo uma limpeza de parasitas.

Sentimentos e emoções como "Eu devo permitir que outros se aproveitem de mim" e "Eu devo permitir que as pessoas me suguem" são um ímã para os parasitas. Pessoas com parasitas podem não saber como dizer "não". Elas têm problemas com a autoestima. Quando fazemos o trabalho de crenças e de sentimentos, somos libertados dos programas que atraem parasitas.

O próximo passo no processo é nos livrarmos de todos os tipos de parasitas, como certas pessoas em nossas vidas. À medida que removemos, substituímos e adicionamos sentimentos vindos do Criador de Tudo o Que É com o trabalho de crenças, ganharemos força para expelir muitos dos microparasitas do interior do corpo e expelir diversos paradigmas humanos para fora do corpo. Os parasitas não conseguem sobreviver dentro ou em torno de um corpo que não têm programas que irão atraí-los. Quanto menos crenças limitantes você tiver, mais equilibrado o pH físico é, criando um corpo saudável e, assim, inapropriado para parasitas.

Há aproximadamente 670 mil parasitas conhecidos. Algumas bactérias parasitárias ajudam a digerir alimentos e é normal tê-las no corpo. Por essa razão, nós não comandamos intuitivamente que todos os parasitas deixem o corpo.

Quando alguém range os dentes, essa é uma indicação física de parasitas no organismo. A limpeza parasitária deve ser feita. Isso pode ser realizado de duas formas: removendo e substituindo as crenças que sustentam os parasitas ou que realmente se faça uma limpeza parasitária. Na realidade, ambos são realizados, pois, durante uma limpeza parasitária, sentimentos e emoções virão à tona para ser limpos.

Todas carne e vegetais apresentam alguns parasitas. Nozes cruas são um dos alimentos mais infestados. Independentemente do que você come, no entanto, por mais equilibrado que seus sistemas de crenças sejam, você acumula certos parasitas. Lembre-se: alguns desses sistemas de crenças podem ser de natureza genética.

Se uma pessoa estiver intoxicada por metais pesados, provavelmente terá milhares de parasitas. Isso ocorre, sem dúvida, em decorrência da condição de fraqueza causada por metais pesados e os sentimentos e as emoções peculiares que essas substâncias criam quando estão no corpo.

TÊNIA

As pessoas entram em contato com as tênias quando ingerem carne bovina, frutos do mar e carne de porco. Eles podem ser contraídos simplesmente por andar com os pés descalços. Uma vez no corpo, elas se acoplam nas paredes do cólon do hospedeiro, de onde roubam nutrientes. A primeira indicação de tênia é que o hospedeiro se torna muito magro e, em seguida, ganha peso. O hospedeiro sentirá fome o tempo todo. O corpo pensa que está morrendo de fome e, por causa disso, retém gordura.

VERMES

Vermes se parecem com caracóis ou sanguessugas no fígado.

LIMPEZA

Limpeza parasitária sugerida para tênias e vermes:

- cobre ionizado;
- combinação de nozes com absinto;
- cravos-da-índia;
- óleo de orégano (isso pode ser difícil para o estômago, então coloque duas gotas em cápsulas);
- suco de noni (fruta ou sementes).

Faça o trabalho de crença antes de começar uma limpeza, pois isso tornará o processo mais suave. Esteja ciente de que, durante o processo de limpeza, uma crise de cura pode se manifestar e trazer a memória de inúmeros desafios do passado, tais como infecções antigas, toxinas, trauma de um acidente e assim por diante. Essas emoções e sintomas físicos podem parecer reais quando, na realidade, são apenas fantasmas do passado.

EXERCÍCIO

Pratique entrar no espaço de alguém para observar seus micróbios e metais pesados.

PROGRAMAS HUMANOS PARA MICRÓBIOS E PARASITAS

"Eu tenho a definição do Criador de como e quando dizer *não*".

"Eu sei qual é a sensação de ser ouvido".

"Eu compreendo qual é a sensação de ser ouvido".

"Eu sei qual é a sensação de viver sem estar constantemente irritado".

"Eu sei qual é a sensação de viver sem permitir que as pessoas me suguem".

"Eu sei como viver sem permitir que as pessoas que eu amo se aproveitem de mim".

"Eu sei qual é a sensação de viver sem ser oprimido".

"Eu sei como viver sem ser miserável".

"Eu sei como interagir com os outros".

Essas são apenas algumas sugestões para se trabalhar. Siga essa lista, mas faça também o trabalho de crenças e sentimentos.

Lembre-se: cada indivíduo é diferente, por isso pedimos ao Criador de Tudo o Que É o que a pessoa com quem está trabalhando necessita para se curar.

Θ É imperativo que você ouça o Criador para verificar o que a pessoa com quem está trabalhando necessita. Lembre-se de ouvir a pessoa com quem está trabalhando e cave as questões a fundo.

SUGESTÕES DE PLANTAS E DIETAS PARA PARASITAS E MICRÓBIOS

O corpo precisa estar levemente alcalino, com um ph de cerca de 7,2 a 7,4m, para resistir a parasitas, cândida, bactérias e outros micro-organismos. O corpo possui mecanismos para combater vírus, bactérias e parasitas, mas, se ele estiver fora de equilíbrio, o sistema imunológico fica estressado e essas entidades podem sair do controle.

Limpeza parasitária com ervas deveria ser usada somente na primavera, e não no inverno, porque nessa ocasião o corpo está em um período de descanso. Realizar constantemente limpeza parasitária pode ser difícil para o corpo. Se você verificar que uma limpeza à base de plantas se faz necessária, siga este processo: dez dias de limpeza, cinco dias de folga, dez dias limpeza, cinco dias de folga, dez dias de limpeza e cinco dias de folga, de modo que todos os ovos chocados pelo parasita durante o processo sejam destruídos.

Se você fizer uma limpeza parasitária, é melhor equilibrá-la com uma dieta alcalina para que o processo não seja tão emocional.

Os sentimentos que você experimentar durante uma limpeza não são seus. Sentimentos como "Eu irei morrer" estão vindo da consciência dos parasitas e vermes que estão morrendo.

Livrar-se de parasitas físicos também o ajuda a liberar parasitas emocionais e parasitas "energéticos", tais como espíritos errantes, ganchos psíquicos, etc.

Procure o conselho de um profissional de saúde antes de realizar uma limpeza de qualquer tipo.

Ervas e minerais para uma limpeza

Extrato de absinto com nozes: Não pode ser usado por pessoas com diabetes.

Cobre ionizado: Muito bom para limpeza parasitária; bom para vermes.

Pimenta de caiena

Óleo de orégano: Coloque-o em uma cápsula de gel antes de consumir.

Gengibre

Alho

Extrato de folha de oliveira: também mata levedura.

Suco fresco: duas cenouras, um bastão de aipo, meia beterraba, alho pequeno, pitada de gengibre. Mantém seu corpo alcalino.

Noni para animais: dez dias de limpeza, cinco dias de folga, como explicado anteriormente.

Tomilho: Tomilho mata parasitas na água potável. Uma colher de sopa de Listerine® (antisséptico bucal) contém tomilho suficiente para limpar os parasitas consumidos na água, bem como a salmonela (bactéria).

Carvão: Limpa giárdia e outros parasitas.

Prata coloidal: Limpa parasitas e cândida, mas não é recomendável tomá-lo sempre.

Platina: Limpa todos os tipos de parasitas e cândida.

Não mate parasitas usando ThetaHealing. Parasitas mortos criam um excesso de produtos residuais, que levam a pessoa a adoecer. Em muitos casos, retirar e substituir as crenças que atraem e mantêm os parasitas será o suficiente para matá-los.

FUNGOS

Infecções por fungos afetam todos os órgãos do corpo. Por exemplo, algumas infecções no seio são causadas por eles. Problemas de mofo em casa e no trabalho são comuns, e cuidados imediatos devem ser tomados, antes que eles possam criar problemas de saúde. O fungo escuro encontrado em casas só agora está começando a ser reconhecido por funcionários públicos como um perigo para a saúde.

Se alguém tiver uma infecção por fungo, deve considerar a retirada de farinha branca e açúcar de sua dieta, assumindo uma dieta alcalina.

Programas de fungos são como "Eu vou deixar isso para depois". Por meio desses programas, a pessoa pensa que esses sentimentos de procrastinação são seus próprios pensamentos.

Fungos mortos e prestes a morrer são vistos intuitivamente como uma substância negra nebulosa.

Todo fungo é ligado a questões de ressentimento. Limpe essas questões e o fungo irá embora.

Algumas ervas para o fungo

- Melaleuca (use apenas topicamente)
- Noni
- Eucalipto é antifúngico/antibacteriano (use apenas topicamente)
- Extrato de folha de oliveira

CÂNDIDA

Muitas pessoas têm problemas de cândida e devem considerar uma dieta ácida-alcalina equilibrada. Acidez tende a aumentar com a idade, e muito disso explica a osteoporose e a perda de dentes. Do outro lado da moeda, muita alcalinidade também criará um ambiente favorável para a cândida.

A cândida anseia por aquilo de que necessita para sobreviver no corpo. É um problema quando uma pessoa é muito crítica ou ressentida de si mesma ou de outros.

Não é aconselhável comandar de forma intuitiva que todas as leveduras no corpo de uma pessoa morram. O corpo necessita de uma certa quantidade de levedura para funcionar.

Intuitivamente, leveduras parecem uma energia empoeirada, enevoada ou nublada no corpo.

Um excesso de levedura no organismo pode causar ganho de peso em algumas pessoas. Leveduras no cólon afetam os seios.

BACTÉRIAS

Bactérias que causam desafios para o corpo podem se tornar benéficas quando o corpo tem o pH equilibrado. Bactérias só se tornam prejudiciais quando o corpo está desequilibrado.

É fácil se livrar intuitivamente das bactérias. Não comande que todas as bactérias saiam do corpo, já que algumas são benéficas.

Questões de culpa mantêm as bactérias no corpo. Claro, você pode sempre pedir ao Criador para cuidar disso e mostrar quais são as crenças envolvidas.

VÍRUS

O que mantém um vírus no organismo são questões de merecimento. Muitas pessoas se tornam imunes a vírus e outras doenças sexualmente transmissíveis quando se sentem bem consigo e se recusam a aceitar a doença. Isso pode não ter nada a ver com a forma como se sentem em relação ao sexo, mas sim com a forma como se sentem sobre si mesmas no momento.

Todo vírus tem a capacidade de mudar rapidamente e sofrer mutações para algo diferente, a fim de sobreviver.

Quanto mais velho é o vírus, mais inteligente ele é. Vírus mais jovens, como o da AIDS, não são muito desenvolvidos, uma vez que matam seu hospedeiro.

Por meio da simbiose entre o hospedeiro e o vírus, este irá projetar pensamentos ao hospedeiro que o levarão a prolongar a duração de sua vida, tentando fazer com que pare de tomar remédios que estejam matando o vírus, por exemplo. Se você suspeitar disso, peça ao Criador a verdade da situação.

VÍRUS COMPARTILHAM CRENÇAS COM O HOSPEDEIRO

Vírus têm a capacidade de se conectar com a consciência coletiva humana e são atraídos por uma pessoa específica pelo fato de compartilharem dos mesmos programas. Então, atraímos doenças da mesma forma que atraímos as pessoas para nós – por sistemas de crenças similares. Quando temos o mesmo sistema de crenças de um vírus, bactéria, cândida ou fungo, eles são atraídos e se conectam a nós.

No grande esquema da vida, somos atraídos um ao outro por atributos negativos mais do que por qualidades positivas. Do mesmo modo, os vírus são atraídos pelos atributos negativos de uma pessoa, porque a negatividade enfraquece física, mental e espiritualmente uma pessoa.

Observe atentamente a si próprio. Você atrai pessoas com a energia equivalente a parasitas? Eu sei que esse é um conceito amplo e uma afirmação ousada, mas deixe-me contar uma história.

Quando comecei a realizar curas profissionalmente, nos estágios iniciais do trabalho de crenças, trabalhei com uma mulher que tinha herpes. Ela vinha periodicamente para a cura, a fim de retirar o herpes, mas este não ia embora de vez. Sempre que eu fazia uma cura nela, testemunhava o Criador enviando um som para seu corpo. Esse *som*, que talvez eu deva chamar de *vibração*, fazia com que o vírus se redimisse por algum tempo. Mas ele voltava. E então ela retornava para receber outra cura.

Durante a leitura, o Criador me disse para testemunhar as crenças que estavam sendo liberadas da mulher enquanto estavam sendo alteradas no vírus de herpes também, em vez de tratá-lo como se fosse uma entidade separada. Assim, testemunhei o programa "Eu sou digno do amor de Deus" se instalando nela. Então testemunhei o *sentimento* do amor de Deus entrar e se instalar no vírus também. Eu retirei e substituí mais sistemas de crenças ao redor e no vírus. Enquanto eu fazia isso, assisti ao vírus se transformar em algo completamente diferente e sair do corpo. A mulher foi ao médico e fez o exame para ver se o herpes tinha acabado. Todos os exames deram negativo para herpes e o vírus nunca mais voltou.

Em alguns casos, os vírus são mantidos e escondidos em diferentes níveis de crença. Quando você está em uma sessão de trabalho de crenças com um cliente, é possível descobrir que ele tem um vírus.

Lembre-se de que um vírus é um invasor alienígena em cada célula. Psíquica e microscopicamente ele pode parecer um robô. Muitos intuitivos afirmarão que o vírus é um invasor alienígena, mas *qualquer coisa* estranha ao corpo pode parecer um invasor alienígena.

Uma vez, usei um tom ou vibração para destruir vírus. Esse tom veio do Sexto Plano em união com o Sétimo. Se você quiser utilizar esse processo, vá a Deus, e então, através d'Ele, vá até o Sexto Plano, de onde você obtém o tom específico para enviar ao corpo; em seguida, module a frequência do tom para atingir a vibração e a mutação do vírus. Você também pode comandar uma bactéria ou vírus a assumir uma forma que seja harmoniosa para o corpo, ou comandar que o corpo esteja em perfeito equilíbrio e harmonia, e então aumentar o sistema imunológico. Isso mudará os micro-organismos para uma forma inofensiva.

Para nos protegermos dos vírus, devemos mudar as crenças que os estão atraindo para nós e, então, alteramos simultaneamente o vírus com o trabalho de crenças. Isso muda o sistema de crenças do vírus para que ele não tenha de nos atacar para sobreviver, assim, transmutando-o para uma forma de vida inofensiva ao hospedeiro. Uma vez que os micróbios têm consciência coletiva, tudo o que precisamos fazer é mudar nossa consciência coletiva, para que os micróbios não tenham necessidade de ser atraídos por nossas emoções.

Nós não queremos fazer do vírus nosso inimigo e comandar que ele vá embora, uma vez que o vírus pode ser a melhor maneira de administrar uma medicação. Em vez disso, devemos testemunhar um vírus sendo alterado para uma forma que seja inofensiva.

Um vírus atravessa a parede celular usando nosso DNA ou RNA para se replicar e chegar ao núcleo da célula, que é o lugar onde eu fiz essa descoberta. Existe um tipo de organismo denominado microplasma, que ataca a mitocôndria e causa doenças. A mitocôndria tem seu próprio DNA, e isso também deve ser considerado. Isso estava presente em todo mundo que eu atendi com distrofia muscular.

REMÉDIOS INTUITIVOS

VÍRUS E BACTÉRIAS MANTIDOS NOS NÍVEIS DE CRENÇAS

Herpes e hepatite se parecem com pequenos robôs quando vistos de forma intuitiva, por isso, é bom lembrar que o que você está vendo não são alienígenas, mas sim vírus, um tipo diferente de invasor.

Verifique se a pessoa acredita que a doença é um castigo ou se apresenta programas como “Eu deveria estar doente”.

Um vírus tem um sistema de crenças em quatro níveis, assim como os seres humanos. Pergunte ao Criador de Tudo o Que É quais sentimentos instalar para que ele mude para uma forma inofensiva ao hospedeiro.

MICROPLASMA

Microplasma é um cruzamento entre um vírus e uma bactéria. Se você o encontrar, trabalhe em questões de merecimento e culpa.

NANOBACTÉRIA

A nanobactéria é uma bactéria recém-descoberta que cresce muito lentamente. Ela provoca placas nas veias e tem uma casca de cálcio. Quando alguém bebe leite de vaca homogeneizado, a nanobactéria usa o cálcio apodrecido do leite. Ela o utiliza como um escudo, para que não seja detectada pelo sistema de defesa do corpo.

PRÍONS

Talvez você conheça os príons por meio da doença da vaca louca, a qual é uma proteína "trapaceira" que cresce fora de controle, que se liga a outra proteína e embaralha as cadeias de proteínas, destruindo-as e confundindo o cérebro de uma vaca. Um príon é uma proteína, e a maioria é benéfica por natureza. O cérebro humano tem muitos príons, os quais permitem que os neurônios funcionem.

Ao fazer uma cura para a doença da vaca louca, peça ao Criador de Tudo o Que É para mudar o príon trapaceiro e mostrar a você. Como a maioria dos príons é benéfica, não comande que todos os príons sejam removidos do corpo.

METAIS PESADOS

Vírus e bactérias são atraídos por metais pesados por causa da fraqueza que eles causam ao corpo. O corpo é, na verdade, composto de metais pesados, como zinco, cálcio e magnésio, mas alguns metais não são destinados ao corpo, como o alumínio e o mercúrio. Os seguintes metais pesados são tóxicos e podem ser a fonte de muitas doenças:

Alumínio: Existem muitas fontes diferentes de alumínio. Alumínio pode ser uma das causas da doença de Alzheimer e de Parkinson.

Flúor: Faz uma pessoa envelhecer mais rapidamente e deixa resquícios no organismo.

Ferro: Oxida-se naturalmente no corpo. Níveis elevados são venenosos.

Chumbo: Causa depressão, insanidade, câncer e doenças imunológicas.

Manganês: Necessário para regular o açúcar no corpo, mas em excesso pode enlouquecê-lo. Assassinos psicopatas têm níveis muito elevados de manganês no cérebro.

Mercúrio: Faz com que você fique deprimido e pode causar muitos tipos de câncer. Ele pode se ligar a outros metais pesados no organismo. Peça ao Criador de Tudo o Que É para mostrá-lo a você. Qualquer quantidade é venenosa. Selênio, coentro ou pectina absorvem o mercúrio do corpo. Essas substâncias se ligam ao mercúrio em obturações de amálgama e o sugam. Por essa razão, é sugerido, primeiramente, retirar as obturações de amálgama e, em seguida, fazer a limpeza. Veja a tabela de referência na página 410.

Prata: Oxida-se naturalmente no corpo. Níveis elevados são venenosos. O uso excessivo de prata coloidal fará com que a pele fique azul.

Toxicidades do Metal Pesado

Metal	Efeito	Encontrado em	Remédio
Alumínio	Mal de Alzheimer Demência Disfunção renal Senilidade Tumores	Antitranspirantes Alguns antiácidos Fermento em pó Aspirina Creme dental	Pimenta-de--caiena Sementes de abóbora Repolho roxo
Cádmio	Câncer Doença cardiovascular	Baterias Café (vestígios) Tintas Tabaco Pão branco (vestígios)	Aminoácidos Cálcio Zinco quelado
Chumbo	Alergias Fadiga Irritabilidade Falta de vontade Esclerose múltipla Distúrbios do sistema nervoso Disfunção neurológica Cárie dentária	Fungicidas Tinturas de cabelo velhas Tinta velha Encanamentos velhos de água Latas Tabaco	Manjericão Chá de camomila Repolho roxo Alecrim Vitamina C Vitamina E

Para mais informações sobre esse assunto, o leitor é incentivado a fazer o Seminário de Anatomia Intuitiva.

Capítulo 29

SEGREDOS DA SESSÃO DE LEITURA INTUITIVA

A estrutura de uma sessão é geralmente a seguinte:

1. Peça permissão para entrar no espaço da pessoa.
2. Faça um escaneamento no corpo. Pode levar algum tempo para que passe em todos os sistemas do corpo, por isso, peça pelas maiores questões daquela pessoa.
3. Se for necessário, testemunhe a cura do Criador onde for preciso.
4. Veja e fale com os anjos da guarda/guias da pessoa.
5. Pergunte à pessoa: "Se tivesse alguma coisa que você quisesse mudar em sua vida, o que seria?"

6. Comece usando o trabalho de crenças para cavar e encontrar os sentimentos que precisam ser ensinados e as crenças que precisam ser liberadas.
7. Deixe a pessoa fazer perguntas. Responda às perguntas e dê orientações.
8. Para terminar, faça a leitura do futuro, pois o trabalho de crenças muda o futuro.

Essa é uma estrutura simplificada para um processo complexo. Uma leitura Theta é como a música do vento passando através das folhas tocando uma melodia diferente a cada vez, em cada pessoa. Este capítulo é um guia para cada música tocada na leitura corporal.

OS PRINCÍPIOS DA LEITURA CORPORAL
COMO VOCÊ VÊ O CORPO?

Muitos de meus alunos me perguntavam o que eu fazia quando adentrava o interior do corpo. Ouvindo-os, eu sabia que estava vendo o corpo de maneira diferente das outras pessoas. Eu perguntei a Deus: "O que estou fazendo de diferente das outras pessoas?". Estas foram as mensagens que recebi:

O corpo canta

Quando outras pessoas olham dentro do corpo, elas procuram algo que está *errado*. Elas entram com muito estresse, tensão e emoção. Elas fazem muito esforço.

O que se deve ter consciência é de que o corpo é maravilhoso, até mesmo mágico. Quando você olha para dentro do corpo e vê uma única célula, deve ouvir como ela canta sua pequena canção em harmonia com o resto do corpo. Todas as partes do corpo, da menor célula ao maior órgão, cantam e ressoam umas com as outras com belas vibrações. Quando há algo errado com um órgão, você ouvirá que ele não canta "de verdade" e envia sinais equivocados para os outros órgãos. Aprenda a ouvir essas vibrações e seus sinais. Se você está no espaço de uma pessoa, em uma leitura, e ouve seu órgão cantando para o outro fora do tom, talvez o corpo esteja fora de sintonia ou há uma questão naquele órgão. Você deve então investigar o que está errado.

Quando você olha um corpo, lembre-se de que ele *está vivo*, por isso nunca será exatamente como um modelo de anatomia. As cores são muito mais vibrantes e belas do que qualquer modelo de anatomia.

Entrar com amor

A melhor coisa a fazer quando escaneamos o corpo é projetar o sentimento de amor nele. O corpo fala comigo e me diz o que está errado. Eu não entro com estereótipos, não odeio os vírus, apenas falo com o corpo. Pergunto-lhe: "O que está acontecendo?".

Em minhas primeiras curas, eu dizia ao vírus: "Você não deveria estar aí!". Eu ouvia uma resposta assustada: "Não devia?". Vírus como os da hepatite C não são maldosos ou cruéis.

Quando você faz um escaneamento do corpo, é possível que não reconheça o câncer e as doenças no corpo, porque o câncer não pensa ser um mal, e as bactérias e os vírus podem se esconder de você.

A primeira vez que vi uma célula cancerosa disse a ela que não deveria estar ali. Mas ela me respondeu: "Eu deveria estar aqui. Eu não estou errada e não sou má". Ela falava como se fosse dona da verdade. Compreendi, pela primeira vez, o que significava *amar* o câncer. As células cancerosas podem voltar a ser células normais se você orientá-las a fazê-lo.

Se você entrar em um vírus com ódio, irá alimentá-lo com suas emoções, especialmente se a pessoa é portadora de herpes sexual. Verifique se tem os programas "Eu odeio a doença" e "Eu odeio as pessoas doentes". Uma doença, seja por causa de bactérias, vírus ou fungos, é apenas energia. Ela serve para mostrar que você está fora de equilíbrio. Trabalhe com os apegos e com o modo pelo qual você lida com o desequilíbrio. Um curador, quando está com raiva de uma doença, dá a ela mais de uma identidade. Eu posso ver o vírus acoplado às pessoas quando elas chegam; é como se eles estivessem acenando e me dizendo: "Oi!". Eu posso vê-los porque não tenho medo deles. Eu posso ver herpes sexual de imediato, porque não tenho medo dele.

Por que você deveria dar toda essa energia negativa para uma doença? Não a reconheça com medo ou ódio. Se adentrar o corpo com medo ou ódio, você não verá tudo que é possível testemunhar. Retire e substitua quaisquer programas de medo, raiva ou ódio. Quando você escaneia o corpo, lembre-se de que não está sozinho, você tem o melhor tutor do mundo. Basta aceitar a cura e testemunhá-la como concluída.

Se você se esforçar muito, o corpo da pessoa irá resistir e não se mostrará para você. Seu sistema imunológico será ativado e tentará descobrir o que está acontecendo. Então, vá para o corpo tão suavemente quanto uma pluma flutuando na brisa. Precisamos aceitar que o corpo é incrível. Quando você o adentra, cria uma sensação de mágica! Se você relaxar e deixar que o sentimento flua, ficará surpreso ao ver como estava certo.

Baixe a "sabedoria" destes programas:

"Milagres acontecem todos os dias".
"O corpo é um milagre".
"Eu não cederei ao medo, à raiva ou ao ódio".

A sensação das vitaminas

Pratique sentir as vitaminas ao tomar pequenas doses delas. Ao se acostumar com o sentimento delas em seu próprio corpo, você ganhará a capacidade de sentir e vê-las no corpo de outra pessoa. Por exemplo, pratique com a vitamina B por uma semana e veja qual é a sensação e como é entrar em seu espaço para experimentar a energia dela. Então, você será capaz de dizer de quais vitaminas as outras pessoas podem ou não precisar.

Medicamentos

Antes de começar a leitura, pergunte ao cliente se ele está usando algum remédio. Evite sugerir ervas, a menos que você esteja licenciado a fazê-lo. Elas podem neutralizar o efeito dos remédios. Sempre peça aos seus clientes que verifiquem com seus médicos se precisam mudar os remédios. Lembre-se: você não está diagnosticando, você está orando.

Se alguém está usando remédio para asma ou algum outro tipo de medicamento, a pessoa precisará estar hidratada para que o teste energético funcione corretamente, já que alguns remédios desidratam o corpo. Peça ao Criador para mostrá-lo como as drogas aparecem no corpo da pessoa.

Respiração

Inspire e expire bem lentamente. Isso irá diminuir sua pressão arterial e ajudará a criar um estado meditativo. Isso o coloca em sintonia profunda com as ondas Theta.

Discernimento

Faz parte da habilidade de o curador entrar no espaço e na vida do cliente e sair de seu próprio espaço ao fazer uma leitura. Portanto, você deve aprender a separar os sentimentos do cliente de seus próprios, de modo que haja clareza cristalina na leitura.

Ego (eu)

Lembre-se de permitir que o Criador faça o trabalho no espaço da pessoa sem suas interferências e dúvidas. Você só deve testemunhar o Criador realizando a cura.

Foco

Quando alguém está sentado à sua frente, você tem apenas alguns minutos para vasculhar o corpo inteiro. Se você tem tempo limitado, como é o caso de muitas leituras, deve desenvolver o foco escolhendo as questões principais na pessoa. Peça ao Criador para mostrar isso a você.

O futuro

Quando você faz o trabalho de crenças em si mesmo ou em outra pessoa, está mudando o futuro provável. É melhor que a pessoa faça perguntas relativas ao futuro logo após o trabalho de crença ter sido realizado. No entanto, se o trabalho de crença já tiver sido feito em uma sessão, você terá de esperar um pouco mais para realizar uma leitura do futuro, já que o futuro terá sido alterado com o trabalho de crenças.

Buscar a crença

Quando você trabalha com alguém, observe suas expressões faciais e você irá vê-la mantendo programas. Verbalmente, ela será argumentadora, impaciente e negadora. Ela dirá coisas como "Eu não sei" e "Apenas cure". Quando uma pessoa faz isso, o curador deve ser paciente e perguntar: "E se você soubesse?". Aguarde-a falar e ela trará o programa por conta própria. Se ela não quiser ver alguma coisa, os programas não ouvirão o que você tem a dizer. É melhor esperar que eles compartilhem com você.

Programas disfuncionais

Algumas dessas energias são maldições, memórias flutuantes e antiga ligação com os diferentes planos de existência.

Metais pesados

Quando você está em uma leitura, é provável que encontre metais pesados no sangue e no fígado. Eles podem ser vistos intuitivamente como estranhas substâncias metálicas. Não os confunda com implantes alienígenas.

Interconectividade

Há sempre um aspecto emocional, mental ou espiritual conectado a cada doença física que aparece. A pessoa deve ser curada em todos os aspectos.

Visão

Se uma área do corpo não aparece tão claramente como você gostaria, enquanto você está escaneando, então talvez não haja nada que você precise ver nessa área.

Apego

Livre-se do apego em uma leitura e aceite o que você vê no espaço de uma pessoa. Às vezes, o Criador revela aos poucos, em camadas, diferentes aspectos das pessoas. Confie e seja paciente! Quanto mais você praticar, mais perceberá.

Julgamento

Se um cliente o está irritando, então, para descobrir o porquê, talvez seja necessário fazer um trabalho de crenças em si mesmo. Há uma razão para que ele o tenha "intrigado". Honre a todos que vêm para ser trabalhados, mesmo que o deixem louco. A chave para esse trabalho é não ser inimigo de ninguém. Não faça julgamentos sobre uma pessoa, mesmo que você não concorde com seus valores.

Cura instantânea

Você sentirá uma mudança no corpo da pessoa e a cura com a força do Criador, então a energia começa a piscar por trás, em seu espaço, e tanto você quanto o cliente sentirão a energia vibrar através de vocês.

Controle de pensamento

Verifique se você está disciplinado em seus pensamentos. Quando você se torna experiente em Theta, pode manifestar imediatamente, com o pensamento focado. Teste programas negativos relativos a confiança, responsabilidade e habilidades. Seja responsável por seus pensamentos.

Alguns dos bloqueios psíquicos que interrompem as manifestações servem a um propósito. O que aconteceria se, por um período de dois anos, nada do que eles quisessem se manifestasse? Talvez haja uma Lei de freios e equilíbrios que filtre os pensamentos selvagens e descontrolados, os quais lhes permitem entrar na realidade até que sejam capazes de gerar manifestações responsáveis.

O sentimento das doenças

Uma vez que você tenha experienciado intuitivamente uma doença mais de uma vez, você irá lembrar e reconhecê-la no corpo de outra pessoa. A experiência o aliviará do medo e da dúvida. Quando você faz uma cura e sabe os detalhes da questão, você a vê de forma mais eficaz.

Como curadores, achamos que algumas doenças são mais difíceis de trabalhar do que outras, mas isso é apenas uma crença. Por exemplo, as crianças se curam mais rápido, pois suas crenças ainda não estão cristalizadas.

O amor do Criador

Traga o amor do Criador para a cura. A energia da cura não é criada do nada. O *amor* do Criador é a energia que faz com que o processo funcione.

Se, em uma leitura, o Criador diz que "vai ficar tudo bem", saiba que as coisas provavelmente serão difíceis por um tempo. Essa é a maneira que o Criador tem de nos deixar facilmente conscientes e de nos dizer o quanto Sua perspectiva é diferente da nossa.

Família

O trabalho de crença não só beneficia a pessoa, mas também sua família. À medida que você começa a mudar crenças em seu DNA, sua família ficará mais próxima de você. Em algum nível, você será obrigado a ajudar seus entes. Talvez eles venham a você para que os ajude depois de você ter trabalhado. Não os force. Eles virão quando estiverem prontos. Essa é a família que você escolheu quando decidiu vir a este plano! Cuide-se primeiro e limpe seu corpo, mente e alma.

O "saber"

Fazer o teste energético em você mesmo ou em outra pessoa em relação a uma doença específica pode não funcionar. A mente subconsciente pode acreditar que tem a doença, o que não significa que você (ou a outra pessoa) realmente a tenha.

O verdadeiro indicador de que algo é verdadeiro vem da sabedoria interna e externa do Criador e em conexão com o Criador.

É sábio receber validação de um médico a respeito de uma doença ou enfermidade.

Capítulo 30

CRIANÇAS ARCO-ÍRIS

Nos próximos capítulos vamos abordar a respeito das fases de desenvolvimento das crianças até que se tornem adultas, desde o estágio pré-natal até 32 anos de idade. Essas informações dizem respeito às crianças em geral, mas especificamente às denominadas "Crianças Índigo", "Crianças Arco-Íris" ou "Crianças da Nova Era". Este texto é escrito para oferecer uma diretriz que o permitirá trabalhar *em* e *com* essas crianças e ver seus desafios na fase em que são jovens.

CRIANÇAS DA NOVA ERA

CRIANÇAS ARCO-ÍRIS

Desde os tempos antigos, o mundo tem esperado pela chegada das Crianças Arco-Íris. As Crianças Arco-Íris são crianças sensíveis e extremamente intuitivas. Você se sente bem quando está ao redor delas. Elas nascem com sabedoria infinita e a capacidade de mudar o mundo à sua volta. São extremamente amorosas, seres humanos adaptáveis, com memórias de outros tempos, lugares e habilidades. Irradiam amor e paciência infinitos.

Para atender às necessidades da humanidade, as Crianças Arco-Íris influenciam seu ambiente e o tempo em que estão. Elas têm um incrível "conhecimento" sobre o certo e o errado e sabem como transmutar energia. As Crianças Arco-Íris são mestres despertos. As Crianças Índigo, Bronze e Ouro podem se tornar Crianças Arco-Íris com crenças, porque são seres evoluídos.

CRIANÇAS ÍNDIGO

Você precisa entender que o termo "Crianças Índigo" é, muitas vezes, mal utilizado. Índigo é uma criança que inicia uma nova era, um novo tempo. É dito que essas crianças fazem parte de um fenômeno recente, mas elas têm estado ao nosso redor há pelo menos 45 anos ou até mais. Quando falamos sobre Crianças Índigo, estamos falando também sobre as Crianças Bronze e Ouro; estas são todas Crianças da Nova Era. Essas crianças têm nascido com frequência desde os anos 1960; contudo, têm vindo ao mundo por muitos anos. A Criança Índigo mais antiga que eu já conheci tinha 78 anos.

Crianças Índigo, bem como Crianças Bronze e Ouro, têm certas habilidades e características que as tornam muito sensíveis à energia ao seu redor. À medida que as Crianças Índigo começam a amadurecer, parecem ficar hipersensíveis. Em decisões importantes, um Índigo pode se tornar quase volúvel. Isso porque nascem com muitos traços de artista.

Elas se confundem com facilidade a respeito do que querem fazer na vida, acreditando que têm de escolher apenas uma carreira específica. É comum os Índigos pegarem muitas matérias na escola. Se frequentam a faculdade, podem mudar muitas vezes de cursos para diferentes áreas. Elas têm um cérebro bem equilibrado com a energia de ambos os sexos.

Uma Criança Índigo pode ser dominada pela energia em uma sala, mas uma Criança Arco-Íris converte a energia para a bondade. Uma Criança Índigo tem uma intuição incrível e é maravilhosa na manifestação. Portanto, uma Criança Índigo pode ser influenciada pela negatividade, ao contrário de uma Criança Arco-Íris, que simplesmente a transmuta. As Crianças Índigo estão agora se transformando na mesma vibração das Crianças Arco-Íris.

CRIANÇAS BRONZE

Crianças Bronze são os cientistas do futuro; elas amam montar e desmontar coisas. Estão continuamente se perguntando: "Por quê?". Estas são as crianças que querem crescer e se tornar botânicos, microbiologistas, físicos quânticos e trabalhar em outras áreas de exploração científica. É raro que elas mudem de opinião.

Crianças Bronze são focadas e determinadas a encontrar respostas. Elas são responsáveis por encontrar respostas para a questão da camada de ozônio e resolver os problemas com nossa água. Como as Crianças Índigo, elas têm traços de amor e compaixão. Elas se ocupam em provar que Deus e a ciência, muitas vezes, andam de mãos dadas. Elas entendem como funciona a energia e sabem que ela pode ser estudada.

CRIANÇAS OURO

Crianças Ouro são aquelas que vêm ao mundo com uma imensa habilidade de cura e manifestação. Elas nasceram como curadoras e não têm dúvidas sobre o poder curador do Criador. Considerando que as Crianças Índigo e Violeta têm habilidades de cura, Crianças Ouro são hábeis em criar manifestações e podem realmente "ver" o problema e repará-lo. Elas sobressaem na área da curas emocionais, tanto física quanto geneticamente.

Apesar de as Crianças Ouro serem, muitas vezes, artísticas, concentram-se principalmente na cura. Elas escolhem desde muito cedo o que desejam ser em sua vida. Muitas Crianças Ouro se tornam médicos, cirurgiões ou cientistas da área médica.

Crianças Índigo, Bronze e Ouro compartilham talentos artísticos, habilidades científicas, imensas habilidades visionárias e de cura. Todas elas sentem amor e empatia pelos outros e têm uma natureza intuitiva. Elas são protótipos da evolução do cérebro humano. Os lobos frontais dessas crianças são estendidos e operam em um ritmo muito mais rápido. Na tomografia computadorizada, tem-se mostrado que essas crianças apresentam atividade elétrica extra nos lobos frontais.

As diferenças no DNA dessas crianças as tornam mais imunes a doenças à medida que envelhecem. Quando pequenas, no entanto, muito cuidado deve ser tomado com essas Crianças Índigo e Bronze, porque são hipersensíveis. Em alguns casos, elas são alérgicas a substâncias em seu ambiente, por exemplo, corantes amarelo e vermelho. Embora as Crianças Ouro sejam suscetíveis também, eventualmente podem treinar seus corpos para viver em qualquer lugar do mundo que desejam, sem reações negativas.

Crianças Índigo, Bronze e Ouro estão evoluindo para Crianças Arco-Íris. Todos elas são intuitivas e sensitivas, têm a capacidade de ver anjos da guarda e recebem a sabedoria através de seu chacra da coroa. Algumas podem ter interesse em diferentes religiões, ampliando a compreensão de "Um Criador" que já tinham antes de vir a este mundo.

Todo ser humano nasce com habilidades empáticas (*feeling*). Desde o primeiro dia de vida, o subconsciente humano capta pensamentos e sentimentos alheios. A psique humana, naturalmente, lê e percebe a energia que penetra em sua aura. Mas, por serem crianças extremamente intuitivas, são sensíveis ao mundo que as rodeiam e tomam os sentimentos das outras pessoas como seus. Incapazes de resolver e afastar os sentimentos dos outros, elas choram quando a mãe ou pai choram e, muitas vezes, perguntam-se por que as pessoas tratam umas às outras com tanta dureza. Isso explica por que as crianças pequenas, muitas vezes, pensam que não são amadas, que fizeram algo errado ou que há algo errado com elas. Orientar o desenvolvimento de suas habilidades empáticas as ensinará a diferença entre seus próprios sentimentos e os da outra pessoa.

As Crianças da Nova Era são extremamente amorosas e, ao contrário de muitas crianças, são gentis e querem que todos estejam em harmonia. Elas, muitas vezes, sentem-se fora de contexto e podem definitivamente "sentir" vibrações que as mostram se são queridas ou não.

É muito difícil para essas crianças irem à escola, porque as outras crianças podem, às vezes, ser muito cruéis. É ainda mais difícil se o professor não é empático ou é indelicado com a criança. Essas crianças deveriam gostar de seus professores e ser encorajadas a aprender. Normalmente são mais inteligentes do que a média das crianças. Elas compreendem rapidamente, cansam-se com facilidade e, como resultado, muitas vezes são diagnosticadas com transtorno de déficit de atenção (TDA). Muitas dessas crianças são submetidas ao uso de remédios desnecessários. Observo pais submetendo constantemente seus filhos a remédios quando a única questão que a criança tem é culpa de ser uma criança. Se essa criança pode se sentar e jogar *video game* por duas horas, é bem provável que ela não tenha distúrbio de déficit de atenção. Além disso, alguns pais que têm filhos mais tarde não possuem conhecimento de como as crianças pequenas se comportam e crescem.

A crianças que estão nascendo neste momento – Crianças Índigo, Bronze, Ouro ou Arco-Íris – são incrivelmente maravilhosas, espirituais, fantásticas. Mas, se elas têm alguma ligeira deficiência química, podem se tornar agressivas. Você pode perceber que, se as crianças são agressivas por natureza, provavelmente não são Crianças da Nova Era. Eu frequentemente leio artigos que afirmam que as Crianças Índigo são excessivamente agressivas e que essa agressão é normal. Essa agressão não é normal e não é um comportamento típico de uma criança.

Já que as Crianças Arco-Íris são incrivelmente intuitivas, no curso normal dos acontecimentos, as polaridades de seu cérebro mudarão. As polaridades do cérebro se invertem com muita facilidade; mudam todos os dias nas pessoas. Por exemplo, sempre que eu faço leituras intuitivas, minha polaridade inverte. Não dê às crianças remédios para normalizar sua polaridade; a Criança da Nova Era tem a polaridade invertida.

Essas crianças têm também a capacidade de sair de seu próprio paradigma. Elas são capazes de adentrar o espaço de outra pessoa e compreendê-la. Embora amem a si mesmas, elas também têm a capacidade de olhar para fora de si e ver ao seu redor como os outros estão se sentindo.

SUBSTÂNCIAS QUÍMICAS DO CÉREBRO

Há um novo tipo de epidemia que assola nossas crianças; você deve estar ciente disso e ser capaz de reconhecê-la. Não é provocada por germes nem por desnutrição, são danos cerebrais causados por experiências traumáticas. Esses danos podem afetar o desenvolvimento do cérebro e podem causar problemas que vão desde agressividade até falha na linguagem, depressão e outros transtornos mentais. Ela pode causar também distúrbios físicos, tais como asma, epilepsia, hipertensão, distúrbios de imunodeficiência e diabetes. Todos esses problemas aumentam à medida que as pessoas experimentam estresses ambientais, inclusive pobreza, violência, abuso sexual, rupturas familiares, drogas, falta de estímulo e/ou estímulos equivocados. Essas influências afetam o cérebro através da visão, olfato, tato e audição. Isso mostra a grande importância da educação dos pais, porque influencia diretamente na forma como a estrutura do cérebro é formada.

Como essas experiências afetam o cérebro? O cérebro possui hormônios de estresse chamados cortisol e adrenalina. Esses hormônios são projetados para responder ao perigo psicológico e físico; eles preparam o corpo para lutar ou fugir. Normalmente, essas transições de uma emoção para a outra são bastante suaves. Elas são habilidades de sobrevivência importantes que devemos aprender. Esses hormônios se tornam hiperativos quando o cérebro está continuamente estressado como o de uma criança, mesmo na fase fetal ou neonatal. Se esse estresse persistir, isso irá causar uma mudança no desenvolvimento do feto. O estresse intermitente fará uma ação direta nos genes e irá alterá-los drasticamente, causando uma distorção na rede de células do cérebro e o imprimindo com sinais equivocados. Esses sinais podem causar crises epilépticas, porque, em vez de um sinal claro entre as células, é dado um sinal diferente. Essas crianças podem ter um episódio depressivo no lugar de um pensamento feliz. Elas têm surtos de raiva em vez de desejo de compromisso.

Grande parte disso ocorre mesmo antes do nascimento, e tais danos dificilmente podem ser detectados quando se iniciam, mas você irá notá-los à medida que a criança cresce. Se uma gravidez é difícil ou se o bebê não é querido, ele percebe essas emoções. O bebê sabe, desde o momento em que é concebido, se ele é desejado ou não. Se uma gravidez é estressante, o bebê aprenderá a criar químicas que o motivam a entrar em acessos de fúria, raiva ou depressão. Essas coisas podem mudar quando o pequeno bebê começa a crescer. Eles podem ser alterados pelo amor dos pais e por palavras amáveis, mas isso leva tempo. O problema enfrentado por nossa sociedade é o fato de que muitas pessoas não estão vivendo o casamento de uma forma responsável. Isso ocorre porque parte do lobo frontal não se desenvolve até os 20 anos.

Mães jovens, muitas vezes, não são educadas e não sabem como cuidar de seus próprios filhos. Existe um feromônio liberado da mãe para a criança que liga aquela criança à mãe para sempre. Se a mãe não tem o receptor desse feromônio, ela não terá o instinto de proteger a criança.

O ser humano é mágico em sua origem. Se um bebê é concebido no amor e se a mãe conversa com ele durante todo o período gestacional, seu cérebro irá se desenvolver normalmente. Mas, se é indesejado no momento da concepção ou viveu sob muito estresse durante o período gestacional, virá ao mundo pronto para brigar ou correr ao primeiro sinal de problemas. Mais tarde, quando a criança começa a escola e se depara com a correção de um professor, esta será tomada como um afronto pessoal e a criança brigará contra a crítica, em vez de aceitá-la como uma experiência amorosa de aprendizagem.

Em segundo lugar, há muitos pais hoje em dia que não são capazes de prover financeiramente suas próprias famílias. Em muitos casos, isso acontece em razão da baixa escolaridade e das carências que existiam em suas próprias casas em seu período de crescimento. Eu não quero dizer que você necessariamente tem de ser rico para ter um filho, mas certamente seria bom se as crianças nascessem no mundo e não tivessem de passar fome. A pobreza é um problema muito grande hoje em dia. As crianças que nascem em casas onde são indesejadas e as que nascem na pobreza têm de enfrentar problemas desde cedo.

Em terceiro lugar, há uma falta de compromisso dos pais. Por não estarem comprometidos uns com os outros, iniciam todo esse cenário sem uma estrutura de base. Como não há compromisso, um deles eventualmente sairá, e a criança sentirá a perda e o abandono.

Com a combinação de não ser desejada, crescendo na pobreza e tendo pais não comprometidos, uma criança pode enfrentar enormes dificuldades em apenas lidar com o dia a dia. Estas são coisas importantes de se entender.

Como o feto cresce e se desenvolve no útero, ele se lembra de tudo que está acontecendo. O cérebro está constantemente desenvolvendo neurônios enquanto a criança está crescendo; e se ela está vivenciando um ambiente amoroso e carinhoso, ela se desenvolverá normalmente. No entanto, se está sob estresse, tem uma probabilidade maior de adoecer. Assim, ela estará mais propensa a uma ampla gama de doenças e possui maior probabilidade de ter problemas estruturais nos neurônios; consequentemente, a sociedade precisará construir mais prisões.

Agressão não é necessariamente uma coisa má. Ela nos permite competir por comida, abrigo, amigos, *status*, etc. É realmente muito universal, e todos os vertebrados na Terra a têm usado para sobreviver e reproduzir. Em algum nível, a agressão é uma característica importante que nos permite lutar por nós mesmos. Agressividade normal tem um conjunto de fatores que a caracterizam, como a temperatura corporal, e é regulada por substâncias químicas do cérebro. A maioria das pessoas nasce com a química do corpo equilibrada e isso as ajuda a reagir a situações de uma forma razoável. Esse conjunto de fatores pode ser alterado, no entanto, por condições diferentes que surgem no cérebro. Alguns desses podem ser genéticos – alguns de nós tendemos a transportar os genes que nos tornam mais agressivos ou violentos do que outros. Muitas pessoas irão argumentar com isso e dizer que não são nossos genes e que a programação genética não influencia nosso comportamento, mas, na realidade, ela o faz.

NORADRENALINA E SEROTONINA

Para entender algumas das substâncias químicas do cérebro, começaremos com o básico.

A serotonina, um neurotransmissor envolvido na transmissão dos impulsos nervosos, é o mestre do cérebro. É o modulador de todas as nossas emoções. Mantém a agressão em equilíbrio e, quando ela cai, a agressividade sobe.

A noradrenalina é o hormônio da excitação. A noradrenalina e a serotonina têm muito a ver com a violência tanto de sangue quente quanto a de sangue frio. Se noradrenalina está em nível alto e assim permanecer, ela irá gerar violência, assassinatos e homicídios passionais. Por outro lado, os baixos níveis de noradrenalina causam baixa excitação. Para acessarem suas emoções, as pessoas com baixo nível de noradrenalina assumirão riscos calculados, algumas vezes, o tipo associado à violência predatória, a assassinatos premeditados a sangue-frio e assassinatos em série.

Serotonina e noradrenalina podem trabalhar separadamente ou em conjunto, em várias combinações, e poderão produzir um amplo espectro de atividades violentas diversas. Em níveis normais, a serotonina mantém tudo o que impulsiona as emoções sob controle. No futuro, poderemos ser capazes de dominar os níveis de serotonina e manter o equilíbrio adequado na regulação do sexo, humor, apetite, sono, excitação, dor e agressão e prevenir até comportamentos suicidas. Tal controle é exercido pelo neocórtex, a parte do cérebro que cuida da parte social de nossa vida, das memórias e da capacidade crítica. É como uma central de controle dos instintos primitivos e das emoções.

RISCOS ASSOCIADOS AOS NÍVEIS DE NORADRENALINA E SEROTONINA

Noradrenalina

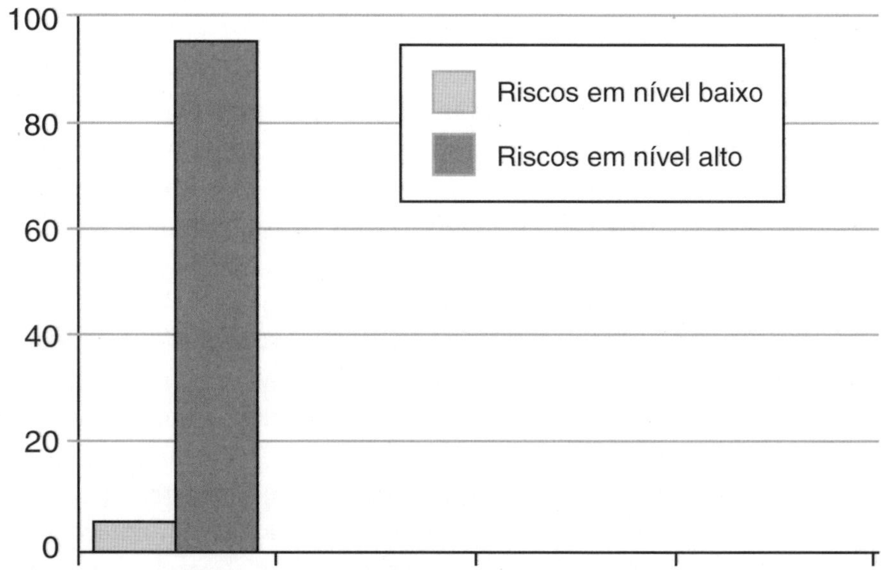

Riscos em nível baixo	*Riscos em nível alto*
Baixa excitação	Excesso de excitação
Aumento da tendência em direção a atos de violência premeditados a sangue-frio	Aumento da tendência a atos de violência impulsiva passionais
Busca por emoções	Batimento cardíaco acelerado

Por favor, observe: Isso só se aplica se os níveis de serotonina forem baixos. Níveis normais de serotonina neutralizarão os riscos anteriores.

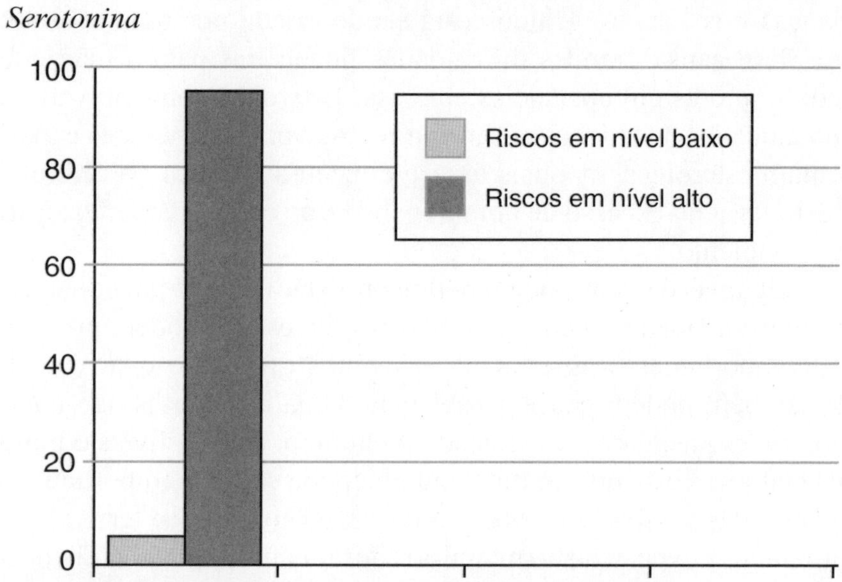

Riscos em nível baixo

Depressão

Suicídio

Agressão impulsiva

Alcoolismo

Desvio sexual

Raiva explosiva

Riscos em nível alto

Acanhamento

Transtorno obsessivo-compulsivo

Medo

Falta de autoconfiança

Agressão tola injustifcada

Fontes: The AMA Encyclopedia of Medicine, American Heritage Dictionary of Science, notícias, *Chicago Tribune*/Stephen Ravenscraft e Terry Volpp.

INFLUÊNCIAS DE SUBSTÂNCIAS QUÍMICAS NO CÉREBRO

Vários fatores afetam tanto os níveis de serotonina como os de noradrenalina. Um deles é uma vida familiar difícil. Por exemplo, a serotonina diminui em pessoas que têm pais que são usuários abusivos de álcool ou drogas. O álcool tem sido conhecido por provocar a agressão, e estamos finalmente percebendo o quanto ele muda a química do cérebro, diminuindo o nível de serotonina. Além disso, uma em cada quatro crianças nos Estados Unidos está sendo criada por uma mãe solteira. Isso causa grandes dificuldades financeiras para a mãe, afetando muito as circunstâncias em casa. Esteroides também causam uma mudança nos níveis de serotonina. Às vezes, as pessoas experimentam esteroides, os quais desarmonizam a química no cérebro e podem levar ao excesso de noradrenalina e ao comportamento agressivo e violento.

Algumas pessoas podem realmente estar fazendo uma dieta que gera agressividade. Dietas para baixar o colesterol podem provocar um comportamento agressivo. Ferimentos graves de quaisquer tipos também podem causar problemas. Uma das causas que nunca deve ser esquecida é a exposição ao chumbo, combustíveis e pintura. Qualquer coisa que contém chumbo pode causar comportamento violento nas pessoas e provocar um transtorno químico terrível. Por outro lado, a exposição ao mercúrio causará uma depressão tão terrível que algumas pessoas se tornam suicidas. Os níveis de serotonina adequados nos permitem viver nossas vidas em harmonia.

Embora a serotonina não seja o único neurotransmissor ligado à agressão, é extremamente importante em nossa vida. Os cientistas descobriram que existem 16 diferentes receptores de serotonina, e eu sei que existem, provavelmente, centenas mais. Muitas pessoas herdam um gene que as torna mais suscetíveis a ter baixos níveis de serotonina, mas, de acordo com as experiências que a pessoa teve na infância, isso pode mudar.

Viver em uma casa que é mais violenta do que o normal realmente faz a diferença quanto ao fato de o nível de serotonina estar baixo ou normal. No entanto, existe uma enzima chamada monoamina-oxidase # A, que é encontrada em famílias em que os homens são propensos à violência. Esses homens podem se tornar estupradores e assassinos com pouca provocação. O gene defeituoso é transportado pelo cromossomo x, mas ele só aparece nos machos. As fêmeas têm dois cromossomos x, que contêm um gene bom que sempre substituirá o mau. É certo que encontraremos o gene agressivo em todos os criminosos perigosos na prisão hoje.

Em caso de muita noradrenalina e de serotonina insuficientes, os cientistas têm realmente encontrado uma maneira de equilibrar o cérebro parcialmente, reajustando o nível de serotonina no cérebro com diversos remédios. Claro, você também pode reajustar o nível de serotonina por intermédio da cura. As crianças são bem receptíveis a curas e, quando o nível de serotonina é alterado, os efeitos podem ser notados imediatamente.

O remédio que irá alterar o nível de serotonina é útil na depressão de adolescentes e em outras depressões que afetam pessoas ao longo de suas vidas. Mas, como curadora, eu ofereço a você a seguinte sugestão: é vital que você se lembre que o cérebro tem um poder incrível de se curar, e dizer a ele o que fazer irá criar uma mudança magnífica na pessoa, de imediato. Entrar em Theta e programar o cérebro para fazer algo mudará tudo muito rapidamente.

Por muito tempo, ficamos sem saber o que fazer quando apareciam doenças no cérebro, como as doenças de Huntington, Alzheimer e Parkinson. Mas agora, sabemos que podemos, de fato, mudar o cérebro para que ele faça uma autorrestauração.

Uma perturbação no cérebro pode ser causada quando as mulheres entram na menopausa, sem que saibam com certeza o que está acontecendo. Pequenas quantidades de estrogênio neste momento podem revitalizar e rejuvenescer o cérebro. É essencial que você perceba que todos os hormônios são muito importantes para o cérebro. Em alguns casos, os hormônios de uma pessoa podem estar fora de equilíbrio, e os médicos darão a ela serotonina ou um antidepressivo. Mas qual é causa básica? Em alguns casos, é sua tireoide que está desequilibrada, ou suas suprarrenais estão passando por um momento difícil. Precisamos pedir ao Criador que nos mostre o que está causando problemas na pessoa. Nós também precisamos saber como manipular partes do cérebro.

O PROCESSO PARA NORMALIZAR AS SUBSTÂNCIAS QUÍMICAS DO CÉREBRO

1. Centre-se em seu coração e visualize-se descendo em direção à Mãe Terra, que é parte de Tudo o Que É.
2. Visualize-se trazendo a energia da terra, que entra pela planta de seus pés, abrindo cada chacra até o chacra da coroa. Em uma linda bola de luz, vá para o Universo.

3. Vá além do Universo, além das luzes claras, além das luzes escuras, além das luzes claras, além da luz dourada, além da substância gelatinosa que são as Leis, até uma luz branca perolada iridescente, no Sétimo Plano da Existência.
4. Faça o comando ou pedido: "Criador de Tudo o Que É, é comandado ou pedido que os níveis de noradrenalina, serotonina e hormônios de (nome da pessoa) sejam equilibrados da forma mais apropriada para o Bem Maior. Grato! Está feito. Está feito. Está feito"
5. Mova sua consciência sobre o espaço da pessoa. Vá para o cérebro e testemunhe os níveis de noradrenalina/serotonina como em um gráfico. Testemunhe-os sendo equilibrados.
6. Assim que o processo estiver terminado, enxágue-se com a energia do Sétimo Plano da Existência e permaneça conectado a ela.

MEDICAMENTOS PARA O CÉREBRO

Nos dias de hoje, existem alguns remédios maravilhosos para o cérebro. Por exemplo, há algo chamado hormônio do crescimento, que é fantástico. Ele realmente estimula o cérebro a se reproduzir e se reabasteçer. Outro fator de crescimento é chamado de gangliosídeo GM1. Ele ajuda as pessoas com Parkinson, acionando no cérebro a produção de dopamina. Em casos de Parkinson, os terminais de dopamina nos neurônios são danificados, e gangliosídeo GM1 pode realmente ajudar a substituí-los.

A chave para que o cérebro continue a se reabastecer e trabalhar é o fator de crescimento neural chamado neurotrófico. Fatores diferentes destes são encontrados no cérebro, como o neurotrófico-3. Esses neurotróficos são como superbabás das células do cérebro. Eles mantêm as células do cérebro alimentadas e se certificam de que estas cresçam e tenham uma vida longa. Eles as protegem de quaisquer tipos de danos e se certificam de que o cérebro funcione devidamente. Se diminuem e desaparecem, o cérebro será dilacerado pelos radicais livres.

Têm sido realizados muitos testes para descobrir por que as crianças pequenas podem se curar tão rapidamente. A razão pela qual elas podem reparar seu cérebro tão rapidamente é porque seus corpos ainda não pararam de crescer. Quando o cérebro atinge certa idade, ele realmente encerra diferentes fatores de crescimento. Quando o cérebro é novo, é possível reparar seus danos mais rapidamente. É por isso que as crianças podem se recuperar de AVCs mais rápido do que qualquer outra pessoa.

Capítulo 31

COMO AS CRIANÇAS SE DESENVOLVEM

FASE FETAL E NASCIMENTO

MEMÓRIA FETAL

As evidências do modelo-padrão do aprendizado fetal em condições clássicas, o hábito e o aprendizado pela exposição revelam que o feto tem memória. Não restam dúvidas quanto à existência disso.

Há um número de razões possíveis pelas quais o feto deva ter memória; talvez não tão complexa como a de um adulto ou até mesmo quanto a de uma criança, mas suficiente para facilitar o progresso do bebê no mundo após seu nascimento. Possíveis funções que têm sido levantadas são: a prática, o reconhecimento e a conexão com a mãe; a amamentação e a aquisição da linguagem. Mais estudos são necessários. Para informações adicionais, consulte: Centro de Pesquisas de Comportamento Fetal da Faculdade de Psicologia, Universidade da Rainha de Belfast, Belfast, Irlanda do Norte, Reino Unido.

ENVIANDO AMOR AO BEBÊ NO VENTRE

Desde a concepção, os bebês estão cientes de tudo à sua volta. Os sentimentos, emoções e crenças da mãe são, muitas vezes, projetados para eles. "Pensamentos traumáticos, sentimentos de não serem desejados, de serem oprimidos e outros estresses podem afetar seus níveis de noradrenalina e de serotonina. Álcool e uso de drogas também afetam o desenvolvimento da saúde mental e física do feto. Alguns bebês começam como gêmeos, mas a natureza só permite que cerca de um terço dos gêmeos sejam concebidos para nascer. Isso, às vezes, provoca uma solidão grave no gêmeo remanescente. Tentativas de abortos também afetam o indivíduo.

O exercício de "Enviar amor ao bebê no ventre" é um processo de cura surpreendente. Você pode fazer esse exercício em si mesmo, em seus filhos e em seus pais – percebendo, claro, é óbvio, que, no caso dos pais, eles têm livre-arbítrio para aceitá-lo ou não. Você deve ter o consentimento verbal dos clientes para fazer esse exercício com eles. Esse exercício pode beneficiar muitas doenças, como síndrome alcoólica fetal, transtorno bipolar, transtorno de déficit de atenção e autismo, e podem simplesmente eliminá-los completamente.

Depois de "Enviar amor ao bebê no ventre", você ainda entenderá as emoções negativas, mas, ao fazer esse exercício, irá reprogramar o subconsciente com amor verdadeiro.

Não seja capturado pelo drama dos sentimentos nesse exercício. Mantenha-se focado.

O PROCESSO PARA ENVIAR AMOR AO BEBÊ NO VENTRE

1. Centre-se em seu coração e visualize-se descendo em direção à Mãe Terra, que é parte de Tudo o Que É.

2. Visualize-se trazendo a energia da terra, que entra pela planta de seus pés, abrindo cada chacra, até o chacra da coroa. Em uma linda bola de luz, vá para o Universo.
3. VVá além do Universo, além das luzes claras, além das luzes escuras, além das luzes claras, além da luz dourada, além da substância gelatinosa que são as Leis, até uma luz branca perolada iridescente, no Sétimo Plano da Existência.
4. Faça o comando ou pedido: "Criador de Tudo o Que É, é comandado ou pedido que seja enviado amor para esta pessoa enquanto um bebê no ventre. Grato! Está feito. Está feito. Está feito".
5. Agora suba e testemunhe o amor incondicional do Criador em torno do bebê, seja você, seu próprio filho ou seus pais. Testemunhe o amor enchendo o útero e envolvendo o feto, simplesmente eliminando todos os venenos, toxinas e emoções negativas.
6. Assim que o processo estiver terminado, enxágue-se com a energia do Sétimo Plano da Existência e permaneça conectado a ela.

Comecemos pelo princípio. Uma mãe está à espera do nascimento de seu bebê. Este é um pequeno ser importante, uma das criações de Deus. O cérebro do bebê está se desenvolvendo, e a mãe fala todos os dias de seu amor para o bebê, sabendo que isso irá influenciar a vida futura da criança. Essa criança está agora no útero e crescendo muito rapidamente.

Um bebê pode ouvir a mãe muito bem por sete meses. É claro, o som é abafado pela água que rodeia o feto, mas o bebê sabe diferenciar os sons e, definitivamente, sabe diferenciar os sentimentos.

Quando a criança nasce, o primeiro toque é uma experiência incrível. Acariciando o bebê, a mãe o beija carinhosamente. Quando ela faz isso, seu corpo produz anticorpos que são imediatamente necessários para seu bebê no novo ambiente. Isso acontece toda vez que ela toca o bebê. E, quando ela faz isso, seus DNAs se conectam e se comunicam. É incrível saber que o corpo humano é tão complexo e tão maravilhoso.

Coisas aparentemente mágicas começam a acontecer. O bebê libera estranhos feromônios para a mãe. A mãe sente a mudança e, de repente, torna-se como uma "mãe urso". Se alguém chega muito perto e tenta fazer mal ao bebê, a mãe ficará muito defensiva e protegerá o bebê com sua própria vida. Se os feromônios estão funcionando corretamente, a necessidade de a mãe ouvir a criança se torna primordial. Ela pode ouvir cada gemido e cada suspiro. A nova mãe é muito ansiosa e muito cuidadosa em se certificar de que ele está totalmente seguro e sadio. Para algumas mães, pode demorar alguns dias para que isso aconteça. Quando isso acontece, elas ficam um pouco mais em pânico e mais nervosas, mas logo tanto ela quanto o bebê estarão estáveis um com o outro e se sairão muito bem. Essa fase é importante, já que a criança percebe que não importa se é um menino ou uma menina.

Se o parto foi estressante, a mãe deve segurar mais o bebê para mostrar seu amor. Isso fará com que o cérebro produza mais serotonina, e a criança começará a se acalmar e ser feliz.

Ocasionalmente, pode ocorrer de uma mãe não ter receptores de feromônios para seu bebê e, assim como na natureza, tentará abandonar seu bebê ou não terá apego emocional por ele. Felizmente, isso é raro e pode ser alterado com o trabalho de crenças.

Após receber muito amor, a criança se ergue para ver o mundo. Os cientistas dizem que os bebês não podem ver bem no início, mas toda mãe o dirá que seu filho a vê. Os cientistas também irão lhe dizer que um bebê realmente não sorri, o que vemos é apenas uma resposta involuntária do músculo, mas toda nova mãe sabe que seu bebê sorri para ela.

Todo ser humano nasce com uma habilidade empática (*feeling*). O subconsciente humano capta pensamentos e sentimentos dos outros, e a psique humana, naturalmente, lê a energia que penetra sua aura. Pelo fato de ser um instinto natural e uma capacidade, as crianças, a princípio, não estão cientes de como discernir os pensamentos e sentimentos por elas mesmas. Orientar crianças no desenvolvimento de suas habilidades empáticas as ensinará a diferença entre seus próprios sentimentos e os de outra pessoa.

O leite materno é ideal para o bebê, pelo menos nos primeiros seis meses de vida. Ele vai mudando a cada alimentação para satisfazer as necessidades individuais do bebê. Essa substância única não pode ser criada artificialmente e contém anticorpos que fornecem imunidade contra infecções.

Todos os bebês da Nova Era dormem melhor na presença dos outros. Um pouco de ruído ao fundo, de fato, os ajuda a dormir. Até o terceiro mês, um bebê não pode cair em um sono REM profundo. Ao sexto mês, a capacidade de dormir por longos períodos de tempo aumenta.

Um discernimento importante para a nova mãe e o novo pai é o fato de que eles deveriam falar com seu bebê constantemente. Quanto mais falam, mais rápido a criança aprende. Não é pela televisão ou pelo computador que as crianças aprendem quase todas as suas habilidades de falar com seus pais e com pessoas próximas à família. As Crianças da Nova Era tentarão começar a falar repentinamente, fazendo sons e ruídos, enquanto brincam com suas novas cordas vocais e seus cérebros começam a crescer e amadurecer. Nesse momento particular, todos os novos bebês têm o dobro de neurônios em seu cérebro, em comparação ao de um adulto normal. A ciência tem reconhecido que um bebê imitará os sons de "Eu te amo" aos 3 meses de idade, e parece saber o que significa. Isso acontece quando a mãe nota que, quando ela está chateada, o bebê fica chateado.

Os bebês também fingirão que estão tentando voar ou parecer como se estivessem voando. Eles, em geral, parecerão como que soubessem de tudo, como se fossem pessoas antigas presas em um corpo pequeno.

ZERO A 12 MESES

Cada criança se desenvolve em seu próprio ritmo, mas todas elas passam por algumas fases específicas. A infância até 12 meses de idade é uma fase muito importante. A criança aprenderá a andar e falar, os dentes irão nascer e elas aprenderão a reconhecer o sensorial. As crianças crescem mais rapidamente durante esse período do que em qualquer outro. O número de células e de conexões no cérebro aumenta imensamente.

Enquanto o sistema nervoso amadurece, os sentidos da criança se desenvolvem rapidamente. Recém-nascidos podem distinguir sons e objetos quando eles estão próximos ao seu rosto. Aos 3 meses, um bebê pode distinguir cor e forma, e pode imitar sons. Aos 4 meses, a criança chegará a agarrar e a segurar objetos entre o polegar e o indicador. De 4 a 6 meses, o bebê pode se sentar por pouco tempo sem apoio. De 7 a 10 meses, ele começa a engatinhar. Aos 12 meses, a maioria das crianças pode se levantar sozinhas e andar com ajuda de alguém. Aos 14 meses, a maioria pode caminhar sem ajuda. É realmente verdade que as crianças da Nova Era possam algumas vezes andar antes de engatinhar. Se esse for o caso, você deve se certificar que elas engatinhem, caso contrário, seus cérebros não se desenvolverão na sequência correta.

Meninas geralmente tentam falar mais cedo que os meninos; e meninos geralmente andam, sobem e tentam conquistar obstáculos físicos mais cedo. Ao chegarem aos 12 meses, os meninos aprendem a engatinhar e, definitivamente, aprendem a conquistar.

Eles tentam arduamente andar, se já não estiverem andando. Se ainda não estiverem andando, em breve estarão. Eles são muito curiosos e atentos para investigar tudo. Eles aprendem rapidamente a partir do paladar e parecem colocar tudo na boca.

As primeiras palavras, geralmente, são proferidas entre 12 e 18 meses, mas com o pequeno bebê da Nova Era não é assim. Muitos deles podem dizer algumas palavras antes dos 18 meses de idade. Quanto mais você falar com seus bebês, mais rápido eles falarão e podem aprender a imitar palavras quase desde o nascimento. Esses são momentos importantes em que o pai deve saber que o subconsciente não entende as palavras "não". Se você disser a um bebê, "não toque isso", ele pode pensar que você disse para "tocar" e vai tentar tocá-lo imediatamente. Ele olhará muito perplexo quando você bater em suas mãozinhas. Tenha muito cuidado nessas etapas, porque o que você disser para seu filho poderá ficar com ele para o restante da vida.

Uma das coisas mais interessantes sobre as crianças da Nova Era é o fato de que elas realmente podem ver seres de luz em pé, ao seu lado. Muitas delas veem anjos da guarda, guias e pessoas que as visitam. Se estimuladas, não a ponto de exagerar, mas se apenas deixadas sozinhas, elas manterão essa habilidade por toda a sua vida. É só quando lhes é dito que elas não podem ver esses seres de luz, ou que elas não existem, que elas fecham essa capacidade.

1 A 2 ANOS

No momento em que as meninas chegam à idade de 1 ano, elas se tornam bem pouco conversadoras, e alguns meninos se mantêm iguais. No entanto, apesar de a conversação parecer ser a chave para as meninas, nem sempre é assim.

A idade de 1 a 2 anos é aquela, algumas vezes, referida como os "terríveis 2 anos". Por volta dessa idade, as crianças fazem de tudo, brincam com potes e panelas e experimentam a vida. Quanto mais elas puderem tocar e sentir, mais felizes serão. Se elas são autorizadas a brincar na lama e na areia, serão mais saudáveis posteriormente na vida.

No momento em que chegam aos "terríveis 2 anos", elas devem ter uma compreensão da palavra "não". Isso é muito importante. Eu nunca considerei nenhum de meus filhos uma criança dos "terríveis 2 anos". Sempre os considerei maravilhosos!

Até esse ponto, a criança vive por instinto. Esse instinto é assim: as crianças sabem que, se chorarem, os pais virão e cuidarão delas, e que se elas sorrirem e rirem, serão recompensadas. Aos 2 anos de idade, no entanto, elas começam a investigar mais o mundo e mostrar alguma independência. Isso ocorre porque o cérebro está se desenvolvendo a um ritmo mais acelerado do que antes. Por isso, é muito natural e normal para a criança desobedecer um pouco nesse momento.

Não existe uma idade específica para ensinar a criança a usar o banheiro. Até cerca de 15 meses, a criança não tem os músculos desenvolvidos para controlar de maneira adequada a bexiga ou o intestino. Estar emocionalmente pronto é um elemento importante. Uma vez que as crianças estão conscientes das funções corporais e do que a sociedade espera delas, aprenderão a treinar o trivial sozinhas. Estresse e medo do desempenho podem causar problemas, portanto, é aconselhável que os pais deixem as crianças terem seu tempo. Em algumas sociedades, é quase como um jogo.

Meninos parecem ter mais dificuldade em segurar seu intestino do que meninas; a maioria delas será treinada a ir ao banheiro antes deles. As meninas não gostam de se sentir molhadas, então, aprendem muito rápido como não ficar assim. Não force uma criança; às vezes ela não está pronta até chegar aos 3 anos de idade. É vital, no entanto, que seja ensinado às crianças o valor de higiene.

Atualmente, as crianças também estão se tornando muito conscientes de seus órgãos sexuais e, em breve, estarão cientes de sua sexualidade. Elas nunca devem ser ensinadas a ter vergonha, mas apenas ter a possibilidade de "ser".

Quando as crianças da Nova Era têm 2 anos, elas podem contar histórias do Criador e das coisas que elas conhecem a você. Ouça essas crianças; às vezes, elas são mais sábias do que você pensa.

3 A 4 ANOS

Na idade de 3 e 4 anos, as crianças podem, de fato, aprender a ler com bastante facilidade e, se você tiver tempo com elas, irá se surpreender com o quanto podem aprender. As crianças gostam de aprender em curtos períodos de 30 a 40 minutos, pois seu cérebro pensa muito rápido. Elas também estão constantemente aprendendo com o paladar, os cheiros e as sensações ao seu redor.

Até a idade de 3 anos, as crianças se cansam facilmente e, quando ficam cansadas, tornam-se chatas. É sempre interessante ver os pais irritados com seus filhos quando eles estão muito cansados. As crianças deveriam ter a chance de descansar quando ficam cansadas.

Desde o nascimento até a idade de 4 anos, a criança tem o dobro dos neurônios que terá no cérebro quando for adulta. Elas aprendem a pensar, ouvir, ver, saborear e se desenvolver com o mundo ao seu redor. Entre 3 e 4 anos, entrarão em uma nova fase do cérebro. Isso proporciona a elas uma falsa sensação de independência. De repente, começam a questionar seu comportamento; e, de repente, começam a questionar o que você diz.

As crianças de 3 anos ficam com raiva quando têm de fazer alguma coisa e, na idade de 4 anos, decidem dizer a você o que fazer – ambos são estágios normais de desenvolvimento. Não, seu filho não é terrível. Não, seu filho não tem nenhum "problema". Seu filho é apenas uma criança de 4 anos, e nessa idade é isso que se faz; as crianças na idade de 4 anos *empurram*. Elas podem amá-lo e beijá-lo num minuto e, no minuto seguinte, tentarão empurrá-lo e o dirão o que fazer. Esse é o mandão de 4 anos de idade. Mesmo que algumas crianças cheguem a esse comportamento antes dos 4 anos, talvez dois ou três meses antes de terem 4, você saberá que atingiram esse estágio. Aquele lindo bebê que você vinha segurando e balançando por tanto tempo, de repente, tornou-se uma pequena pessoa – um pouco agressiva, um pouco sabe tudo, alguém que não o escutará. Você pode precisar colocar limites durante um tempo para que elas entendam que não são os mandões.

Nesse momento, também é importante que os pais se lembrem de que as crianças são maravilhosas. É importante serem amigos delas, mas é fundamental serem pais. Ser pai não significa que seu filho sempre tem de gostar de você. Ser pai significa que, durante o desenvolvimento de seu filho, você tem de usar o bom senso relativo à sua segurança.

É geralmente em torno dos 4 anos que uma criança aprende a negociar. Muitos adultos chamam isso de *manipulação*, mas, quando a criança ficar mais velha, será chamado de *negociação*. Por enquanto, você precisa demonstrar ao seu filho que existem alguns problemas que podem ser resolvidos e outros que podem ser negociados. É importante ensinar a palavra "não", mas se você só diz isso quando a criança chega à idade adulta, elas não saberão negociar com o mundo ao seu redor.

Nesse momento, seria útil usar o bom senso de subir e perguntar ao Criador como resolver esses problemas. Sabendo que esse é um comportamento normal de uma criança de 4 anos de idade, isso evitará que você se machuque, se ofenda e se chateie quando seu filho responder a você. Isso acontece quando os níveis de serotonina e noradrenalina de seu filho estão se equilibrando e seus pequenos circuitos estão começando a trabalhar de forma integral. Isso é perfeitamente normal. Eles continuam o amando; eles estão apenas aprendendo a ser mais independentes. Crianças na idade de 3 e 4 anos são realmente muito interessantes.

5 ANOS

Agora você tem uma criança de 5 anos e está muito orgulhoso. Você passou por seus estágios de 3 e 4 anos e agora, com 5 anos, a escola está começando. Sinceramente, isso será uma experiência muito interessante para elas.

Embora estejam animadas, algumas vezes será emocionalmente muito difícil para elas. Dando-lhes apoio positivo, como "Eu sei que você pode fazê-lo", "Eu tenho fé em você", "Você é maravilhosa" e "Que incrível ser quem você é você" pode ajudá-las. É muito sábio também tê-las em torno de outras crianças antes de começarem a escola. Se elas se familiarizarem com outras crianças em tenra idade, entenderão como se dar bem com elas quando começarem a escola. Um dos maiores erros cometidos pelos pais é manter suas crianças separadas de outras. Quando tiverem de entrar na escola será muito difícil se nunca tiverem se relacionado com outras crianças. Ensinar crianças a aprender a negociar com outras crianças também as ensina a manter seus níveis de serotonina elevados.

6 ANOS

Quando a criança chega aos 6 anos de idade, experimenta outro estágio mental de desenvolvimento. Esse estágio é muito parecido com o de 4 anos de idade, apenas um pouco mais profundo. A tendência é que a criança tenha uma natureza mais independente. Ela realmente começa a desafiá-lo e a questionar suas decisões. Mesmo que a idade de 4 anos possa parecer difícil e, às vezes, ferir seus sentimentos, as crianças de 6 anos podem, muitas vezes, querer ter seu próprio caminho e haverá momentos em que elas não serão autorizadas a tê-lo. A criança de 6 anos pode ser um pouco exigente e, em geral, testa seus limites para ver o quanto pode se safar. Nesse momento, você precisa entender que isso também é uma etapa natural do desenvolvimento. Entenda que você está ali para ajudar seu filho a crescer e passar por essas transformações. Prepare-se para a idade de 6 anos e você se sairá bem.

7 A 8 ANOS

De 7 a 8 anos, a criança normalmente amadurecerá e se tornará um pouco mais fácil lidar com ela. Essa é a consequência normal do desenvolvimento do cérebro. A partir de agora, os lobos do cérebro começam a ter uma nova percepção sensorial.

Nessa fase, algumas crianças podem se tornar míopes. Esteja ciente disso, para que, quando decidir levá-las para um exame de visão, você não fique em estado de choque ao descobrir que possuem certo grau de miopia. Enquanto crescem, seus olhos estão se desenvolvendo. Eles podem ver os azuis e os verdes e todas as diferentes cores do espectro, mas o verde parece mais profundo, e o azul, mais esverdeado. Cores mudam à medida que as crianças crescem, por isso, entenda que as cores podem não ser exatamente as mesmas para seu filho e para você.

Nesse momento, elas aprendem a ler e escrever. Esse é um momento para observar como seus filhos são maravilhosos, já que muitos deles têm o que é chamado de gene da genialidade. Genes da genialidade são, corriqueiramente, muito próximos ao que é chamado de gene disléxico, e, muitas vezes, eles podem inverter suas letras. Seja paciente com seu filho enquanto ele aprende a ler, a fim de que se torne confiante e se divirta com sua leitura. Ler irá ajudá-lo a explorar o maravilhoso mundo da aprendizagem.

9 ANOS

Eu costumava pensar que deveria haver uma razão pela qual algumas igrejas batizavam seus filhos aos 8 anos – era para prepará-los para a idade de 9 anos!

Nove é uma fase interessante; é quando o cérebro de uma criança começa a se expandir e quando as crianças se tornam ainda mais independentes. É também quando seu corpo está começando a mudar, e elas são extraordinariamente diferentes daquele pequeno bebê que você trouxe ao mundo. Refiro-me a essa idade como a idade "infernal". É a idade em que elas parecem saber de tudo, querem assumir tudo e ficam emocionalmente muito chateadas com qualquer coisa. Novas mudanças hormonais irão ocorrer no cérebro e alterar o funcionamento da criança. É um momento importante, em que você precisa informar as pessoas ao seu redor de que seu filho estará de volta em apenas alguns meses. Basta, nessa fase do desenvolvimento, ser paciente, gentil e amoroso, porém firme.

O amor que recebemos de nossos filhos preenche nossa vida com alegria e felicidade, enquanto nós os vemos crescendo e amadurecendo. À medida que eles fazem mudanças em suas vidas, nós tomamos isso como ofensa. Nós nos machucamos quando eles nos respondem e algumas das coisas que eles dizem nos machucam profundamente. Esteja ciente de que estes são bebês humanos crescendo. Precisamos ser pacientes, mas também precisamos ser firmes. A mãe deve se lembrar de que seu filho provavelmente ficará bem aos 10 anos e é possível que ainda melhor aos 11.

À medida que crescem rumo à idade adulta, as crianças aprendem as coisas muito rapidamente. Se estimuladas a aprender quando pequenas, isso se tornará um hábito e elas continuarão a aprender para sempre. É importante também que você as mantenha envolvidas com atividades físicas o tanto quanto possível, para que não se percam de seus caminhos. Também é ótimo que as crianças se envolvam com música.

10 A 14 ANOS

A partir dos 9 anos de idade, é importante observar seus filhos quando estão rodeados de seus amigos. A pressão dos colegas é muito difícil nessa fase e torna-se ainda mais difícil aos 13 e 14 anos. É vital que você dê a seus filhos as orientações corretas sobre seu corpo.

Os filhos de alcoólatras, muitas vezes, experimentam baixas em seus níveis de serotonina, e seus níveis de noradrenalina começam a subir. É importante que você observe seus filhos nessa idade, bem como a necessidade e os desejos de seu corpo. Quando as pessoas começam a desejar o álcool, o corpo está tentando compensar a falta de serotonina e dopamina. Repito, esse é o momento de acompanhar as crianças de perto. Proporcione a elas uma dieta saudável, complemente sua dieta com vitaminas e minerais e tente ajudá-las para que não caiam em vícios e dependências. Vícios são muito difíceis para as crianças da Nova Era. E é aí que você deve confiar em sua intuição, e não em suas emoções. Isso é um jogo, e sua energia psíquica precisa estar bem.

Nenhum pai quer pensar que seus filhos estão em um bar consumindo bebida alcoólica, mas as chances são grandes; e, se eles tiverem acesso, irão experimentar, então você precisa estar atento. Isso não significa que todas as crianças experimentarão; no entanto, é preciso ser sábio e não fechar os olhos para a possibilidade. Ajude seus filhos a tomarem decisões sábias.

Quando crianças da Nova Era têm 10 anos, elas se magoam muito facilmente. Elas, algumas vezes, simplesmente permitirão a provocação de outras crianças. Ensine a elas que precisam se defender e que não é errado fazer isso. Explique a essas crianças que ser intuitivo será importante para sua sobrevivência à medida que a Nova Era se desenvolve. Quanto mais intuitivas as crianças naturalmente se tornarem, mais serão aceitas. Você também deve ensinar a elas que algumas pessoas não conseguem reconhecer ou aceitar seus grandes talentos e habilidades. É uma pena, e nós devemos compreender essas pessoas; no entanto, prepare seu filho para essas situações. Algumas pessoas suprimem a beleza e a intuição dessas crianças e geram uma grande injustiça, tentando programá-las para ser algo diferente.

Muitas dessas crianças intuitivas têm reações a corantes amarelos e vermelhos. Os pais confundem esses sintomas com transtorno de déficit de atenção, mas não é esse o caso. Algumas dessas crianças são realmente muito brilhantes e não apresentam tal transtorno. Algumas são alérgicas a açúcar refinado, por terem seus chacras muito abertos, e esse tipo de açúcar é muito difícil para elas. Além disso, seu desenvolvimento cerebral e seus sentidos psíquicos são muito mais desenvolvidos do que em crianças de dez a 15 anos atrás. Essas crianças são extremamente excitadas e supersensíveis. Se você pode mantê-las longe de farinha branca e açúcar refinado, corantes amarelo e vermelho, perceberá como irão crescer normalmente e a probabilidade de perderem o controle será muito menor.

Eu acredito que, na educação de nossos filhos, não deveríamos tentar mudá-los. Talvez sejam os professores deles que precisem mudar. Alguns de nossos professores têm ensinado por um longo tempo. Eles estão entediados e realmente não têm interesse nas crianças. Lembra-se de quando você estava na escola? No entanto, ao observar os professores de hoje, você descobrirá que um grande número deles melhorou seus ensinos e está modificando suas atitudes a respeito de muitas coisas. É importante que você encontre bons professores, para que o aluno possa aprender e crescer.

Alguns pais decidiram ter aulas em casa para manter seus filhos a salvo dos perigos que existem em nossas escolas, o que é compreensível. Ao mesmo tempo, no entanto, eles não estão permitindo que seus filhos interajam com outras crianças além daquelas de seu próprio ambiente, e seus filhos, um dia, terão de viver no mundo lá fora. Se você faz escola em casa com seus filhos, por favor, certifique-se de que eles passem tempo suficiente com outras crianças, a fim de que possam aprender a se adaptar e se ajustar a um mundo diferente daquele de seus irmãos. Você não estará presente em todos os momentos da vida de seu filho para protegê-lo.

Eu tenho uma amiga que tinha um filho maravilhoso. Ela o amava muito e sempre cuidava bem dele e dava tudo o que ele sempre queria. Ele era apenas uma criança e, quando ele saiu de casa, não tinha ideia de como lidar com o mundo. Já que ele nunca tinha enfrentado quaisquer desafios ou obstáculos reais, para ele, o mundo exterior era muito mais cruel do que imaginava. Esteja atento para preparar seus filhos para o mundo lá fora. Eles precisam estar cientes de que nem tudo na vida será de acordo com suas expectativas. Nem sempre é "justo", apenas é.

DISCIPLINAR

Ao contrário da maioria das crianças, certas disciplinas não funcionam com crianças intuitivas. Não funcionará se você tiver um som de lamento, de choro em sua voz, quando discipliná-las. Gritar e berrar também não funciona com essas crianças. Elas irão ignorá-lo ou se sentirão profundamente violadas. O tom de sua voz será seu maior aliado na disciplina de seu filho da Nova Era, o tom calmo, recolhido, seguro no que diz: "Você irá fazer isso, e o fará agora". Essa forma de disciplina funcionará com essas suas crianças em 92,3% do tempo.

Quando se trata de disciplina, muitas dessas crianças são extremamente sensíveis e não entendem exatamente o que está acontecendo. Um comportamento inaceitável quando a criança é pequena é colocá-la de castigo. Bater não funcionará com essas crianças, portanto, use o discernimento em suas táticas disciplinares. Ao mesmo tempo, como acontece com todas as crianças, as crianças da Nova Era se aproveitarão caso sintam que podem escapar da situação.

Uma chave importante para pais que criam uma criança da Nova Era é lembrar que você é importante como pai. Quando você tem autoestima e ama a si mesmo, a criança irá tratá-lo com respeito e estima. Uma das piores coisas que pode fazer é deixar a criança dominar a família, e, em muitos casos, isso acontece. Às vezes, quando as pessoas esperam muito para ter filhos, permitem que eles controlem tudo o que acontece em sua casa. Quando toda a família gira em torno de uma criança, esta tende a se tornar muito irracional, egoísta e exigente, e pode facilmente perder o controle por completo.

Conforme as crianças da Nova Era amadurecem, é muito importante os pais se lembrarem de que elas são muito sensíveis e podem realmente discernir se os pais se entendem. Se os pais se entendem simplesmente por causa da criança, esta saberá e ficará muito triste.

Além disso, ao decidir sobre uma ação disciplinar, pergunte à criança que punição acharia mais apropriada. Em muitos casos ela virá com algo muito pior do que você jamais pensaria em fazer. Embora você possa sempre optar por incentivar seu filho a aprender com palavras de aprovação e encorajamento, deve haver limites e momentos em que "não" significa "não". Se não houver limites, uma criança, muitas vezes, testa seu limite.

ADOLESCÊNCIA

Entre 12 e 15 anos é um período extremamente hormonal para as crianças. O cérebro já está mudando para uma forma diferente de funcionamento. É o início do ritual de acasalamento por natureza. Entre muitas tribos das nações africanas, essa é a idade em que as pessoas começam a se acasalar. A criança se torna muito emocional, porque os impulsos de energia sexual estão muito altos. Por causa da mudança de hormônios no corpo, você notará enormes mudanças de comportamento. Esse é um momento difícil na educação dos filhos.

Desde o princípio, o cérebro foi orientado para a sobrevivência. As crianças pequenas irão se agarrar à mãe com amor e ternura, mas, depois que crescem, se desenvolvem e entram no estado hormonal, as coisas mudam. Seus corpos modificam, se desenvolvem e se tornam sexualmente conscientes. Quando as mudanças hormonais começam, os instintos primitivos do cérebro assumem o comando. Esse é o momento natural em que o primitivo entra em ação. Os laços entre mãe e filho mudam. Há uma interação diferente entre pais e filhos. Em alguns casos, há amizade e, em outros, o adolescente começa a recuar. Preferir estar com os amigos em vez de com os pais é natural nessa fase. Eles estão se afastando da ligação natural com os pais e se conectando mais com outras pessoas que compartilham das mesmas energias sexuais.

Durante o desenvolvimento, seus corpos liberam feromônios. Os feromônios atraem o sexo oposto. Durante um período, o sexo oposto era pouquíssimo atraente para as crianças, e meninas, definitivamente, não queriam os meninos ao seu redor; mas, de repente, os meninos começam a notar as meninas e as meninas não parecem se importar em tê-los por perto. Para ambos os sexos, nessa fase, o corpo se desenvolve mais rápido que a capacidade lógica do cérebro. Desejos instintivos começam a afetá-los e emergem em todo o seu corpo.

Por causa das mudanças químicas em seu cérebro, os adolescentes começam agora a atuar quase completamente por instinto. Esse é o momento em que você percebe a mudança neles. Eles se tornam muito centrados em si mesmos, e os pais, muitas vezes, começam a dizer coisas como "Você não se importa mais com o que acontece por aqui?" e "A sua família não é mais importante para você?". Essas conversas já acontecem há séculos. Os adolescentes, além de serem totalmente concentrados em seus próprios pensamentos, tornam-se subitamente muito interessados na conduta sexual e nas energias das pessoas ao seu redor.

Se os níveis de serotonina e noradrenalina no corpo estão desequilibrados, os adolescentes apresentarão transtorno maníaco-depressivo. Depressão profunda (não querer viver) é um dos sintomas de desequilíbrio nos níveis de serotonina e de noradrenalina. Outros são: irritação, raiva e incapacidade de expressar emoções. Você pode ajustar os níveis de serotonina e noradrenalina intuitivamente. Modificar a dieta também pode ajudar.

Por causa da ênfase que nossa sociedade dá a uma dieta com alto índice de proteína e baixo índice de carboidrato, muitos lipídios importantes que são necessários para equilibrar os diferentes hormônios no cérebro são deixados de fora. Uma boa dieta equilibrada é muito importante. Mas, como muitos pais dirão, é difícil conseguir que um adolescente ouça seus conselhos sobre seus hábitos alimentares. Nessa fase do desenvolvimento de seu cérebro, eles têm uma tendência a pensar que sabem de tudo sobre todas as coisas – isso faz parte do desenvolvimento do cérebro naquele momento. O lobo frontal ainda não está totalmente desenvolvido, portanto, muitas dessas crianças não conseguem perceber a repercussão de suas ações; elas tendem a agir sem pensar.

Nesse ponto, o corpo está se desenvolvendo rapidamente de tantas maneiras diferentes que é difícil para a criança permanecer equilibrada. Muitos pais vêm até mim e me dizem que seus filhos parecem perdidos. Esses pais não sabem o que estão fazendo, não sabem o que deveriam fazer e são incapazes de tomar decisões por seus filhos, enquanto os filhos são simplesmente incapazes de se comportar racionalmente. Às vezes, esquecemos que essas crianças são uma combinação de jovem adulto e criança que está crescendo e se desenvolvendo. Se pudéssemos lembrar que levamos muito tempo para ser capazes de descobrir as coisas, poderíamos ser mais compassivos com as crianças dessa idade.

Essa é a idade em que eu previno os pais a prestarem atenção ao que seus filhos estão intuitivamente fazendo. Muitas crianças, em especial as crianças da Nova Era, tornam-se extremamente intuitivas em uma idade muito jovem. Elas são capazes de ver anjos da guarda e espíritos. À medida que crescem e passam a ter uma percepção melhor, têm muitas experiências espirituais.

Uma das experiências que elas tendem a vivenciar em uma idade jovem é a de fazer amizade com entidades ou espíritos, inclusive com espíritos errantes. Esses espíritos, às vezes, tomam conta dos filhos e dizem a eles para fazerem coisas que não deveriam fazer. Pelo fato de essas crianças serem muito intuitivas, elas pensam equivocadamente que não são espíritos, e sim sua intuição atuando, dando assim poder a esses espíritos. Dessa forma, eles as enganam e tomam o poder. Eles às vezes vivem da luz das crianças. Essas crianças que convidam esses espíritos para vir ao seu espaço para ter "mais poder" estão permitindo que eles tomem suas energias. Incapazes de perceber isso, eles dão seu poder. É por isso que, às vezes, se unem a seitas.

É normal que crianças nessa idade estejam interessadas em velhas formas de religião e sejam curiosas a respeito de diferentes crenças. Eu tenho encontrado pais com medo de seus filhos estarem estudando estranhos sistemas de crenças. Não é realmente "ruim" ter algum conhecimento desses sistemas de crenças, mas você precisa precaver seus filhos com sabedoria e dizer a eles para não dar seu poder, especialmente para os espíritos negativos. O Criador é o verdadeiro poder. Se seus filhos têm a oportunidade de visitar espíritos, eles sempre precisam verificar qualquer resposta que recebem com o Criador de Tudo o Que É, e então estarão seguros.

Você deve orientar essas crianças a usar sua intuição sabiamente e, então, elas diminuirão a tendência a dar seu poder tão facilmente enquanto ainda são jovens. Muitas crianças são tão abertas ao mundo que estão suscetíveis a se tornarem vítimas. É primordial que você eduque seus filhos para que saibam que não há problema em se impor nem em dizer "não". Esse ensinamento deve ser introduzido cedo em sua vida, mas é muito importante enfatizar isso na adolescência.

Uma das coisas mais importantes que os pais podem fazer por seus filhos é ensiná-los que seus desejos sexuais e instintos não estão errados e que é totalmente normal tê-los. Mas, também, é muito importante que os pais expressem a eles o quão sérias são as relações sexuais e que eles estão dando parte de si mesmos quando entram em uma relação sexual. O máximo que você pode fazer é preparar e orientar essas crianças; elas tomarão suas próprias decisões. É sábio que os pais saibam disso. Assim é. Mas também tudo bem se pais disserem "não". Tenho visto pais que não deixam os filhos irem a lugar algum até que tenham 14 ou 15 anos de idade. Até lá, normalmente é tarde demais. Isso é simplesmente ridículo!

Por volta dessa época, chegará um momento em que as crianças se darão conta de que não têm de ouvir tudo que seus pais dizem, o que faz parte também de uma outra fase no desenvolvimento. Alguns desses pequenos seres decidirão, então, sair por conta própria para fazer algo. Quando isso acontece, é muito importante que os pais não se sintam fracassados. Eles ainda são responsáveis por essa criança e não devem abrir mão desse direito de responsabilidade. As crianças não são consideradas legalmente responsáveis, pelo menos nos Estados Unidos, até serem maiores de 18 anos de idade. Mas elas começarão a tomar decisões próprias antes disso. É inevitável. O pai só vai ter de confiar no fato de que a criança foi treinada em uma idade jovem para ter autoestima e, portanto, será capaz de tomar boas decisões.

Cada criança é especial, e cada circunstância será diferente. Tenho observado crianças que utilizam as más circunstâncias para se aproveitar, assim como tenho visto crianças que utilizam boas circunstâncias para seu bem. Estou certo de que, quanto mais você mantiver as mentes de seus filhos ocupadas e ativas enquanto são jovens, melhores serão suas chances de influenciá-los na direção certa quando mais velhos. Envolva-os com música ou com atividades físicas ou qualquer coisa da qual possam participar e se manter ocupados. Isso ajudará no desenvolvimento de seu cérebro e, em seguida, poderão prosseguir na vida usando suas habilidades em diferentes áreas.

19 ANOS ATÉ A MAIORIDADE

Quando uma pessoa chega aos 19 anos de idade, ela passa por outra etapa de desenvolvimento. Quando isso ocorre, ela assume que agora é, de fato, adulta. Mas geralmente não é capaz de ver o resultado de suas ações, porque o lobo frontal do cérebro ainda não está bem desenvolvido. Os lobos frontais do cérebro das meninas parecem se desenvolver, em geral, um pouco mais rápido que os dos meninos, mesmo sendo intuitivos e crianças da Nova Era. Sabendo que cada jovem é diferente, os meninos costumam levar um pouco mais de tempo para reconhecer o valor de suas decisões. Mais tarde, quando chegam aos 20 anos, eles estão mais aptos a manter um emprego e estarão, então, mais capacitados também a criar uma família.

Entre as idades de 18 e 21 anos é o momento em que a maioria das crianças decide morar sozinha. Alguns podem tentar fazer isso mais cedo, é claro, e alguns podem tentar mais tarde. É uma grande mudança ir para o mundo e cuidar de si mesmo. Pode ser uma experiência muito assustadora para um jovem. À medida que se aproximam da maioridade, rapidamente descobrem que não sabem tanto sobre o mundo quanto achavam que sabiam. Em alguns casos, os jovens tentarão se estabelecer no mundo com um parceiro ou companheiro, admitindo que será mais fácil, mas, às vezes, é muito mais difícil cuidar de um parceiro ou companheiro. Se eles estão preparados com o básico, como as habilidades de manter uma conta bancária, culinária básica e algumas outras coisas que são necessárias para torná-lo independente, essa fase de sua vida não parecerá tão difícil.

Ao mesmo tempo, a masculinidade não é consideravelmente alcançada até que o jovem chegue aos 32 anos de idade, em virtude do desenvolvimento do cérebro. Isso soa bem razoável, considerando que o jovem de 21 anos de idade chega em casa e diz que sabe tudo que há para saber sobre a vida e, em seguida, começa a oferecer conselhos. Isso é incrível, não é? Porque, se eles realmente tivessem entendido o mundo e a vida, teriam voltado correndo para casa!

Na idade de 22 a 27 anos, os jovens adultos se tornam mais e mais conscientes das complexidades do mundo. Em algum momento, entre 27 e 32 anos de idade, eles finalmente percebem que estão apenas começando a aprender sobre a vida e tornam-se abertos e receptivos a novas vias de pensamento. É também nessa idade que eles encontram sua verdadeira missão na vida. No entanto, existem muitas crianças da Nova Era que se tornam conscientes de sua verdadeira missão bem mais cedo do que isso. A razão disso é estarem à frente do tempo.

Tenha em mente que muitas crianças que nascem hoje em dia são Crianças da Nova Era. Essa informação é dada para que tenha certeza de que seus filhos estão equilibrados física, mental e espiritualmente, e que há um equilíbrio nos hormônios do corpo e do cérebro, sabendo-se, assim, que a criança não é maníaco-depressiva, irritada ou mal-intencionada.

O padrão básico da criança da Nova Era é o fato de que não têm preconceitos. Não há nenhum preconceito contra religião, cor, raça, credo ou qualquer coisa que tantas vezes se apresenta como preconceito no mundo. Essas crianças são amorosas, gentis e solidárias. Pelo fato de seus cérebros serem equilibrados tanto com a energia masculina quanto com a feminina, elas, às vezes, ficam confusas sobre sua sexualidade. Elas se sentem atraídas pela energia de uma pessoa, em vez de seu sexo, e algumas delas vão e voltam, assumindo que são bissexuais. Dar a elas uma boa orientação permitirá que sejam quem elas realmente são.

PROBLEMAS E DOENÇAS DA INFÂNCIA

ABUSO DE ÁLCOOL

Para a maioria das pessoas, uma bebida alcoólica não é necessariamente ruim. Existem algumas pessoas que usam álcool, sem abusar. O que é incrível é quão rápido o álcool pode ir diretamente ao mesencéfalo. Na verdade, ele dá às pessoas uma dose rápida de alegria e satisfação. Para algumas pessoas, no entanto, o álcool pode torná-las extremamente infelizes, em especial os jovens. O centro de prazer no mesencéfalo ou "sistema de recompensa" é projetado para garantir a sobrevivência, e não os desejos. O prazer é supostamente uma recompensa para sexo, comida, sucesso e outras formas de comportamento necessárias para a sobrevivência. Há também os intensificadores emocionais, tal como a satisfação por um trabalho benfeito. O cérebro é "mesquinho" quanto à liberação desses prazeres. As pessoas não estariam motivadas a trabalhar se o cérebro as desse, de modo constante, uma fonte de sensações maravilhosas.

É muito importante que os centros de prazer do cérebro nos recompensem, para que, quando estivermos com fome, possamos comer. Se o comportamento sexual não fosse recompensado por um grande prazer, a raça humana não sobreviveria. Nós não iríamos gostar de ter relações sexuais e não teríamos filhos.

Os centros de prazer liberam algo que se chama dopamina, a qual nos dá uma sensação prazerosa. Ela está conectada à serotonina. Em circunstâncias normais, ela trabalha o tempo todo, mas, quando se junta ao álcool, aciona os centros de prazer. Até pouco tempo, pensava-se que o álcool dissolvia o tecido cerebral. Ele tem esse efeito, mas não da forma que se pensava. Agora sabemos que ele dissolve tanto a água quanto a gordura, os dois componentes das células do cérebro, forçando essas células a criar emoções que vão da euforia à depressão ou da calma à agressão. Sabemos que não há um gene do "álcool", mas existem alguns distúrbios genéticos na mutação dos genes que tornam as pessoas mais propensas ao alcoolismo. A tendência ao alcoolismo é, definitivamente, presente quando há um nível baixo de serotonina no organismo.

Há algumas coisas boas que o álcool faz. Se você bebe ocasionalmente, ele pode baixar seu colesterol. Algumas quantidades podem evitar o entupimento das artérias, prevenir coágulos sanguíneos e, efetivamente, aliviar a menopausa e reduzir o risco de doenças cardíacas. Se você beber apenas uma pequena quantidade por dia, pode estimular seu cérebro a funcionar melhor. No entanto, beber em excesso pode causar grandes danos cerebrais. Ele pode fazer com que o cérebro comece a desligar milhões e milhões de neurônios. Homens russos, por exemplo, bebem o equivalente a três garrafas e meia de vodca por semana, e suas expectativas de vida são de cerca de 55 anos.

Sendo tão curiosas como são, as crianças, muitas vezes, experimentam álcool e outras drogas, quando seus níveis de serotonina estão muito baixos. Uma vez que o álcool estimula os centros de prazer do cérebro, elas se tornam facilmente viciadas. Em seguida, o álcool começa a danificar o cérebro, alterando receptores, ativando outros e causando uma mudança completa na personalidade da criança. A maioria dos pais não quer ver seus filhos se transformando em algo que eles não entendem. É realmente importante para eles intervirem e se certificarem de que isso não está acontecendo com seu filho, pelo menos enquanto eles têm o controle sobre essa criança. Essa é uma decisão difícil de se tomar, mas jovens alcoólatras são muito perigosos, não só para eles mesmos, mas também para os que estão à sua volta. Incapazes de pensar racionalmente, farão coisas irracionais para estimular os centros de prazer.

Quando se é adolescente, o cérebro é muito curioso, experimenta e tenta muitas coisas diferentes. Uma boa orientação pode manter as crianças no caminho certo. Muito amor pode trazê-las de volta, caso tenham se afastado. Mas é muito importante que seus filhos saibam, desde pequenos, como ter autoestima, porque o álcool e outras drogas irão destruir grande parte de sua autoestima em um curto espaço de tempo. Eles suprimirão e gradualmente diminuirão a nada o que as crianças passaram anos construindo, pois aquelas substâncias danificam os receptores do cérebro, e não há como dizer quais programas serão mantidos e quais poderão de repente entrar em curto-circuito. Esses jovens adultos nem sempre atuam com raciocínio e racionalização. A única maneira de impedir o vício e se certificar de que ele não aconteça é intervindo e estando presente.

Cocaína e outros vícios podem criar comportamentos que você nunca acreditaria de que seu filho fosse capaz. O uso demasiado de droga irá causar várias mudanças no cérebro. Se você entrar no cérebro, começar a mudar os neurônios e comandar a mudança nos níveis de serotonina, isso mudará a necessidade daquela determinada substância. Uma vez que o cérebro aprende que é possível desencadear esses prazeres, é muito importante que você o ensine a não fazê-lo.

Uma coisa que é importante que se entenda sobre os alcoólatras é que, com o uso do álcool, muitos receptores no cérebro estão sendo ligados e desligados e que, quando o álcool não é mais usado na vida dessa pessoa, seus níveis de serotonina irão variar bastante. Pessoas que foram alcoólatras durante muitos anos voltam a agir do jeito que eram antes de serem alcoólatras. Então, se elas começaram a beber aos 18 e pararam aos 40, seu cérebro voltará a funcionar como o de um jovem de 18 anos, e até que seu cérebro recupere o atraso, a pessoa se torna um pouco imatura. É por isso que, às vezes, as pessoas que têm grandes vícios e se recuperaram deles acham a vida um pouco mais difícil.

Como um curador, vá para dentro do corpo e testemunhe os níveis de serotonina e de dopamina voltando ao normal. Libere o programa "Eu sou viciado em álcool" e substitua-o por aquilo que o Criador disser. Pergunte ao Criador o que mais se deve fazer. Às vezes, as pessoas precisam de alguém que esteja preparado para lidar com sua abstinência.

Você precisa se preparar para a abstinência, porque os receptores no cérebro que foram "adormecidos" pelo uso excessivo de álcool, de repente, "despertarão". Podem haver mais receptores e neurotransmissores "acordados" do que antes e irá demorar algum tempo para o cérebro se reajustar.

ASMA

Quando as crianças têm asma, é muito importante perceber que, às vezes, ela é causada por problemas emocionais em suas vidas. Se uma criança libera mais noradrenalina do que o normal, ela terá problemas com as glândulas suprarrenais, que criam a probabilidade de desenvolver a asma. Se uma criança está sob muito estresse, pode responder com asma. Mas alguns casos de asma são, na verdade, causados por fungos. Se você limpar os fungos do corpo de uma pessoa, a asma pode ir embora. É uma reação às diferentes alergias.

A asma resultante da sensibilidade de alérgenos específicos é conhecida como extrínseca. Causas da asma extrínseca incluem pólen, pequenas escamas de pele de animais, poeira doméstica, mofo, travesseiros de pluma, comida e qualquer tipo de solvente que contenha produtos aos quais a criança ou os adultos sejam sensíveis. A asma afeta pelo menos duas vezes mais meninos que meninas, com idade inferior a 10 anos. Asma extrínseca geralmente começa na infância e pode, de fato, se tornar inativa por algum tempo antes de atingir a idade adulta. Condições, tais como a fadiga e a tensão emocional, podem aumentar os ataques de asma.

A asma leve causa chiados e tosse pouco frequentes. Com a asma moderada, há uma disfunção respiratória e muito mais tosse e chiado. A asma grave se refere a uma dificuldade respiratória. O peito contrairá e é muito difícil respirar. Insuficiência respiratória decorrente da asma é quando não existe quase nenhuma respiração entrando no corpo. A consciência pode ficar debilitada e o peito se silencia, e a pessoa fica sem tosse. Se isso acontecer, a pessoa pode facilmente morrer.

Na asma leve, normalmente não há mais de um ataque por semana. Não há nenhum sinal de asma entre os episódios e não há interrupções de sono. Na asma moderada, os ataques podem ocorrer mais de uma vez por semana. Há tosse e, muitas vezes, há mais ataques durante a noite. Na asma grave, há ataques frequentes e graves, chiado diário e baixa tolerância a exercícios. Na maioria das vezes, devem ser utilizados inaladores, no entanto, eles não revertem toda a obstrução. Contudo, existem vários medicamentos no mercado que são benéficos e podem até mesmo controlar a asma.

Há certas coisas que podem ser feitas se você quiser melhorar da asma. Uma muito útil é extinguir o uso da farinha processada e do açúcar refinado. Isso faz uma enorme diferença quase que imediatamente. Usar murta, orégano e um produto chamado *Fungi Cleanse* (Limpa Fungos) parece ajudar a matar qualquer fungo que esteja causando a asma, além de limpar o corpo. Com crianças, comece com uma boa vitamina e o uso de suplementos ricos em minerais, os quais também ajudam. Você precisa ter cuidado com as vitaminas e usá-las de acordo com a idade da criança, mas vitaminas e um bom suplemento mineral parecem fazer uma grande diferença. Beber muita água também faz uma diferença significante, assim como ingerir algas azul esverdeadas e clorofila. Ambas ajudam a estimular as glândulas suprarrenais. Use o trabalho de crença e sentimento para liberar programas ou baixar sentimentos conforme necessário.

Alguns pais levam seus filhos a especialistas em alergia para tomar injeções que ajudam na asma, que também é um método eficaz de tratamento.

A DHEA (desidroepiandrosterona) é útil em alguns casos agudos de asma. No entanto, alguns dos melhores resultados que nós testemunhamos vêm da mudança de dieta e da prática de exercícios. Se a pessoa com asma vivenciou muito estresse e tristeza quando criança, mudar as crenças "A vida é triste" ou "A vida é sofrimento" ou "A vida é dura" pode ajudar muito. Em nossa sociedade, temos tantos poluentes que atacam a membrana dos pulmões que mudar para um lugar onde o ar é limpo e puro seria o ideal, mas isso nem sempre é possível. No entanto, o que pode ser feito em qualquer lugar é remover a farinha e o açúcar da dieta, o que parece ter um efeito positivo.

Nunca tire de um asmático sua medicação – deixe que seu médico tome essa decisão – e nunca o deixe envergonhado quanto ao uso de seus medicamentos. Até que o corpo esteja pronto e os fungos tenham saído, o asmático não melhorará.

AUTISMO

O autismo é um problema no sistema nervoso. É um transtorno de desenvolvimento e, em geral, se manifesta antes de a criança ter 3 anos de idade. Sinais de autismo incluem autoabsorção, falta de reação a outras pessoas, algumas vezes, até bater a cabeça contra a parede. A evidência indica que é um distúrbio nervoso. Também pode ser um transtorno genético, possivelmente causado por lesão cerebral antes ou após o nascimento. Também há especulações de que poderia ser causado por doenças venéreas ou infecções virais.

Há quatro vezes mais chances de os meninos sofrerem de autismo do que as meninas, e existem diferentes graus da disfunção. Crianças com autismo leve podem se tornar altos empreendedores quando crescerem. Crianças com autismo mais severo evitam o contato físico e não mostram sinais de entendimento. Muitos deles não tentam se comunicar, mas alguns deles fazem gestos e sons.

A ciência médica acredita que não há cura para o autismo. Os médicos acreditam que crianças com autismo deveriam ser avaliadas por uma psicóloga experiente e colocados em programas que poderiam ajudá-las. Eles nunca descobriram um medicamento que ajudasse o autismo, no entanto, descobrimos que ir e pedir ao Criador para colocar o espírito da criança de volta em seu espaço ajuda efetivamente o autismo.

Existem dois tipos de autismo que eu observo em crianças. O primeiro tipo é causado por um parto trágico ou por um trauma durante o nascimento. É como se o espírito fosse puxado um pouco para fora do corpo durante o processo. Esses casos de autismo em crianças são os mais fáceis de resolver. Nós acreditamos que a falta de comunicação e a incapacidade de se comunicar podem ser alteradas comandando que o corpo volte à memória fetal e se desenvolva como uma criança normal. Parece que parte do espírito do bebê está tentando fugir ou chegando muito perto de partir e não está totalmente em seu próprio espaço. Ajudará se você colocar suavemente o espírito de volta em seu próprio espaço.

A outra forma de autismo que tenho observado parece ser causada por excesso de mercúrio no sistema. Eu acredito que esse mercúrio é proveniente de vacinas, bem como do leite materno. E assim, não importa quantas vezes você coloque a energia de volta no corpo, este não irá segurar essa energia, pois o mercúrio está sendo reintroduzido no sistema. Dar à criança uma quantidade extra de suco de maçã ajudará a retirar o mercúrio, e comandar ao Criador que mude o mercúrio pode curar a criança.

Nunca comande que qualquer um dos metais pesados seja totalmente retirado do corpo, pois este é constituído de metais. Se você comandar que muito mercúrio seja retirado de uma só vez, ele fará o corpo ficar muito doente, mesmo se você substituir o mercúrio por outra energia que não seja deste.

A resposta das crianças autistas tem sido muito boa nos casos preocupantes. Certifique-se de que a criança se sinta constantemente amada, pois isso irá romper a barreira que a impede de se comunicar, mas a chave aqui é retirar os metais pesados.

DANO CEREBRAL

Algumas vezes, os pais aumentam as dificuldades das crianças que têm problemas no cérebro. Em alguns casos de paralisia cerebral, quando houve falta de oxigênio ao nascer, causando danos cerebrais, os pais aceitam que a criança é deficiente. Se essa é a atitude dos pais, a criança *será* deficiente. É muito importante sempre reafirmar a uma criança com essa condição que ela é maravilhosa, linda e inteligente. As crianças que são incentivadas por seus pais a ser inteligentes e sábias e que dizem a elas que estão progredindo o tempo todo realmente começarão a progredir. Quando dizem às crianças que não podem fazer nada, elas aceitarão isso como um programa e não farão nada. Já vi isso acontecer muitas vezes.

Para trabalhar em crianças que tenham qualquer tipo de dano cerebral, simplesmente vá para dentro do cérebro e comande que as células se tornem tudo o que elas precisam se tornar. (Se uma criança não pode dar seu consentimento verbal, você deve obtê-lo dos pais para trabalhar no problema.) Se o lobo frontal ou o lado direito do cérebro estiver danificado, peça a Deus para mostrar o problema e faça o comando para mudá-lo. Enquanto você faz o comando para cura, a memória fetal no cérebro da criança começará a se reparar imediatamente. Se você não estiver familiarizado com as diferentes partes do cérebro, tudo que você tem a fazer é pedir ao Criador para mostrar a você o que precisa ser feito e testemunhá-lo. Acordar o cérebro de uma criança é fácil. Ensinar a ele o que se deve fazer é simples. Tudo que você tem a fazer é comandar para que seja assim e deixar que as células-tronco e a brilhante mente da criança trabalhem.

Toda vez que eu trabalho com crianças, subo e pergunto ao seu Eu Superior se a condição em que elas estão faz parte da escolha que fizeram ou se elas gostariam de mudá-la. Eu sempre obtenho uma resposta. Se você estiver trabalhando com crianças que nasceram com defeitos congênitos, é também muito importante fazer o trabalho com a mãe ou o pai (em geral a mãe), no nível genético. Sempre que uma criança nasce com defeitos genéticos, é preciso trabalhar nas crenças centrais da mãe. Descubra em que ela acredita e quais programas genéticos ela está carregando. Se você trabalhar com a mãe, ela mudará a criança.

Se a criança nasce com Síndrome de Down, você simplesmente testemunha Deus fazendo a cura. Tenho visto mudanças incríveis acontecendo com essas crianças. Um menino tinha Síndrome de Down de tal maneira que não podia fazer nada. Mas, depois que o Criador trabalhou com ele apenas uma vez, começou a brincar com tudo que tinha nos armários e se comunicar de tal forma que sua mãe chorou quando nos falamos mais tarde ao telefone. O Criador pode curar qualquer coisa, e é um falso sistema de crença achar que crianças nascidas com defeitos nascem assim porque fizeram algo de errado em uma vida passada. Eu realmente acredito que você pode carregar vários programas genéticos que vieram por intermédio de seus pais, mas simplesmente pedir ao Criador para repará-los pode mudar muitos deles. Alguns de nós querem ter experiência de defeitos de nascimento, mas muitos gostariam de viver uma vida saudável.

Uma criança deve dar o consentimento verbal, se houver qualquer tipo de trabalho genético a ser feito. Se podem falar, devem dizer: "Sim, eu quero mudar isso". Se eles são jovens demais para falar, mas seu Eu Superior diz: "Sim, você pode mudá-lo", então você pode.

Lembre-se de incentivar as crianças constantemente. Quando minha filha mais nova estava crescendo, eu costumava olhar para ela e dizer: "Oh, você é tão esperta; você poderia ser médica". E ela sempre dizia que queria ser médica. Quando ela tinha 17 anos, eu disse a ela: "Querida, pense nisso. Você quer ser médica ou não?". Ela disse que sim, mas às vezes me pergunto se eu simplesmente a programei para que fosse médica. Ela tirava 10 na escola com facilidade e era realmente brilhante. Ela poderia ser médica, mas isso seria uma escolha dela. Você deve constantemente dizer a seus filhos quando eles estiverem crescendo o quanto eles são maravilhosos. Permita-os fazer suas próprias escolhas, dentro da razão. Crianças falham quando acreditam que irão falhar; as crianças têm sucesso quando acreditam que podem ter sucesso.

O Criador me mostrou que somos apenas programas de computador impressos pelo nosso DNA. É a força da vida que está dentro de nós, a força da vida que é transportada na mitocôndria das células, que é a própria essência de nosso ser. A força da vida pode mudar qualquer coisa em nosso DNA, se assim desejarmos. Isso mesmo; nossa força de vida pode tomar decisões importantes. Não temos de aceitar todas as nossas deficiências. Ouço histórias magníficas de pessoas que realizaram grandes coisas, apesar de suas deficiências.

Elas aprendem como pintar quadros utilizando os dedos dos pés. Nada as impede. As pessoas podem mudar deficiências físicas comandando a realização da cura no formato correto e apropriado, que permite que o Criador cure a deficiência, por meio da aceitação da cura e de sua observação enquanto é realizada.

QUEIMADURAS

Queimaduras se curam tremendamente rápido em crianças pequenas. Você fará coisas incríveis ao subir e comandar que o corpo se cure completamente. Quando a criança é queimada, primeiramente comande que toda a dor desapareça. É a dor nas terminações nervosas que faz a queimadura piorar. Se você pode dissolver a dor na pele, impedirá que a queimadura se aprofunde. Ele irá parar imediatamente e não causará danos à pele. Em uma queimadura grave, as terminações nervosas irradiam dor total. Isso cria uma onda de choque que destrói mais terminações nervosas, causando grande destruição ao tecido. Comande que toda a dor seja aliviada; a queimadura irá desaparecer e o corpo será curado completamente.

Algumas vezes, o choque de ver uma queimadura profunda poderá fazê-lo entrar em um pânico absoluto, portanto, tenha certeza de cobrir com sua mão ou com uma toalha (certificando-se de que está limpa e seca, especialmente se for uma queimadura profunda) e faça o comando para que seja curada.

CÂNCER EM CRIANÇAS

Há uma epidemia atroz com as crianças de hoje, que é a suscetibilidade ao câncer. Em virtude das diferentes toxinas e do envenenamento de metais pesados em nosso meio ambiente, as crianças são as principais candidatas ao câncer. No entanto, quando se faz cura nas crianças com câncer, especialmente as da Nova Era, elas respondem muito rapidamente.

Ao trabalhar com uma criança com câncer, é importante também mudar sua dieta. Em alguns casos de leucemia, retirar os metais pesados e a radiação mudará o corpo mais rapidamente do que qualquer outra coisa.

Tumores cerebrais cancerígenos são muito fáceis de se trabalhar. Não deixe que a ideia de ter câncer cause sentimentos de medo na criança. O medo, a dúvida e a descrença podem impedir que a cura aconteça. Caso contrário, as crianças se curariam muito rapidamente. Quando é dito ao seu cérebro o que fazer, ele o faz. Ele pode retroceder e destruir um tumor rapidamente. Em muitos casos, grandes tumores começam a se dissolver quase imediatamente depois de uma cura e, em uma semana, eles podem ter desaparecido completamente.

No entanto, suba e pergunte ao Eu Superior da criança se isso é algo que elas queiram que seja feito. Muitas delas escolherão ser curadas, mas, às vezes, as crianças irão optar por deixar a Terra, e essa escolha deve ser respeitada.

Se os pais procuram ajuda médica, sempre os incentive a continuar com o tratamento. À medida que os médicos veem a criança se curar, eles levarão em conta, e os exames realizados podem ser usados a favor da criança. Com o uso do raios x, ressonância magnética e tomografia computadorizada, os médicos podem detectar imediatamente a redução no tamanho dos tumores. Quando examinarem e verem que não há nenhum tumor cerebral, por exemplo, eles saberão que o corpo está curado.

Quando os pais me perguntam se deveriam usar tratamento alternativo ou tratamento médico convencional, eu explico que essa é uma decisão somente deles. Nunca diga a um pai que eles devem seguir um plano ou outro. A cura alternativa é maravilhosa, mas a profissão médica também é, e, um dia, as duas disciplinas trabalharão juntas de maneira cooperativa. Por minha experiência, as pessoas devem tomar suas próprias decisões sobre o que fazer. Se elas acharem que a quimioterapia é a abordagem correta, então é isso que devem fazer. A quimioterapia funciona muito bem em crianças pequenas.

Como curador, você deve respeitar a decisão dos pais, por mais difícil que isso possa parecer. Eu vi uma mãe deixar sua filha morrer da doença de Hodgkin, que é um câncer tratável. Com tratamento, era provável que essa criança pudesse ter tido muitos anos de saúde. Mas a mãe decidiu que a criança não queria quimioterapia, assim eles não fizeram a quimioterapia. A mãe decidiu que a criança não precisava de vitaminas, porque ela não gostava de tomar vitaminas. Então, ela decidiu que a criança não tinha que comer quando não estava com fome e, de fato, a menina morreu de fome, não da doença de Hodgkin. Em vez de buscar assistência médica adequada, a mãe permitiu que sua filha morresse.

Essa mulher sabia que sua filha estava muito doente. Ela também sabia que tinha problemas terríveis com seu pai, mas a forçou a estar constantemente na presença da pessoa que foi a causa de tanto estresse ao seu pequeno corpo.

Sob certos aspectos, no entanto, estou sempre espantada de como as crianças se curam rapidamente. Eu as vejo se curar instantaneamente. Uma mulher ligou da Argentina para falar comigo sobre seu filho de 10 anos de idade. Eu sabia que ela estava gastando muito dinheiro para ligar de uma cabine telefônica, mas tinha muita fé e determinação! Seu filho tinha um tumor ósseo enorme na perna, mas ela me disse que eu poderia curá-lo. Então eu subi e pedi ao Criador que curasse seu filho. Então, testemunhei o Criador curando o osso e o tumor.

Depois, recebi um *e-mail* da mulher:

Olá, Vianna,
Lembra-se da mulher da Argentina com um filho de 10 anos de idade que tinha um tumor ósseo? Você o curou. Nós queríamos assistir ao seu seminário, mas a imigração não nos permitiu ficar. Você poderia vir e formar um grupo na Argentina? Por favor, nos diga o valor do seminário por pessoa e quantos alunos possibilitam sua vinda. Estamos aguardando para agendar com você.
Com amor de novo,
Maria Krista

Com um tumor, entre e comande que ele vá embora. Veja-o se dissipando e observe o corpo voltando ao normal. Isso permite que o corpo saiba que o câncer não precisa estar lá.

Crianças pequenas se curam muito mais rápido por terem uma fé perfeita e porque seus corpos ainda estão crescendo. Tome isso como vantagem ao trabalhar em crianças com câncer. Sempre faça o comando: "Criador, mude isso e mostre-me". Certifique-se de que você terminou a cura em todos os seus aspectos.

SURDEZ

Se as crianças não aprendem a ouvir antes dos 10 anos de idade, as células que ensinam o cérebro a falar desaparecerão. Se esse for o caso, a criança terá dificuldade em aprender a falar.

Ao trabalhar com crianças com deficiência auditiva, sempre suba e peça ao Criador para corrigir a audição, bem como para despertar as células que ensinam o cérebro a falar. Ao trabalhar com um adulto, observe Deus levar as células até a memória fetal e criar as células que aprendem a ouvir. No feto, as células-tronco podem se tornar quaisquer células de que o cérebro necessita.

As células fetais são tão inteligentes que criarão apenas o que o corpo necessita. Os médicos podem pegar uma célula fetal do coração de uma criança e uma célula fetal de uma parte de outro órgão e mudá-las até que se tornem células de um novo órgão. Quando o corpo está danificado de alguma forma, as células fetais sabem o reparo correto a ser feito. É por isso que algumas crianças são capazes de regenerar membros que foram perdidos – elas não têm a crença de que isso não seja possível. Há muitos casos documentados de crianças que perderam suas mãos e braços, e estes cresceram novamente.

Às vezes, o cérebro pode ser programado de acordo com o que os outros ao seu redor esperam que ele faça. Uma senhora e uma amiga trouxeram seu sobrinho até mim e me disseram que ele era surdo, autista e tinha problemas mentais. Elas me perguntaram se eu poderia ajudá-lo. Subi e pedi ao Criador que me mostrasse como curar o ouvido desse menino.

O Criador disse: "Vianna, o menino pode ouvir".

Eu realmente tive a audácia de discutir com o Criador e disse: "Não, você não está entendendo, ele é surdo".

Com infinita paciência, o Criador me disse: "Vianna, ele pode ouvi-la".

Eu disse: "Por favor, Criador, elas me disseram que ele não pode ouvir. Elas o trouxeram para que eu o cure".

O Criador me disse: "Vianna, essa criança pode ouvir muito bem. Mostre a elas que ele pode ouvir!".

Então, fui checar se ele podia ouvir. Eu vi que tudo em seus ouvidos estava funcionando corretamente. Então questionei as pessoas que o haviam trazido para mim. Ele era uma criança de 4 anos de idade, que não conseguia ficar quieta e ficava fazendo ruídos de "Uh, uh, ah, uh", enquanto acenava furiosamente com as mãos, fazendo gestos e movimentos com os braços.

Eu vi como as duas mulheres estavam tentando falar com ele. Elas estavam tentando se comunicar com ele em linguagem de sinais, olhando para ele e mostrando-lhe a linguagem de sinais enquanto conversavam. A criança simplesmente continuou fazendo o que elas estavam fazendo.

Eu olhei para essas pessoas e disse: "Essa criança pode ouvi-las".

"Não, ele não pode, ele não pode nos ouvir", elas responderam. "Ele nasceu surdo. Olhe para ele, está fazendo o que quer".

Eu disse: "Ele está fazendo o que quer, balançando e fazendo barulho, porque é o que um menino de 4 anos de idade faz, eu estou dizendo, ele pode ouvi-las".

"Não, ele não pode" – disse a tia.

Então eu disse: "Sim, ele pode. Olhe!". Eu, calma e silenciosamente, falei com o menino: "Querido, vá e feche a porta".

O menino ouviu, levantou-se imediatamente e fechou a porta.

Elas engasgaram: "Isso é impossível! Ele não pode ouvir o que dizemos. Ele deve ter lido seus lábios".

Eu disse a elas: "Sim, ele pode. Parem de dizer que ele não pode!".

Virei-o de costas para que ele não pudesse ver minha boca, para o caso de ele ter lido meus lábios, e disse-lhe para ir e fechar a porta novamente. Ele se levantou novamente e obedeceu.

As duas mulheres ficaram surpresas com o "maravilhoso milagre" que eu tinha realizado, mas isso é o que havia acontecido: a criança tinha, na verdade, nascido sem parte de sua audição, mas à medida que ela cresceu, as células em seu cérebro haviam restabelecido sua capacidade auditiva. Era capaz de ouvir, mas, por terem lhe dito que não podia, não prestava atenção às pessoas à sua volta. Isso lhe permitiu fazer basicamente o que queria. Os movimentos engraçados que ele fazia com suas mãos não eram autismo – ele estava tentando se comunicar com as pessoas à sua volta da mesma maneira com que estavam se comunicando com ele, pela fala e pela linguagem gestual. Seus gestos de comunicação tinham sido totalmente mal interpretados. Não só ele podia ouvir completamente, como podia entender.

DEPRESSÃO

Se uma criança está deprimida, um bom suplemento de minerais e vitaminas pode ser necessário. Você pode então comandar o equilíbrio da serotonina no corpo da criança. Se a criança tem sido inundada com venenos de metais pesados, você precisa dar a ela um bom suplemento mineral para que esses metais pesados sejam retirados do corpo.

O mercúrio é um dos minerais mais tóxicos e pode tornar as crianças muito deprimidas. Restaurações de amálgama devem ser retiradas de sua boca e substituídas com um tipo de porcelana. A pectina no suco de maçã elimina o mercúrio do corpo.

DIETA

Outro problema sério em nossa sociedade é a dieta dos jovens. Há pouquíssimos nutrientes em um saco de batatas fritas. A quantidade de chocolate e doces consumidos é exagerada. Remover a farinha branca e o açúcar refinado da dieta de seu filho pode realmente ajudá-lo em sua disposição. Além disso, pode torná-lo um estranho entre os colegas!

Remover algumas coisas de sua dieta e adicionar alimentos saudáveis ajudará a torná-los saudáveis e fortes, mas eles também precisam de um bom suplemento vitamínico e mineral.

GRIPE

Nossos corpos são criados com a capacidade de combater os vírus. Não comande que os vírus sejam destruídos em crianças pequenas; mas comande que seu corpo lute contra os vírus. Isso ensina as células-tronco a combaterem os vírus mais tarde.

Há algumas exceções para isso, como a hepatite C. Nesses casos, peça ao Criador para curar a criança.

FERIMENTOS

Uma vez que o cérebro aceita o fato de o corpo estar danificado, as coisas se complicam. Uma vez que um praticante vê o efeito e o trauma de uma queimadura, por exemplo, seu cérebro aceitou a queimadura. Se ele não vê o trauma, seu cérebro não o aceita; assim, ele pode comandar que a pele se regenere perfeitamente e o cérebro aceita uma cura perfeita. É por isso que as curas que ocorrem dentro do corpo são algumas vezes mais rápidas que as curas que ocorrem fora dele.

As crianças têm tanta fé que, se você disser a elas que algo pode ser feito, elas acreditam que pode ser feito. Com fé inabalável, seus corpos se curam 62,9% mais rápido do que os de muitos adultos, simplesmente porque acreditam que isso pode acontecer.

Os ossos das crianças se curam muito mais rápido do que os dos adultos por causa da diferença dos hormônios de crescimento e porque suas crenças não as bloqueiam. Na reparação óssea de uma criança, você comanda que o osso se cure instantaneamente, indo até o Sétimo Plano.

PROBLEMAS DE FALA

Crianças que têm problemas em entender o que outras pessoas estão dizendo a elas terão dificuldade em se comunicar e ler. Muitas crianças têm problemas de fala e leitura, porque seus cérebros não conseguem distinguir sons consonantais. Sons consonantais são falados muito mais rápido do que as vogais e, como resultado, é difícil para algumas crianças distinguir sons como "dah" e "bah". Crianças normais levam dez milissegundos para distinguir entre duas consoantes. Crianças que têm a fala prejudicada podem levar centenas de milissegundos para reconhecer a diferença da fala.

Foi descoberto que uma das maneiras de ajudar essas crianças é desacelerar os sons consonantais para elas. Desacelerar a linguagem, lendo muito lentamente, falando muito devagar e reproduzindo as palavras para as crianças, ensina seu cérebro a distinguir os sons. Isso ajuda nos problemas de fala.

ACIDENTE VASCULAR CEREBRAL (AVC)

Crianças podem corrigir um episódio de AVC e, quando se tornarem adultas, terem seu sistema funcionando perfeitamente apenas por causa das células-tronco. Ao trabalhar com qualquer criança que tenha sofrido um acidente vascular cerebral, suba e comande que seu corpo se reabasteça totalmente e trabalhe com as células-tronco. Ao trabalhar com um adulto que tenha sofrido um acidente vascular cerebral, suba e peça ao corpo para acordar a memória fetal; entre e mude no cérebro o que for necessário. Suba e diga, "Criador, mostre-me". Esse é o caminho mais rápido para que o cérebro se reproduza.

Em casos de acidente vascular cerebral, o cérebro tem muitas células mortas. Ele deve voltar a recriá-las, e elas devem reaprender. Às vezes, leva algum tempo para que se reaprenda a andar e a mover certos membros, mas, no geral, o que nós consideramos algum tempo não é realmente muito tempo. Pode ser que demore um mês para que reaprenda a mover o braço, mas você levou meses quando era um bebê. Portanto, seja paciente.

Essas são apenas algumas das condições com as quais você irá trabalhar. Para mais informações, por favor, procure os cursos de Anatomia Intuitiva do ThetaHealing.

Para mais informações sobre como treinar sua criança sensitiva, procure os cursos de Crianças Arco-Íris do ThetaHealing. O curso de Crianças Arco-Íris é destinado a treinar a intuição das crianças e dos adultos.

CROMOTERAPIA

As crianças respondem bem à cromoterapia. Nossos corpos podem realmente fabricar vitaminas a partir de luzes coloridas, e a cura pode ser muito beneficiada pelo uso da cromoterapia. Você pode optar por usar essa terapia no intuito de dar um suporte à sua cura e a de outras pessoas.

A seguir, um protocolo que pode ser usado para o tratamento de doenças e para promover boa saúde.

Por favor, saiba que, quando você está usando a cromoterapia em crianças de até 12 anos de idade, os tratamentos não devem ter mais que 30 minutos por sessão e a luz deve ser aplicada do umbigo para cima, abrangendo a cabeça, ou em apenas uma parte específica do corpo que esteja lesada. As luzes devem ser posicionadas a uma distância de 45 centímetros. A partir de 12 anos de idade, a terapia pode ser usada por mais de uma hora e em qualquer lugar do corpo em que haja necessidade.

O PROTOCOLO PARA A CROMOTERAPIA

Anemia e problemas no coração: Verde, limão, amarelo, magenta, vermelho e violeta.
Asma, rinite e problemas de sinusite: Turquesa, azul, verde, limão, magenta, laranja e índigo.
Câncer (leucemia e tumores): Verde, magenta, limão e amarelo.
Paralisia cerebral e outras doenças cerebrais: Índigo, magenta, turquesa, verde e amarelo.
Constipações e gripe: Verde.
Depressão: Magenta, índigo e violeta.

Capítulo 32

A PRIMEIRA INICIAÇÃO ESPIRITUAL: JESUS, O CRISTO

Desde muito jovem, tenho experiências espirituais. Mas minha vida mudou completamente com uma visão que eu tive aos 17 anos de idade. Eu era casada com meu primeiro marido, Harry, e estava grávida pela primeira vez. Ficamos casados por cerca de nove meses, quando Harry percebeu que eu tinha dificuldade para ler. Isso ocorreu em razão de todo o movimento em minha vida até então. Se eu fosse para uma escola, seria só para ser expulsa alguns meses mais tarde e ir para uma outra, o que não me ajudaria a aprender.

Harry estimulou minha capacidade de ler de uma forma artesanal. Ele trazia livros para casa e os lia para mim. Ele me mantinha interessada e, em seguida, parava em um ponto particularmente bom no livro e me dizia: "Agora é sua vez de ler o restante". Isso me estressava infinitamente! Mas eu estava tão intrigada com o livro que começava a ler e o compreender melhor. O primeiro livro com que ele começou foi *O Hobbit,* de J. R. R. Tolkien. Foi dessa maneira que comecei a ter interesse por livros. O próximo livro que meu marido trouxe para casa e que despertou meu interesse foi *O Senhor dos Anéis.* Este foi ainda mais difícil para mim, mas era um livro tão bom que eu mergulhei completamente.

Foi nessa época que eu estava envolvida com uma organização religiosa. Minha mãe sempre foi uma religiosa e falava "Jesus" isso e "Jesus" aquilo. Desde cedo eu nunca consegui entender essa "coisa de Jesus". Eu pensava: "Por que eu teria de orar a Jesus se eu podia falar com o Criador? Não é com Ele que deveria estar falando?". Eu tive problemas com esses questionamentos quando estava na igreja com minha mãe. Mas, nesse período de minha vida, as coisas tinham mudado para mim. Eu estava casada e seria mãe. Envolvi-me com a religião. Mesmo assim, eu nunca pude entender o foco em Jesus, até meu sogro ter me dado uma cópia antiga de *Jesus Cristo*, de James E. Talmage.

Nessa altura, eu tinha começado a ler melhor, mas esse livro era um desafio ainda maior. Ele me fascinou, com uma perspectiva sobre aspectos de Jesus que eu nunca soube. Quando eu já tinha lido mais da metade do livro, pedi clareza ao Criador sobre as dúvidas que eu tinha a respeito do livro. Foi durante o dia, quando meu marido tinha saído para trabalhar, que eu cochilei um pouco com essas questões fervilhando em minha cabeça. Foi então que tive um sonho tão forte que parecia uma visão.

Nessa visão, fui levada ao Cosmos, para um lugar distante onde havia uma bela praia. Eu intuitivamente sabia que a praia simbolizava as areias do tempo e as águas eram o Mar do Conhecimento. Vi um homem sentado sobre uma rocha negra onde batiam as ondas que chegavam. Eu sabia que esse homem era o próprio Jesus, o Cristo. Ele disse: "Olá, Vianna. Nós nos conhecemos". Depois de uma breve pausa, acrescentou: "Você tem perguntas sobre mim e minha vida?". Eu disse: "Sim, Senhor, eu tenho". Jesus acenou com a mão e disse: "Olhe!".

Houve uma abertura no tempo e Jesus me mostrou tudo o que aconteceu em seus primeiros anos de vida na Terra Santa. Em uma visão dentro da visão, ele me mostrou a verdade de todas as pessoas que estiveram com ele antes da crucificação. Eu vi os saduceus e os fariseus, os romanos e os apóstolos. Ele me mostrou ter entendido todas essas pessoas e não guardou nenhum ressentimento ou rancor delas. Ele foi a pessoa mais gentil que já conheci. Ele emanava uma compreensão profunda de todos que estavam ao redor d'Ele naquela época e do que estava acontecendo no presente. Um incrível sentimento de compaixão veio d'Ele. Então eu Lhe perguntei sobre quando e como seria o fim do mundo. O que eu vi não é o que você espera. Eu vi crianças especiais nascendo no mundo. Era o nascimento dessas crianças que marcaria o fim do mundo como o conhecemos, e eram essas as próprias crianças que seriam o novo começo.

Fiquei tão impressionada e me senti humilde pela incrível compaixão vinda d'Ele que decidi que, se fosse possível, seria tão gentil e compassiva como Ele o foi, ou pelo menos me esforçaria para ser assim.

Eu senti que deveria dar a esse espírito incrível um presente pelo testamento que foi sua vida, por sua compaixão e misericórdia. Perguntei a Ele o que eu poderia Lhe dar. Ele me disse: "Vianna, o maior presente que você pode me dar é criar algo belo". A Cristo eu dei o maior presente que eu poderia dar: o dom de minha criatividade. Eu fiz um voto a Deus e ao Cristo que pintaria o "Fim do Mundo" e "O Novo Começo". Então tive uma visão de três murais que eu pintaria no futuro. Eu também disse ao Cristo que o nome que daria à criança que estava em meu ventre seria em sua homenagem. Chamei meu filho de Joshua Lael. Joshua significa "A Salvação do Senhor"; Lael significa "Ele é Deus".

Desde aquela época, eu tenho estudado muitas religiões e encontrado sabedoria em todas elas. Mas eu sempre me lembrarei de como conheci a essência espiritual de Jesus, o Cristo, e da promessa que eu fiz.

Rezo para que você ouça o que o Criador diz. Rezo para que você saiba que as respostas que você receber sejam claras e reais. Rezo para que você seja capaz de manter o egoísmo fora das relações.

Eu sinceramente espero que este livro tenha sido útil para você em seu dia a dia e que você compartilhe esse novo conhecimento com os outros. Acima de tudo, que você saiba que nenhum desafio é impossível entre você e o Criador.

EPÍLOGO

Crianças da Nova Era têm grande maestria desde cedo na vida. Tão logo são capazes de falar, soam como se fossem velhos sábios presos no corpo de uma pessoa pequena.

Um bom exemplo disso é minha própria neta, Jenaleighia. Quando ela tinha 3 anos de idade, sua babá, Connie, morreu. Ela tinha sido minha amiga por vários anos. Durante muitos anos, dependemos uma da outra e fizemos muitas coisas uma para a outra. Eu poderia facilmente dizer que ela era uma das minhas melhores amigas, e saber que ela estava cuidando de minha neta tão estimada trouxe grande paz e alegria ao meu coração. Eu sempre soube que ela prestou o melhor cuidado e mantinha minha neta segura.

Quando ela morreu, meu coração estava profundamente triste, por eu sentir muito sua falta. Um dia, quando eu me sentei e pensei nela, lembrei-me de que ela havia colecionado cristais por muitos anos. Seus cristais eram seus pertences favoritos, e ela os havia colocado em diversos locais de sua casa. Ela cuidava das crianças em sua própria casa, e elas sabiam que Connie amava seus cristais.

Eu estava sentada no sofá, meu coração estava tão triste e eu estava sentindo falta de minha amiga quando Jenaleighia veio até mim, colocou suas pequenas mãos nas minhas e, com seus grandes olhos castanhos confiantes olhando para os meus, disse: "Não chore, vovó. Connie está com Deus agora, e Deus ama as pedras".

Aquela pequena inspiração me fez lembrar da alegria que minha amiga poderia estar tendo naquele momento feliz, por estar de volta ao seu Criador. Meu coração se encheu de felicidade com esse pensamento. O grande dom de *insight* de Jenaleighia muitas vezes me inspirava e me preenchia de admiração, como se coisas que me parecessem complicadas fossem tão simples e fáceis para ela.

É confiada a nós a responsabilidade como pais, avós, professores, cuidadores e profissionais de saúde de nutrir esses espíritos magníficos e dóceis com amor e compreensão. Com a leitura deste capítulo, você descobrirá que muitos de vocês são Crianças da Nova Era. Você tem a responsabilidade de ensinar aos outros o caminho do amor e da compaixão.

APÊNDICE 1
GUIA DE REFERÊNCIA RÁPIDA THETAHEALING

LEITURA

Os passos de uma leitura são simples:

1. Centre-se e enraíze-se.
2. Suba através do chacra da coroa.
3. Vá até o Sétimo Plano da Existência.
4. Conecte-se com o Criador de Tudo o Que É.
5. Faça o comando ou pedido.
6. Diga: "Grato".
7. Diga: "Está feito. Está feito. Está feito".
8. Testemunhe com o Criador.
9. Enxágue-se, enraíze-se e faça a quebra energética.

10. À medida que você se sentir mais confortável com o processo, não precisará se enraizar e será capaz de permanecer na energia do Sétimo Plano

PRINCÍPIOS DO TRABALHO DE CRENÇAS

Permissão verbal

Temos o livre-arbítrio para manter todos os programas de crenças que escolhemos. Outra pessoa não tem o direito de alterar nossos programas sem nossa permissão verbal. Permissão verbal é imprescindível para o arbítrio e integridade pessoal de um indivíduo. Então, a pessoa que recebe o trabalho de crenças deve dar plena permissão verbal para que o praticante remova e substitua os programas.

Além disso, a pessoa que recebe o trabalho de crenças deve dar plena permissão verbal para o praticante, individualmente para cada e todo programa.

Testemunhando

Tal como acontece com as leituras e curas, a mudança das crenças deve ser testemunhada.

Crenças duplas

Muitas pessoas têm um sistema de crenças duplo. Por exemplo, uma pessoa pode acreditar que é rica, mas ao mesmo tempo acredita que é pobre. Para corrigir isso, deixe o programa positivo e retire o programa negativo, substituindo-o pelo programa correto e positivo do Criador.

Recriar programas

Os programas podem ser recriados pelas coisas que dizemos, pensamos e fazemos. Ações positivas são necessárias para que nossa vida mude.

Resolvendo programas

No processo do trabalho de crenças, você pode ouvir o Criador dizer a você que um programa que não seja do nível histórico precisa ser resolvido, em vez de cancelado, como seria a prática normal. Observe a energia sendo resolvida nesse nível, como você faria durante o trabalho no nível histórico.

A mente subconsciente

A mente subconsciente não entende a palavra "não". Você deve dizer ao cliente para omitir essa palavra em suas declarações, durante o processo do trabalho de crenças.

Por exemplo, um cliente não deve usar uma declaração como "Eu não me amo" ou "Eu não posso amar a mim mesmo". Para testar adequadamente para um programa, a declaração deve ser "Eu me amo", e o cliente fará o teste energético negativamente ou positivamente para esse programa.

Trabalhar sozinho ou com um praticante

Alguns dos programas que carregamos são ligados a emoções. Então, pode ser recompensante permitir que alguém o ajude, em vez de remover programas por si só. Trabalhar com um praticante experiente de ThetaHealing é útil, pois o praticante pode encontrar, auxiliar e orientá-lo na substituição adequada dos programas sem apego emocional.

No entanto, algumas pessoas se sentem confortáveis trabalhando nelas mesmas. Tudo depende de cada um.

Gravidez

Trabalho de crença não deve ser feito com uma mulher grávida no primeiro trimestre, para evitar a responsabilidade. O trabalho de crenças não afetará o feto, mas é melhor para o praticante evitar essas situações.

Programas negativos

Você nunca pode comandar que todos os programas negativos saiam do corpo, porque a mente subconsciente não sabe quais programas são negativos e quais são positivos.

Programas dentro dos níveis

Um programa pode estar em qualquer nível de crenças sem estar nos outros. Se um programa existe em mais de um nível de crença, deve ser retirado e substituído de cada um e de todos os níveis em que se encontra, para que seja completamente removido. Programas irão se recriar, caso sejam retirados em apenas um nível, e não em todos eles. Explore a possibilidade de o programa estar em mais de um nível. Quando se retira um programa a partir do nível da alma, que é o nível mais profundo, não é necessário removê-lo do restante.

Sensibilidade intuitiva

Pessoas intuitivas são mais sensíveis do que as outras em todos os níveis – mental, físico e espiritual. Em especial, são muito propensas a ser afetadas por baixos níveis de substâncias químicas tóxicas, formas-pensamento tóxicas, espíritos e vibrações da Terra. Ter consciência dessa sensibilidade é importante para o dia a dia, bem como para lidar com essas energias. Essa sensibilidade excessiva pode ser reprogramada com o trabalho de crenças.

As palavras têm poder

Ouça o que você diz! A palavra falada é incrivelmente poderosa em uma sessão de trabalho de crenças. Se você achar que uma mulher odeia homens, por exemplo, não a programe com "Eu libero todos os homens", ou ela pode deixar seu marido e nunca mais estar com outro homem. Preste atenção ao que você está programando em uma pessoa.

Use a linguagem apropriada

Algumas crenças podem ter sido criadas em uma linguagem, na infância, diferentemente da que está sendo usada por você e o cliente na sessão. Se esse for o caso, é importante que ambos usem a linguagem original no procedimento de teste energético e de comando. Isso ocorre porque a mente subconsciente é literal em sua interpretação das informações.

No início da vida, a linguagem torna-se intimamente integrada a conceitos mentais, padrões de pensamento e memórias. Mesmo mais tarde, a maioria das pessoas que começa a falar uma nova língua ainda pensa em sua língua nativa. A parte incrível é que seus padrões de pensamento ainda estão em forma de frase. Então, para obter uma resposta precisa com o procedimento do teste energético, oriente a pessoa que está sendo testada a dizer o programa em voz alta, em sua língua nativa (ou na língua em que o programa foi formado). Enquanto você faz os comandos ou pedidos junto ao Criador, dê o commando ou peça para que o programa seja retirado e substituído em todas as línguas. Você pode perguntar ao cliente como pronunciar o programa no idioma correto e usá-lo como faria com qualquer outro processo de comando.

Pergunte ao Criador

Quando ensino o trabalho de crenças, muitas vezes me perguntam: "Pelo que você substitui um programa negativo?". Minha resposta é sempre a mesma: "Pergunte ao Criador e testemunhe a substituição enquanto recebe a resposta".

O praticante não tem permissão de mudar as crenças de sua própria maneira. A substituição das crenças deve ser divinamente inspirada.

Por exemplo, quando estou em uma sessão, farei o teste energético para vários programas. Um dos mais predominantes que eu testo é "Eu sou saudável". Você ficaria surpreso com a quantidade de pessoas que realmente acreditam não ser saudáveis. Pode ser necessário liberar esse programa atuante em relação à saúde e substituí-lo por "Eu sou saudável", em todos os níveis. Uma vez que cada pessoa é distinta, o programa de substituição em relação à saúde será diferente para cada pessoa. Peço ao Criador um programa de substituição adequado para substituir "Eu sou saudável, não". Removo meu ego da cura e simplesmente testemunho as crenças serem liberadas e substituídas.

Se você tiver alguma dúvida a respeito de qualquer substituição, pergunte sempre ao Criador qual é o programa necessário a se substituir. Lembre-se, o Criador irá conceder qualquer coisa, se você mantiver seu ego de fora.

EMOÇÕES

Emoções são naturais. Na maioria das vezes, são benéficas. Uma vez que precisamos de nossas emoções, não tente retirar *todos os aspectos de uma emoção* da pessoa. Medo, por exemplo, nos dá o incentivo para lutar ou fugir. Ele também pode se transformar em raiva, e uma mãe pode lutar por seus filhos. Para dar outro exemplo, sentimos tristeza quando morre um ente querido. O luto nunca deve ser retirado de uma pessoa, pois é um processo de separação e é necessário. Há uma diferença entre as emoções que são naturais e aquelas que são formadas por nós, voluntária ou involuntariamente, e que se tornam energias obsessivo-compulsivas através de nossa própria força de vontade ou pela vontade dos outros.

Programas, por outro lado, podem ser campos de energia disfuncionais que, por intermédio da palavra falada, criamos ou aceitamos como nossos, são instalados no cérebro ou nos centros genético/histórico/de alma e causam um comportamento repetitivo ou indesejável. No entanto, quando uma emoção como o ódio é mantida por muito tempo, ela também pode se tornar um programa que possivelmente causa problemas a um indivíduo. Bons exemplos disso são os programas de "Eu odeio minha mãe" ou "Eu odeio meu pai". É possível retirá-los e substituí-los, desde que a emoção tenha se tornado um programa.

Um sentimento pode ser uma resposta emocional ao amor, simpatia ou ternura direcionada a alguém. É também "a capacidade de experimentar fortes emoções".

Há cinco diferentes sentimentos que são nossos verdadeiros sentimentos de emoção: *raiva, amor, tristeza, felicidade* e *medo*. Estes são sentimentos que experimentamos todos os dias de nossas vidas. Eles realmente salvam nossas vidas. Apesar de a *raiva* ser normalmente considerada uma emoção negativa, é o que impulsiona uma mãe a proteger seus filhos. O *amor* é a emoção inexplicável que embala o mundo. A morte de um ente querido ou de um amigo causa profunda *tristeza* dentro de nós. Quando tudo está indo bem e estamos satisfeitos, sentimos *felicidade*. Em um momento de perigo, o *medo* nos fará correr ou ficar em pé e lutar, dependendo da situação. Todas essas emoções, em um momento ou em outro, são necessárias para nosso bem-estar. A mistura de todas elas é, na verdade, uma ilusão do que acreditamos que nossos sentimentos sejam em um dado momento.

Essas emoções também podem ser mudadas ou alteradas por toxinas e reações químicas do corpo. Tanto as toxinas quanto as reações químicas podem causar emoções, como a depressão. Falta de serotonina ou falta de noradrenalina causam depressão. Pode-se alterar essas reações químicas ao modificar o DNA dos genes do corpo.

Emoções e sentimentos são uma parte importante de nossas experiências de vida que nos tornam verdadeiramente magníficos. Todas as emoções, tanto negativas como positivas, estimulam o crescimento de células dentro de nosso sistema imunológico. Emoções como raiva e tristeza podem crescer de forma descontrolada, gerando um impacto negativo sobre nossos corpos.

Todos nós, em algum momento, temos um pensamento ou sentimento que não podemos tirar da cabeça. Um programa é uma crença que fica incessantemente se remoendo na mente, implorando para ser libertada.

MINERAIS

Desde que as culturas industrializadas e de grandes negócios foram amplamente introduzidas, os agricultores têm utilizado apenas três minerais básicos para a maioria das culturas de solo: nitrogênio, potássio e fósforo. A cada ano que a terra recebe essa pequena mistura de minerais, torna-se mais empobrecida dos minerais essenciais que precisamos para manter a saúde e prevenir doenças. Em alguns lugares, certos minerais necessários não são mais encontrados! Não é de se admirar que muitos dos problemas a seguir, ligados aos minerais listados, sejam tão comuns:

Acne: Enxofre, zinco.
Anemia: Cobalto, cobre, ferro, selênio.
Artrite: Boro, cálcio, cobre, magnésio, potássio.
Asma: Manganês, potássio, zinco.
Defeitos de nascimento: Cobalto, cobre, magnésio, manganês, selênio, zinco.
Unhas quebradiças: Ferro, zinco.
Câncer: Germânio, selênio.
Cândida: Cromo, selênio, zinco.
Doenças cardiovasculares: Cálcio, cobre, magnésio, manganês, potássio, selênio.
Síndrome da Fadiga Crônica: Cromo, selênio, vanádio, zinco.
Prisão de ventre: Ferro, magnésio, potássio.
Cólicas: Cálcio, sódio.
Depressão: Cálcio, cromo, cobre, ferro, sódio, zinco.
Diabetes: Cromo, vanádio, zinco.
Problemas digestivos: Cloro, cromo, zinco.
Eczema: Zinco.
Bócio (hipotireoidismo): Cobre, iodo.
Cabelo Grisalho: Cobre.
Perda de cabelo: Cobre, zinco.
Hiperatividade: Cromo, lítio, magnésio, zinco.
Hipoglicemia (baixo nível de açúcar no sangue): Cromo, vanádio, zinco.
Hipotermia: Magnésio.
Fraqueza do sistema imunológico: Cromo, selênio, zinco.
Impotência: Cálcio, cromo, manganês, selênio, zinco.
Disfunção hepática: Cromo, cobalto, selênio, zinco.
Perda de memória: Manganês.

Distrofia muscular/fraqueza (também fibrose cística): Manganês, potássio, selênio.
Nervosismo: Magnésio.
Edema: Potássio.
Osteoporose: Boro, cálcio, magnésio.
Periodontite (também gengivite – recuo das gengivas): Boro, cálcio, magnésio, potássio.
PMS: Cromo, selênio, zinco.
Disfunção sexual: Manganês, selênio, zinco.
Rugas e flacidez (envelhecimento facial): Cobre.

Atenção: Esse não é um gráfico de diagnóstico e não deve ser usado em substituição a um programa de recuperação determinado por seu profissional de saúde.

VITAMINAS

Todas as vitaminas naturais são substâncias orgânicas do alimento encontradas apenas nos seres vivos, isto é, plantas e animais. Com poucas exceções, o corpo não pode fabricar ou sintetizar vitaminas. Elas devem ser fornecidas na dieta ou em suplementos dietéticos.

As vitaminas são essenciais para o funcionamento normal do nosso corpo. Elas são necessárias para nosso crescimento, vitalidade e bem-estar geral.

Gráfico da vitamina		
Encontrado em:		**A falta pode causar:**
Vitamina A	Cenoura, abóbora, inhame, atum, melão, manga, nabo, folhas de beterraba, abóbora, espinafre, peixe, ovos	Visão noturna pobre, degeneração macular, aumento do risco de catarata, pele seca, audição, olfato, paladar e dano do nervo
Vitamina B1	Farelo de arroz, carne de porco, carne, presunto, ervilhas frescas, feijão, pão, gérmen de trigo, laranja, massa enriquecida, cereais	**Leve**: apetite e perda de peso, náuseas, vômitos, fadiga, problemas do sistema nervoso; **grave**: beribéri, fraqueza muscular, diminuição do reflexo dos tendões, edema, coração aumentado

Vitamina B2	Peixes, aves, grãos e cereais fortificados, brócolis, nabo, aspargo, espinafre, iogurte, leite, queijo	**Leve**: rachaduras e feridas nos cantos da boca e língua, olhos vermelhos, lesões na pele, tontura, perda de cabelo, incapacidade de dormir, sensibilidade à luz e digestão lenta; **grave**: (raro) anemia, doença nervosa
Vitamina B3	Peito de frango, atum, carne de vitela, fígado bovino, pães e cereais enriquecidos, levedura de cerveja, brócolis, cenoura, queijo, farinha de milho, verduras dente-de-leão, tâmaras, ovos, peixe, leite, amendoim, carne de porco, batata, tomate	**Leve**: aftas, diarreia, tontura, fadiga, mau hálito, dor de cabeça, indigestão, dificuldade de dormir, perda de apetite, dermatite; **grave**: pelagra
Vitamina B5	Cereais integrais, cogumelos, salmão, levedura de cerveja, legumes frescos, rim, legumes, fígado, carne de porco, geleia real, peixes de água salgada, levedura de tórula, centeio integral e farinha de trigo integral	**Raros**: náuseas, vômitos, fadiga, dores de cabeça, formigamento nas mãos, distúrbio do sono, dor abdominal e cãibras
Vitamina B6	Banana, abacate, frango, carne, levedura de cerveja, ovos, arroz integral, soja, trigo, amendoim, nozes, aveia, cenoura, sementes de girassol	Anemia, convulsões, dores de cabeça, náuseas, pele seca e escamosa, língua inflamada, fissuras na boca, vômitos
Vitamina B12	Mariscos, presunto, ostras cozidas, caranguejo-rei, arenque, salmão, atum, carne bovina magra, fígado, queijo azul, camembert e gorgonzola	Marcha instável, fadiga crônica, constipação, depressão, distúrbios digestivos, tonturas, sonolência, alargamento do fígado, alucinações, dores de cabeça, inflamação da língua, irritabilidade, alterações de humor, perturbações nervosas, palpitações, anemia perniciosa, zumbido, degeneração da medula espinhal

Vitamina C	Brócolis, melão, kiwi, laranja, abacaxi, pimentão, pomelo rosa, morango, aspargo, abacate, couve, verduras dente-de-leão, couve, limão, manga, cebola, rabanete, agrião	**Leve**: má cicatrização de feridas, sangramento nas gengivas, criação fácil de hematomas, sangramento nasal, dor nas articulações, falta de energia, suscetibilidade a infecção; **grave**: escorbuto
Vitamina D	Exposição ao sol, sardinha, salmão, cogumelos, ovos, leite fortificado, cereais fortificados, arenque, atum, fígado, óleo de fígado de bacalhau, margarina	**Em bebês**: deformidades ósseas irreversíveis; **em crianças:** raquitismo, atraso de desenvolvimento dos dentes, músculos fracos, crânio amolecido; **em adultos**: osteomalacia, osteoporose, hipocalcemia
Vitamina E	Vegetais e óleos de noz, incluindo soja, milho, açafrão, espinafre, cereais integrais, gérmen de trigo, sementes de girassol	Sintomas raros podem incluir anemia e edema
Vitamina K	Vegetais de folhas verdes, incluindo espinafre, couve, couve-flor, brócolis	Rara, exceto em recém-nascidos, onde tendências hemorrágicas são possíveis. Níveis elevados de vitamina K podem interferir com os efeitos de anticoagulantes
Zinco	Ostras cozidas, carne bovina, cordeiro, ovos, grãos integrais, nozes, iogurte, peixe, legumes, feijão, fígado, cogumelos, nozes, abóbora, semente de girassol, sardinha, soja, aves	Mudança no paladar e olfato, as unhas podem tornar-se finas e descascarem a pele, acne, atraso no desenvolvimento sexual, perda de cabelo, colesterol elevado, deficiência de visão noturna, impotência, retardo de crescimento, aumento da suscetibilidade a infecção

INTOXICAÇÃO POR MERCÚRIO

Porcentagem de 1.320 entrevistados indicando presença de sintomas:

Irritabilidade inexplicável: 73,3%.
Períodos constantes ou muito frequentes de depressão: 72%.
Dormência e formigamento nas extremidades: 67,3%.
Micção frequente durante a noite: 64,5%.
Fadiga crônica inexplicável: 63,1%.
Mãos e pés frios, mesmo em clima moderadamente quente: 62,6%.
Sensação de inchaço constante: 60,6%.
Dificuldade de memória: 58%.
Raiva súbita ou ataque de raiva: 55,5%.
Constipação frequente: 54,6%.
Dificuldade em tomar decisões, mesmo simples: 54,2%.
Tremores ou balanços de mãos, pés, cabeça: 52,3%.
Espasmos da face e outros músculos: 52,3%.
Cãibras frequentes nas pernas: 49,1%.
Zumbido constante ou frequente ruído nos ouvidos: 47,8%.
Perda de fôlego com facilidade: 43,1%.
Azia frequente ou recorrente: 42,5%.
Coceira excessiva: 40,8%.
Erupções inexplicáveis, irritação de pele: 40,4%.
Gosto metálico na boca constante ou frequente: 38,7%.
Sentir-se tenso, agitado, nervoso: 38,1%.
Desejo constante de morte ou intenção suicida: 37,3%.
Insônia frequente: 36,4%.
Dores inexplicáveis no peito: 35,6%.
Dor constante ou frequente nas articulações: 35,5%.
Taquicardia: 32,4%.
Retenção de líquidos inexplicável: 28,2%.
Sensação de queimação na língua: 20,8%.
Dores de cabeça logo depois de comer: 20,1%.
Diarreia frequente: 14,9%.

Para mais informações, nos Estados Unidos, ligue 1-800-331-2303, Scientific Health.

APÊNDICE 2
DEPOIMENTOS

Ken Best, Los Angeles

Testemunhei muitas coisas incomuns em minha vida, mas nada que me tivesse preparado para o que eu iria experienciar no mundo do ThetaHealing de Vianna.

Minha primeira experiência foi trabalhar com Vianna em uma paciente minha que possuía sete tumores cerebrais, os quais eram secundários ao câncer de pulmão. A mulher estava morrendo da compressão do cérebro em decorrência dos tumores. Ouvi dizer que ela estava inconsciente e incapaz de falar antes de ir para o hospital, basicamente em coma depois de ter uma noite cheia, com epilepsia do tipo convulsiva por causa dos tumores cerebrais.

Antes de sair para ir ao hospital, comecei a trabalhar nela a distância, em minha casa. Conectando-me ao Criador, eu a vi pela primeira vez no plano astral enquanto estava deitada no hospital com uma folha encostada em sua cabeça. Usando ThetaHealing, levei seu corpo astral até o Sétimo Plano da Existência para banhá-la no amor incondicional.

Quando cheguei ao hospital, ela estava inconsciente. Continuei a usar ThetaHealing para curar seu corpo, e antes de eu sair, ela ficou consciente e conversou brevemente. No dia seguinte, ela estava lúcida e falando. Nesse momento, ela foi capaz de ter uma consulta por telefone com Vianna. Vianna disse a ela para não se surpreender caso os médicos não conseguissem encontrar os tumores da próxima vez que fizessem um escaneamento MRI do cérebro.

Voltei mais uma vez para continuar o ThetaHealing nessa mulher. Quatro dias depois, os médicos constataram que todos os tumores observados na ressonância magnética tinham reduzido em mais de 40% e determinaram que eles estavam morrendo. Nesse momento, depois de não ter sido capaz de andar ou mover seus membros, a mulher recuperou o controle de seu corpo. Foi realmente incrível testemunhar.

Meu pai foi diagnosticado com um carcinoma invasivo profundo do esôfago. Esse tipo de câncer tem menos de 30% de índice de sobrevivência, mesmo com cirurgia, radiação e quimioterapia. Meu pai e eu decidimos que não havia nenhuma razão para todos os tratamentos invasivos, os quais proporcionavam pouca esperança de cura e redução de sua qualidade de vida se passasse por todos esses tratamentos com a idade de 79 anos e removesse seu esôfago. Ele também foi diagnosticado com câncer de próstata. Eu decidi que queria ter Vianna trabalhando com meu pai no câncer de próstata, por causa da possibilidade de algumas questões de crenças centrais que poderiam ser pessoais demais para meu pai para discutir comigo.

Eu estava auxiliando Vianna, que estava em Los Angeles ministrando um seminário de ThetaHealing Avançado, e, durante o seminário, eu estava sentado em um estado Theta muito profundo e decidi trabalhar em meu pai com uma cura a distância. Eu me visualizei entrando em seu corpo após a conexão com Deus, e eu vi o tumor dentro de seu esôfago. Pedi a Deus para me mostrar o que precisava ser feito para remover o câncer. Falei com o câncer para que ele percebesse que estava machucando o corpo de meu pai e o assisti desaparecendo para a luz de Deus. A imagem era tão forte que, quando cheguei em casa, liguei para meu pai e disse: "Não se surpreenda se não puder encontrar o câncer no PET scan".[2] Ele foi ao hospital quatro dias depois de fazer o PET scan para determinar o tamanho do câncer, e eles não puderam encontrá-lo! Ele me ligou, muito animado, dizendo que não conseguiram encontrar o câncer!

Eis aqui onde a história fica realmente interessante. Uma semana depois, os médicos chamaram meu pai e disseram: "Bem, só porque

---

2. Tomografia por emissão de pósitrons. (N. R.)

não pudemos encontrar o câncer isso não significa que você não tem câncer". Então eles disseram: "Você ainda tem câncer". Enquanto meu pai me dizia isso, eu senti como se o câncer tivesse voltado, porque seu sistema de crenças ("Tudo que os médicos dizem é verdade") era tão forte, como sua geração acredita que os médicos são infalíveis. Na época, eu disse: "Bem, agora, eu acho que você deveria voltar e realizar outro levantamento endoscópico do esôfago". Claro o suficiente, eles foram e encontraram o câncer. No entanto, após uma biópsia, eles descobriram que não era o mesmo câncer. O primeiro câncer tinha sido profundo e invasivo, e esse era superficial, como o câncer de pele. Era facilmente tratável com uma nova terapia de fotorressonância que eu sugeri ao meu pai fazer, porque sentia que ele acreditava e que precisava de uma abordagem médica.

Um ano depois, o câncer voltou ao mesmo local. Nesse momento, meu pai veio da Flórida para que pudéssemos passar mais tempo limpando os sistemas de crenças emocionais que estavam causando o câncer. Ele voltou ao hospital e não conseguiram encontrar o câncer. Centenas de biópsias depois, não há mais câncer!

Eric Brumett, Nova York

Eu, inicialmente, fui até Vianna na necessidade de uma cura física. Desde então, minhas experiências com ela como praticante e, depois, como minha professora, me levaram através de muitas curas, mas ganhei muito mais do que boa saúde. Agora tenho uma vida nova e plena, cheia de amor, alegria, paixão, prosperidade e muito mais.

Minha primeira sessão com Vianna abriu meu desejo de ter uma consciência clara da vida e de todas as suas possibilidades. Eu também tornei clara minha verdadeira paixão, que era ajudar os outros a fazerem isso também. Vianna leu isso em mim e me convidou para sua próxima aula. Eu soube imediatamente o que estava indo assistir.

Através desse primeiro e dos subsequentes treinamentos, tornei-me um praticante em tempo integral e instrutor de ThetaHealing, que tem me levado a uma vida mais maravilhosa e gratificante. A maior mudança para mim foi que eu fui capaz de manifestar, conhecer e casar com minha alma gêmea. Nós nos conhecemos durante os cursos de Vianna, e agora compartilhamos nossas vidas e uma prática juntos.

Como praticante e instrutor em tempo integral, eu recebo para compartilhar os maravilhosos benefícios da ThetaHealing com pessoas de todo o mundo. Meus alunos, muitas vezes, passam a ser instrutores de si mesmos, e eu me sinto honrado e tocado por fazer parte do que será um legado de cura que irá crescer e se espalhar enquanto toca as pessoas ao redor do globo.

A beleza do ThetaHealing é que ele não contradiz outras modalidades; muitos de meus alunos são praticantes de outras artes de cura e são capazes de combinar ThetaHealing com suas próprias técnicas para resultados ainda melhores. Meus alunos e clientes ficam, em uma palavra, maravilhados com suas experiências com ThetaHealing, pois ele funciona muito bem, tão rapidamente e, mais importante, os resultados são duradouros! Eu não posso imaginar um caminho mais gratificante para mim, porque meus clientes e alunos relatam resultados notáveis, superando uma grande variedade de doenças físicas e psicológicas. Recebo constantes retornos e depoimentos de meus alunos e clientes sobre como ThetaHealing tem sido bem-sucedido para eles. Todos os dias, sinto o amor pela Fonte e gratidão por tudo que eu tenho sido capaz de criar em minha vida. Eu estou muito grato a Vianna por me mostrar como me conectar sempre com a Fonte e por trazer ThetaHealing para todos nós.

Bella Brumett, Nova York

A própria história de Vianna de autocura de uma condição devastadora, que os médicos previram acabar com sua vida, é bastante convincente para atrair muitas pessoas para seus seminários, mas quando você participa dos cursos e aprende seu método ThetaHealing, testemunha as mudanças mais incríveis em você mesmo e nos outros. Embora muitas pessoas sejam atraídas a esse trabalho para a cura física, as transformações mais incríveis são o quanto mais felizes e saudáveis elas se tornam em todos os aspectos de suas vidas.

Limpando nossas próprias questões de insegurança, medo, falta de dignidade e qualquer número de outras crenças autolimitantes, podemos melhorar nossa própria conexão pessoal com nossos verdadeiros eus e com a Fonte. Assim, somos capazes de fazer curas em nós mesmos e nos outros, que estão além do que a maioria das pessoas imagina que possa acontecer, mas talvez seja o que estejam esperando por toda a sua vida. Ser um aluno de Vianna é uma experiência notável porque você aprende com facilidade, alegria e aceitação sem precedentes. Além disso, ao contrário de outras modalidades que podem levar anos de estudo até começarem a ser utilizadas de forma eficaz, eu fui capaz de fazer o trabalho ThetaHealing certo desde o início.

Eu originalmente vim ao ThetaHealing porque estava precisando de cura para mim. Anos atrás, sentia dor constante devido aos ferimentos sofridos após ter sido atropelada por um carro enquanto atravessava uma rua. Por dois anos, eu tinha procurado ajuda e ousei ter a esperança de uma "cura" com auxílio da medicina convencional, prescrição terapêutica, acupuntura e massagem terapêutica. Mas o alívio dessas modalidades foi apenas temporário e, com o tempo, eu estava experimentando sintomas mais graves, tais como perda de habilidades motoras e reações à medicação – como é geralmente o caso de quando alguém sobrevive a um acidente, do qual se escapa por pouco da fatalidade. Eu também estava questionando outros aspectos pessoais e profissionais da minha vida. E foi assim que pedi ao Universo uma "aventura", algo novo que me levaria para o caminho de uma existência mais espiritual, sem mencionar trazer alguma alegria tão necessária e a cura.

Quando encontrei Vianna como professora, fui capaz de me curar dentro de poucas semanas, pois ThetaHealing funciona de uma maneira muito profunda. Mais importante, eu fui capaz de fazer as mudanças em minha vida, as quais me têm levado a uma felicidade que foi previamente elusiva para mim, incluindo ter encontrado e casado com meu maravilhoso companheiro de alma, com quem agora compartilho a prática. Ter cursos de ThetaHealing foi um verdadeiro despertar na minha vida; faz sentido, é honesta em seus valores e funciona! Vianna é tão bem-humorada e amorosa quanto é instrutiva. Ter aulas com ela tem sido alegre e esclarecedor, e me inspirou a viver com amor todos os dias por meio da prática de ThetaHealing.

Se você deseja aprender por intermédio do amor incondicional, humor (Vianna é uma incrível contadora de histórias) e compaixão, em vez de por intermédio do medo e com dificuldades, então ThetaHealing é certo para você. Se você deseja curar a si mesmo e aos outros de uma forma profunda, significativa e duradoura, você poderá desfrutar e abraçar esse método. O escopo de ThetaHealing é difícil de ser colocado em palavras, mas traz a experiência mais incrível de ser capaz de se conectar com Tudo o Que É e irá trazer a você compreensão e cura no nível mais profundo.

Terry O'Connell, Idaho Falls, Idaho

Eu aprendi primeiramente sobre ThetaHealing no fim de 2001. Encontrei Vianna, porque estive doente por sete anos e ninguém sabia o que estava errado – nem os médicos, nem o homeopata, nem o praticante ayurvédico, nem os herbalistas, etc. Quando Vianna foi capaz de identificar a fonte dessa doença como uma exposição prolongada ao mofo tóxico e me ensinou como fazer uma cura em mim mesmo para mudar meu nível de cortisol, a fim de que eu pudesse respirar, ela teve minha atenção.

Eu organizei um *workshop* para Vianna, em Los Angeles, em 2002, onde me tornei um praticante ThetaHealing certificado. Desde então, tenho conduzido todos os *workshops* de Vianna repetidamente e ensinado o trabalho sozinho.

Como professor e praticante de ThetaHealing profissional em tempo integral, tive a honra e o privilégio de testemunhar muitos milagres. No início de minha prática, testemunhei uma cegueira parcial ser curada completamente. Eu vi câncer desaparecer, assisti a ossos quebrados se curarem instantaneamente, testemunhei uma queimadura de radiação de segundo grau se curar completamente, vi uma audição ser inteiramente restaurada em alguém que era surdo, sem aparelhos auditivos, observei um tímpano perfurado em uma batida de acidente de carro em alta velocidade se curar, testemunhei degeneração macular, cataratas e glaucoma desaparecerem, assisti a SARS (síndorme respiratória aguda grave) e vírus do Nilo Ocidental desaparecerem, vi enxaqueca se limpar, presenciei ataques de Crohn pararem em minutos, e testemunhei milhares de curas físicas e emocionais. Pessoas incapazes de dormir por anos dormiram durante a noite após uma única sessão. Eu vi pessoas se tornarem livres de cicatrizes emocionais que carregavam por mais de 50 anos, incluindo cicatrizes de internamento em campos de prisão nazista, abuso e perda de um filho. Muitas dessas curas foram proclamadas milagres pelos médicos que as confirmaram.

ThetaHealing mudou minha própria vida de forma milagrosa também. Eu me recuperei da exposição ao mofo tóxico, que quase me matou. Minha vida é mais saudável, mais feliz, mais rica e mais abundante por causa da aplicação ThetaHealing para minhas próprias questões. Eu também tive o privilégio de assistir a dezenas de estudantes curarem seus corpos e suas vidas. ThetaHealing funciona e faz milagres.

Katie Lamb, Idaho Falls, Idaho

Eu tive a sorte de testemunhar o trabalho maravilhoso de Theta. Ao longo dos anos, tenho testemunhado mudanças pessoais em minha vida, bem como nas vidas das pessoas com quem tenho trabalhado, que vão desde pessoas que foram curadas de doenças físicas "incuráveis" até pessoas que encontram e desfrutam de companheiros de alma.

Minha história pessoal de como Theta é instantâneo pode ser referida a mim e à minha filha mais nova, Rachel. Houve uma ocorrência há cerca de oito anos atrás, quando uma porta do armário em nosso apartamento saiu de suas dobradiças e começou a cair na direção de minha filha; então eu fui tirá-la do caminho. Enquanto fazia isso, a porta caiu em meu antebraço, bem como no antebraço de minha filha. Ambos os braços foram quebrados instantaneamente... e curados instantaneamente por meio do uso de ThetaHealing.

Eu também testemunhei Theta curando autismo. Minha neta Aryn era a criança mais linda que eu já tinha visto, mas começamos a notar que, quando ela tinha cerca de 16 meses de idade, começou a se afastar daqueles que a amavam e se concentrava em um item por longos períodos de tempo. Ela se recusava a ser segurada e gritava por horas, enquanto corria em círculos. Esse comportamento começou a se intensificar com a idade. Eu já tinha visto e trabalhado com pessoas por um número de anos fazendo o trabalho de Theta, por isso decidimos trabalhar com minha neta. Ela começou a aceitar o toque de amor novamente e, em vez de chorar por horas a fio, estabelecer conversas. Ela sabe que Theta funciona e que Theta cura.

No verão passado (2006), Aryn estava brincando em seu balanço, sentada como qualquer criança normal de 4 anos de idade. Ela foi pendurada na barra superior pelos joelhos, quando sua mãe saiu para verificar e ela caiu no chão. Um caroço apareceu na parte de trás do pescoço quase que instantaneamente; assim, soubemos que seu pescoço estava fora do lugar. Sua mãe, minha filha Anna, tinha um primo, meu sobrinho, que havia morrido de câncer quando ele tinha 4 anos de idade e tinha começado como um caroço na parte de trás de seu pescoço, então ela tinha medo de que pudesse haver algo mais errado com sua filha. Ela decidiu levar Aryn ao médico.

Enquanto Anna e o médico conversavam, a pequena Aryn disse ao médico: "Você quer ver como cuidamos disso?". O médico disse: "Claro". A pequena Aryn colocou suas mãos na parte de trás do pescoço, recostou-se na mesa de exame, disse sua oração, sentou-se e o caroço havia desaparecido.

Heidi LeMieux, Califórnia

Eu fui abençoada com o presente mais maravilhoso... ter Vianna em minha vida! Ela me levou a desenvolver minha intuição e aprofundar minha conexão com Deus. Depois de ser curada por Vianna, comecei a assistir a todas as suas aulas. Ser capaz, por intermédio de Deus, de curar os outros mudou minha vida. Há um sentimento tão grande de realização de uma forma que é indescritível. Eu nunca estive tão feliz ou tão satisfeita.

Ver pessoas se curando com Theta é incrível! Minha sogra teve hepatite C, contraída a partir de uma transfusão de sangue durante uma cirurgia de coração aberto. Ela sofreu por muitos anos antes de ser diagnosticada. Então, tomou os medicamentos disponíveis para hepatite C. Estes só a fizeram piorar, e ela foi forçada a interrompê-los. Quando Vianna entrou em meu mundo, ela me ensinou como trabalhar em hepatite C. Milagrosamente, dentro de uma semana, os sintomas de minha mãe tinham quase desaparecido. Ela tinha dor e queimação nos rins e no fígado, e estas desapareceram. As enzimas de seu fígado estavam em níveis altíssimos e agora estavam sob controle. Sua fadiga, que a mantinha na cama por dias, também se foi. Ela agora vai para vibrantes caminhadas diárias com sua neta e está desfrutando a vida. Obrigada, Deus; obrigada, Vianna.

Eu tive o privilégio de facilitar muitas curas nos últimos cinco anos. Tenho sido guiada no sentido de facilitar muitas curas de pessoas que foram molestadas sexualmente quando crianças e são, pela primeira vez, capazes de seguir em frente com suas vidas. Eu tenho, com Theta, visto muitos com vícios ser curados e aqueles que foram afetados avançar com sucesso em suas vidas.

Há tanta coisa em detalhes que eu poderia dizer, mas preciso de meu próprio livro. Deixemos os livros para Vianna e que Deus a abençoe e a guie em nossas curas e nossos ensinamentos.

Nini Gerard, Texas

Pratico a acupuntura há mais de 20 anos e faço parte da equipe do Hospital Kaiser, na Califórnia, bem como da equipe do Instituto de Medicina Integrativa. Tenho estudado e trabalhado com as pessoas mais maravilhosas.

Acreditei por toda a minha vida que deve haver uma maneira de todos nós aprendermos a curar. Eu, intuitivamente, sabia que a realidade não era como parecia ser e que todos nós fomos muito mais do que sabemos. Todos nós nascemos com dons de cura. Eu sei que a capacidade de curar existe dentro de todos nós, apenas esperando para ser descoberta. Sei também que os dons que eu tenho não são maiores do que de qualquer outra pessoa. Isso eu sei que é verdade. Deixe-me compartilhar brevemente algumas das coisas que testemunhei desde que aprendi essa técnica de Vianna.

Em 1999, um carro acertou minha cadela. Suas costas foram quebradas em três lugares, e sua perna, destruída. Ela sofreu um pneumotórax e seu coração foi empurrado para um lado, teve hemorragia interna e concussão. O veterinário disse que ela não tinha nenhuma chance de sobreviver àquela noite. Um ano atrás, foram tirados raios x dela. O dr. Kaplan de Santa Rosa os analisou e, para seu espanto, eles não mostraram nenhum sinal de lesão. A única evidência de acidente de minha cadela, agora, são as cicatrizes visíveis em sua costas.

Em 2001, minha mãe estava morrendo de insuficiência renal e pneumonia. Ela estava no oxigênio e quase inconsciente. Os médicos tinham abandonado toda a esperança e me deixaram levá-la para casa para morrer. Pela manhã, para espanto de todos, ela estava sentada tomando café da manhã lá fora, no sol, e não havia nenhuma evidência de insuficiência renal ou pneumonia.

Uma de minhas clientes, uma jovem moça de 13 anos, tinha pavor de dentistas e também medo de receber qualquer outro tipo de anestesia. Ela teve de arrancar dois dentes e insistiu que iria fazê-lo sem Novocaine e pediu que eu estivesse presente, então, sua mãe e eu fomos ao dentista com ela. Poucos minutos depois, para minha surpresa, ela saiu sorrindo! Ela teve seus dentes arrancados sem nenhuma dor!

Um dia, um cliente trouxe em meu escritório um homem que tinha desistido. Seu corpo foi crivado com câncer e não havia nada que o hospital pudesse fazer. Ele havia passado por radiação, cirurgia, etc., e eles simplesmente disseram que tudo tinha sido feito. Ele e sua esposa eram grandes crentes e tinham ouvido falar sobre a técnica. Eu coloquei minhas mãos sobre ele e pedi que todo o câncer fosse embora. Eu tive uma visão do homem em pé, nas nuvens, dizendo que ele estava bem e tudo estava bem. Eu tomei isso significando que ele estaria morrendo muito em breve e, depois que ele e sua esposa saíram, eu disse ao meu amigo que eu tinha certeza de que ele não passaria da semana. Poucas semanas depois, para meu espanto, meu assistente correu para me dizer que havia uma mensagem para mim de que não havia nenhuma evidência de câncer em qualquer lugar! Acredito que sua fé e o amor do Criador o curaram instantaneamente, mesmo que meu próprio ser tenha interpretado mal a mensagem.

Uma vez, no aeroporto de São Francisco, eu estava abandonado sem um telefone e com uma bateria descarregada. Eu tinha um celular velho que não funcionava havia meses no porta-luvas. Tudo o que eu precisava era que ele funcionasse uma vez. Ele funcionou, e fui capaz de pedir ajuda. Posteriormente, já não funcionava, mas foi me dado o que eu precisava!

Tenho vivenciado a materialização de objetos e o transporte de outros para lugares diferentes, e isso tem sido testemunhado. Mais uma vez devo dizer que a única verdade que eu sei é que a todos nós são dados esses dons e a técnica de Vianna irá enriquecer sua vida de maneiras que você pode apenas sonhar!

Sky Ahearn, North California

Uma crise de cura me levou ao ThetaHealing e, imediatamente, o reconheci como a razão pela qual eu vim a esta terra, e sabia que eu tinha encontrado o trabalho da minha vida. Ele respondeu às perguntas que eu tinha feito durante toda a minha vida. Ele me ajudou a ver como verdadeiramente intuitiva eu era e vi que me permitiria fazer e ser quem eu sou sem ter de me esconder ou estar em uma caixa... Eu poderia ser a pessoa alegre que realmente era; amar pessoas e ajudá-las a perceber o alto potencial que eu podia tão facilmente ver! Fiquei emocionada e animada; toda a minha vida de repente fez sentido e pareceu magnificamente e divinamente orquestrada.

Ellen Cohen, Nova York

ThetaHealing é uma técnica de cura energética incrível que processa o que está disponível e pode ser utilizada por qualquer pessoa, independentemente de idade, escolaridade, profissão ou outra experiência. Ela transcende a "típica" técnica de cura energética. Abrange muito mais do que uma técnica de "cura" unidimensional. Em vez disso, existem três principais áreas de estudo que vêm sob uma ampla cobertura de ThetaHealing: (1) as técnicas de cura e exercícios sobre a cura física, emocional e espiritual; (2) o trabalho de crenças que mudam crenças negativas para crenças positivas em quatro níveis diferentes; e (3) exercícios metafísicos divertidos e interessantes. ThetaHealing é também um método de cura de escolha para praticante, instrutor e cliente, pois com ele, o Criador de Tudo o Que É é o curador, e o praticante é o facilitador. Além disso, a permissão deve ter sido obtida a partir do cliente ou aluno previamente, para facilitar qualquer exercício ThetaHealing que o Criador irá executar. Deve haver conhecimento real e consentimento para todos os exercícios realizados em ThetaHealing.

De meu trabalho como praticante e instrutora de ThetaHealing Avançado, tenho testemunhado muitas "curas instantâneas" e milagres realizados pelo Criador de Tudo o Que É.

Quanto à cura física, clientes e alunos têm relatado o seguinte:

Liberação da dor (do pescoço, costas, braços, ombros, mãos, rosto, cabeça, barriga, etc.), e essa liberação da dor continua após a sessão.

Uma mulher relatou que ela tinha uma dor debilitante na parte superior das costas, pescoço e ombros. Ela tinha ido a vários médicos e cirurgiões no ano anterior, feito muitos exames médicos, tomado medicamentos, e relatou que nada tinha aliviado sua dor. Então, ela participou de um curso de ThetaHealing experimental que eu lecionei e disse que, durante a aula, depois que o Criador tinha realizado alguns exercícios ThetaHealing, sentiu "um formigamento ou eletricidade" indo e voltando por toda a parte superior de suas costas e, depois, a dor havia desaparecido. Seis meses depois, quando eu ministrei outro curso de ThetaHealing no mesmo local, ela participou para informar que a dor nunca mais tinha voltado e tinha vivido sem dor desde então.

Uso das extremidades e uma gama completa de movimentos (isto é, cura instantânea na mão/no braço).

Distúrbios digestivos desaparecem após ThetaHealing.

Uma mulher que participou de um curso de ThetaHealing experimental que eu tinha ministrado em um consultório me ligou no dia seguinte para me informar que o "ponto em seu pulmão", que ela disse ter sido evidente em um teste que o médico enviara para ela, se foi no dia posterior em que havia assistido ao curso de ThetaHealing e experienciado os vários exercícios de cura feitos pelo Criador.

Após o Criador ter realizado ThetaHealing e feito quatro níveis de trabalho de crença, com foco no ressentimento, em uma mulher, o sangramento e a coceira em seus dedos dos pés pararam naquele dia, e, logo depois, ela estava livre do fungo em seus dedos e pés.

Dois estudantes em um seminário ThetaHealing Básico que eu ministrei relataram que sua visão melhorou 30% logo após o primeiro dia do seminário.

Uniformemente, todos relatam que eles sentem tremenda paz após as curas Theta.

Em relação ao trabalho de crença nos quatro níveis, quando os clientes e alunos experienciam o trabalho de crença, eles e suas vidas se transformam. São pessoas novas, com novas crenças e comportamentos positivos. Eu poderia escrever um livro sobre as muitas transformações que eu tenho visto, especialmente na área do dinheiro, abundância, riqueza e sucesso:

> Pessoas sem empregos ou carreiras estão, de repente, "inesperadamente", começando novas carreiras de sucesso com *sites,* empresas e clientes. Outras pessoas estão ampliando seus negócios já existentes com muitos novos clientes, novos contatos de negócios e conexões.

OUTRAS INFORMAÇÕES

LEITURA RECOMENDADA

BJJ Abdullah, Molecular imaging: Spawning a new melting pot for medical imaging, *Biomedical Imaging and Intervention* 2006, 2(4), e 28; <http://www.biij.org/2006/4/e28>.

Anatomy and Physiology Made Incredibly Easy, Springhouse Publishing Company, 2004.

Cleve Backster, *Primary Perception: Biocommunication with Plants, Living Foods, and Human Cells*, White Rose Press, 2003.

Stanley Burroughs, *Healing for the Age of Enlightenment*: Balanced Nutrition, Vita Flex, Color Therapy, Stanley Burroughs, 1976.

Alma E. Guinness (ed.), *ABCs of the Human Body*, Reader's Digest, 1987.

Richard Harness, Pham., FASCP, *Drug-Herb-Vitamin Interactions Bible*, Prima, 2000.

Jeremy Narby, *The Cosmic Serpent*, Phoenix, 1999.

Candace Pert, *Molecules of Emotion*, Prentice Hall, 1997.

Jay Quinlan, *Psychoneuroimmunology*, Global Learning Solutions, Inc., <http://www.nfnlp.com/psychoneuroimmunology_quinlan.htm>.

Karol Truman, *Feelings Buried Alive Never Die*, Brigham Distributing, 1991.

ERVAS E SUPLEMENTOS

PDR for Nutritional Supplements, PDR, PO Box 10689, Des Moines, IA 50336, USA.

PDR for Herbal Medicines PDR, PO Box 10689, Des Moines, IA 50336, USA.

CURSOS DE THETAHEALING

Cursos ministrados por Vianna e instrutores certificados em ThetaHealing®.

ThetaHealing® DNA Básico (DNA 1 e 2)
ThetaHealing® DNA Avançado (DNA 2)
ThetaHealing® Manifestação e Abundância
ThetaHealing® Anatomia Intuitiva
ThetaHealing® Crianças Arco-Íris
ThetaHealing® Doenças e Desordens
ThetaHealing® Relações Mundiais
ThetaHealing® DNA 3
ThetaHealing® Alma Gêmea
ThetaHealing® Jogo da Vida
ThetaHealing® Ritmo – Peso Perfeito
ThetaHealing® Animal
ThetaHealing® Planta
ThetaHealing® Laços Familiares
ThetaHealing® Planos da Existência

Cursos ministrados exclusivamente por Vianna:
ThetaHealing® DNA Básico para Professores
ThetaHealing® DNA Avançado para Professores
ThetaHealing® Anatomia Intuitiva para Professores
ThetaHealing® Crianças Arco-Íris para Professores
ThetaHealing® Doenças e Desordens para Professores
ThetaHealing® Relações Mundiais para Professores
ThetaHealing® DNA 3 para Professores

ThetaHealing® Alma Gêmea para Professores
ThetaHealing® Jogo da Vida para Professores
ThetaHealing® Ritmo – Peso Perfeito para Professores
ThetaHealing® Animal para Professores
ThetaHealing® Planta para Professores
ThetaHealing® Laços Familiares para Professores
ThetaHealing® Planos da Existência para Professores
ThetaHealing® Aprofundando no Digging
ThetaHealing® Planos da Existência
ThetaHealing® Crescendo em seus Relacionamentos 1 - Você e Seu Parceiro
ThetaHealing® Crescendo em seus Relacionamentos 2 - Você e o Criador
ThetaHealing® Crescendo em seus Relacionamentos 3 - Você e o seu Círculo Íntimo
ThetaHealing® Crescendo em seus Relacionamentos 4 - Você e a Terra

THInK
ThetaHealing Institute of Knowledge

O ThetaHealing está sempre crescendo e se expandindo, e novos cursos são adicionados com frequência.
Este livro é uma introdução ao ThetaHealing. Se ressoar, o leitor poderá encontrar empoderamento e lembrar-se de conhecimentos ocultos nos livros Digging e Sete Planos da Existência.
No ThetaHealing, incentivamos seguir o caminho do aprendizado, porque tudo o que você experimenta é importante.
ThetaHealing é sobre crenças ... as crenças do curador e do cliente. Então é saber e praticar.
É sobre prática e aquisição de habilidades. É preciso dar permissão, e nem todas as curas funcionam. Pode ser necessário fazer um trabalho de crenças no cliente, ou o próprio curador pode precisar dele. Sempre se resume a isto: o que você pode fazer sem habilidade e o que você pode fazer com ela. Deus pode fazer qualquer coisa, mas para você ter o ní-

vel de habilidade para testemunhar, pode ser preciso mais prática. Você necessita da fé de todos os envolvidos.

Para outras informações sobre datas dos cursos de *ThetaHealing*®, entre em contato:

Todas as atividades e ensinamentos do ThetaHealing são agora realizadas sob a proteção do Instituto, que está localizado no número 1615 Curlew Drive, Ammon, Idaho 83406.

Tel. (escritório): (208) 524-0808
Fax: (208) 524-3061
E-mail: vianna@thetahealing.com
Página da internet: www.thetahealing.com
www.brasilthetahealing.com

No Brasil, todos os cursos de ThetaHealing para praticantes são encontrados na sede do Instituto Portal Healing Brasil:

Tels: 4003-3065 (Número Nacional)
(21) 3071-5533 | (21) 3071-4055 RJ
Secretaria: (21) 9 8569-6087
Info: (21) 9 8494-9456
Produção: (21) 9 7997-2646

www.portalhealing.com.br
info@portalhealing.com.br
Travessa Carlos de Sá, 10 – Catete – Rio de Janeiro – RJ

O Instituto também promove cursos em diversos estados do Brasil e países do mundo.

Portal Healing® BRASIL

SOBRE A AUTORA

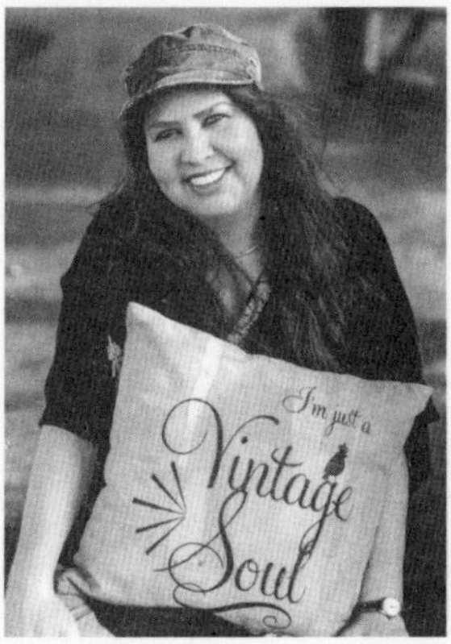

Vianna Stibal

Vianna Stibal é a criadora e fundadora da filosofia espiritual, meditação e técnica conhecida como ThetaHealing®. Uma curadora de renome, autora e palestrante motivacional, Vianna realiza seminários com o marido, Guy, em todo o mundo, para pessoas de todas as raças, crenças e religiões. Ela treinou profissionais e professores que trabalham em mais de 180 países, com milhares de instrutores e cerca de 600 mil profissionais em todo o mundo, segundo contagem feita até 2019.

Sua técnica leva a mente instantaneamente a um profundo estado Theta (estado de sonho). Usando esse estado, ela ensina seus alunos a restabelecer sua conexão consciente com o Criador de Tudo o Que É, para facilitar mudanças espirituais, mentais, emocionais e físicas. Depois de testemunhar sua própria cura, Vianna descobriu como as emoções e crenças nos afetam nos níveis central, genético, histórico e da alma. A partir dessa descoberta, nasceu o trabalho de crenças que se tornou o coração e a alma do ThetaHealing.

O trabalho de crença nos guia a encontrar o que acreditamos, por que acreditamos, como mudar crenças, mudar uma doença, entender o verdadeiro plano do Criador e criar a realidade que desejamos.

Vianna nos ensina que somos centelhas divinas de Deus criando nossa própria realidade, e que tudo em nossa vida serve a um propósito. Ela se dedica a compartilhar seu amor pelo Criador de Tudo o Que É, com um humor honesto e uma bondade genuína. Seus treinamentos e livros mudam a vida e continuam a ajudar pessoas no mundo todo.

Vianna sabe que a técnica ThetaHealing pode ser ensinada, mas além disso, sabe que precisa ser ensinada. Ela realiza seminários em todo o mundo para ensinar as pessoas de todas as raças, crenças e religiões. Ela formou professores e profissionais que estão trabalhando em 14 países, mas seu trabalho não vai parar por aí! Vianna está empenhada em espalhar esse paradigma de cura por todo o mundo.

Página da internet: **www.ThetaHealing.com**
www.brasilthetahealing.com

SOBRE OS TRADUTORES

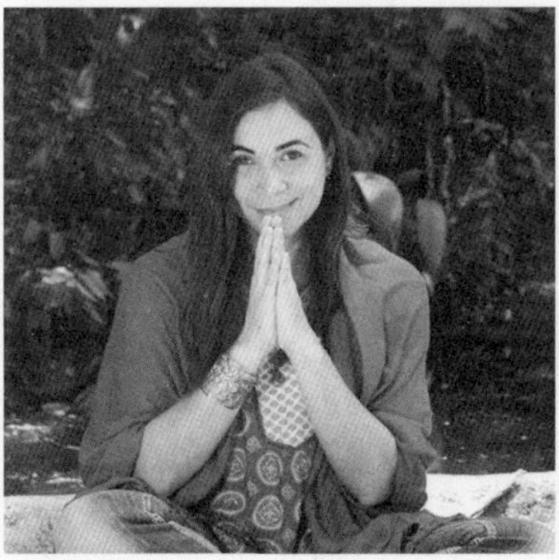

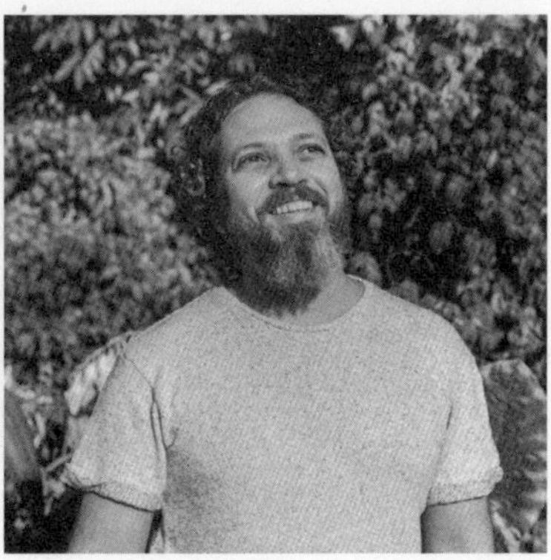

Giti Bond e Gustavo Barros, tradutores deste livro, são os pioneiros do ThetaHealing no Brasil e instrutores certificados como "Master and Science" (Mestrado e Ciência) no ThetaHealing pelo THInK – ThetaHealing Institute of Knowlodge no Estados Unidos.

Em 2010, na missão de trazer a formação completa para o país, ambos fundaram o Instituto Portal Healing Brasil, nas cidades do Rio de Janeiro e São Paulo, onde ministram todos os cursos de ThetaHealing para praticantes.

Além disso, ministram cursos em diversos estados do Brasil e do mundo.

Giti Bond e Gustavo Barros são os coordenadores de Vianna Stibal no Brasil na formação de instrutores.

Livro traduzido e distribuído no Brasil pelo Portal Healing Brasil
Travessa Carlos Sá 10 – Catete
Rio de Janeiro – RJ – Brasil
Tels: 4003-3065 (Número Nacional)
(21) 3071-5533 / (21) 3071-4055 RJ
Secretaria: (21) 9 8569-6087
Info: (21) 9 8494-9456
Produção: (21) 9 7997-2646

www.portalhealing.com.br
info@portalhealing.com.br